AF626809

Christine Sieber, Dr. Carsten Queißer

Wieder im Gleichgewicht

Christine Sieber, Dr. Carsten Queißer

Wieder im Gleichgewicht

Der bedeutende Einfluss frühkindlicher Reflexe auf das Gehirn unserer Kinder

KÖSEL

Der Verlag behält sich die Verwertung der urheberrechtlich geschützten Inhalte dieses Werkes für Zwecke des Text- und Data-Minings nach § 44 b UrhG ausdrücklich vor.
Jegliche unbefugte Nutzung ist hiermit ausgeschlossen.

MIX
Papier | Fördert gute Waldnutzung
FSC® C010328

Penguin Random House Verlagsgruppe FSC® N001967

5. Auflage 2024
Copyright © 2019 Kösel-Verlag, München,
in der Penguin Random House Verlagsgruppe GmbH,
Neumarkter Straße 28, 81673 München
produktsicherheit@penguinrandomhouse.de
Umschlag: Weiss Werkstatt München
Umschlagmotiv: Grafik Gernot Kropf, München
Lektorat: Ralf Lay, Mönchengladbach
Satz: Satzwerk Huber, Germering
Druck und Bindung: Alföldi Nyomda Zrt., Debrecen
Printed in Hungary
ISBN 978-3-466-31125-5
www.koesel.de

Inhalt

DIE AUSWIRKUNGEN VON RESTREFLEXEN

KINDERGESUNDHEIT UND FRÜHKINDLICHE REFLEXE

GRUNDSÄTZE UND LÖSUNGEN, DIE MUT MACHEN

ZU GUTER LETZT

ANHANG

Vorwort

Durch sehr glückliche Umstände ermöglichte das Sieber & Paasch-Institut einigen Kindern an unserer Grundschule die Teilnahme am Reflexintegrationstraining. Bereits zu Anfang des Einschulungsjahrganges war offensichtlich, dass eine deutliche Zahl an Erstklässlern nicht die Voraussetzungen für schulisches Lernen mitbringt. Eingehende Diagnostik bestätigte die Vermutung: beinahe alle Wahrnehmungsebenen waren betroffen!

In der Zeit des Trainings nahmen die Kinder selbst eine Veränderung an sich wahr, zunächst ohne diese für sich genauer benennen zu können. Eine Kollegin drückte es so aus: »Sie kommen mehr in ihre Energie!« Dies zeigte sich in Konzentration und Ausdauer wie auch im schulischen Lernen. In der abschließenden Evaluation dieses Projektes über einen Fragebogen konnten die Kinder aber oft ziemlich genau angeben, was sie an sich wahrnahmen, wie zum Beispiel Nadja, 8 Jahre: »Mein Kopf, der ist schlau geworden!« Die Motivation war auf allen Seiten bis zum letzten Trainingsmodul ungebrochen, auch wenn die schulischen Rahmenbedingungen nicht immer leicht zu bewältigen waren.

Als Sonderpädagogin beobachte ich die Entwicklung der Kinder in den vergangenen 15 Jahren mit Sorge und kann in Zeiten der Inklusion nur dringend an die Schulen und Kindergärten appellieren: Gebt den Kindern die Möglichkeit, innere Hemmnisse zu überwinden, sowie das Erlebnis, sich entfalten und über sich hinauswachsen zu können! Eine Chance hin zur positiven Umsetzung ist das Reflexintegrationstraining.

Fazit: **R**ückblickend, richtungsweisend und rentabel!
Imponierend, individuell, intensiv!
Täglich, tatkräftig, teamfähig!

Inge Kreienbaum-Dresemann
Brüder-Grimm-Schule in
Rheda-Wiedenbrück 2019

Einleitung

Max und die Schule

Der achtjährige Max steht mit gebeugtem Kopf vor seiner Mutter und überreicht ihr das Hausaufgabenheft. Schon wieder liest sie dort in roter Handschrift, dass er sehr unruhig gewesen sei, den Unterricht massiv gestört und sich mit einem seiner Mitschüler fast geprügelt habe. Auf dem Schulhof habe er aufgrund einer Nichtigkeit die Beherrschung verloren, und nur durch das schnelle Einschreiten der Aufsicht sei die Handgreiflichkeit verhindert worden. Die Hausaufgaben habe er auch nicht dabeigehabt und der Inhalt seines Ranzens spotte jeder Beschreibung.

Seufzend legt Max' Mutter das Heft zur Seite, und heute nimmt sie ihn erst einmal fest in den Arm. Ihr schießen die Gedanken nur so durch den Kopf. Wie oft schon stand Ähnliches in diesem Heft, wie häufig wurde sie schon zur Schule zitiert, was hat sie nicht schon alles versucht! Der Kinderarzt erwähnte auch bereits etwas wie AD(H)S (Aufmerksamkeitsdefizit-[Hyperaktivitäts]syndrom) und die Notwendigkeit von Medikamenten, die Lehrerin empfahl Ergotherapie und ein durchgreifendes Erziehungsverhalten.

Bis zur Schule war doch alles ganz gut gelaufen, klar, im Kindergarten gab es auch mal kleine und größere Probleme, die sind doch normal. Seit der Einschulung aber …!

Die neue Morbidität

Ganz gleich, von welcher Seite man es auch betrachtet: Die Kinder haben heute mehr schulische und motorische Probleme, sind im Verhalten auffälliger und leiden unter mehr chronischen Krankheiten als in frü-

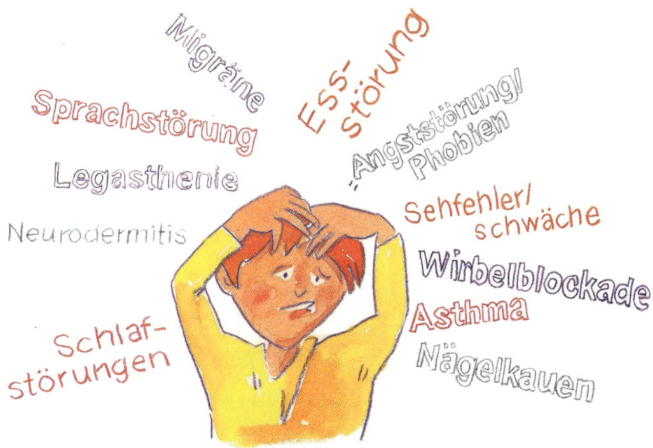

▶ Die neue Morbidität

heren Zeiten. Im medizinischen Bereich wird dies als »neue Morbidität«, als neues Krankheitsaufkommen, bezeichnet.
Man findet heute kaum noch ein Kind, das nicht Logo-, Ergo- oder Physiotherapie erhält oder das noch keine psychologische beziehungsweise psychiatrische Therapie oder Abklärung hatte. Und es gibt kaum ein Kind, das keine chronische Erkrankung wie Neurodermitis, Migräne oder Asthma bronchiale hat und von Fachärzten betreut wird. Auch Heilpraktiker, Osteopathen, Lerntrainer und viele weitere Vertreter ähnlicher Berufe erfahren einen regen Zulauf durch Eltern, die Hilfe für ihre Kinder suchen. Internetforen und Chatrooms werden zuhauf kontaktiert, und Ratgeber zur Kindergesundheit, zur Kindererziehung und zum Kinderverhalten füllen mittlerweile ganze Abteilungen, nicht mehr nur einzelne Regale in den größeren Buchhandlungen.

Wohin bei Problemen?

Treten bei Kindern Probleme auf, ist es für Eltern aufgrund der Fülle der Angebote schwierig, den Überblick zu behalten und das vermeintlich Richtige herauszufinden. Erschwerend kommt noch hinzu, dass von allen Seiten gute Ratschläge in den unterschiedlichsten Richtungen gegeben werden: »Dein Kind braucht Ergo«, »Meinem Kind haben Kügelchen geholfen«, »Hier muss ein Osteopath ran« und »Gib deinem Kind Ritalin« … Dies ist nur eine kleine Auswahl der sicherlich gut gemeinten Empfehlungen. Die Suche wird auch nicht einfacher, da häufig mehrere Auffälligkeiten vorliegen, zum Beispiel Konzentrationsprobleme, Aggressivität und ein mangelhaftes Ordnungsempfinden, erschwert durch ein schlecht einstellbares Asthma bronchiale. Im Allgemeinen wird man dabei von verschiedenen Ursachen ausgehen und damit auch Anlauf auf die unterschiedlichsten Hilfen nehmen. Dabei hängen viele Dinge zusammen, vieles erklärt sich anhand von Ursachen, die bislang nicht berücksichtigt wurden im Reigen der Begründungen und vermeintlichen Ursachen.
Wir haben unser Buch geschrieben, um…

1. die gerade genannten Gegebenheiten allen deutlich zu machen,
2. einige Sachverhalte in unserer auf Fehler und Mangel, auf Diagnosen, Krankheiten und Therapien ausgelegten Gesellschaft ins richtige Licht zu rücken und
3. den Kindern nicht nur das im Moment Bestmögliche, sondern die für jeden Einzelnen größtmögliche Potenzialentfaltung zu ermöglichen.

Zum Verständnis ist es notwendig, einige vertraute Denkpfade zu verlassen, sich ein Stück zurückzulehnen und die Dinge unter neuen Gesichtspunkten und aus einer anderen Perspektive zu betrachten. Denn allen bisherigen Erklärungsmodellen zu der

Frage, warum es immer mehr Kinder mit Entwicklungsstörungen, mit chronischen Krankheiten und mit Lern- und Verhaltensproblemen gibt, fehlt bislang die *ursächliche* Begründung. Ein Stückchen Wahrheit findet sich überall, therapeutische Erfolge sind nicht selten, und die Hilfen, die über gewisse Probleme und Nöte hinweghelfen, sind wichtig und gut. Aber es betrifft nur einen mehr oder weniger großen Teilbereich. Dies kann man etwa mit folgendem Bild deutlich machen: Der eine oder andere von Ihnen kennt vielleicht den Zeitvertreib, Dominosteine nach einem Muster hintereinander aufrecht aufzustellen und dann den ersten Stein anzutippen, damit alle anderen Steine umfallen.

Beim sogenannten Domino Day, der einige Jahre im Fernsehen gezeigt wurde, geschah das mit Hunderttausenden bis Millionen von diesen Steinchen, die zu Figuren und Bauwerken, zu Bildern und Kunstwerken aufgereiht worden waren. Wären beim Domino Day einige Steine in den äußeren Bereichen vorzeitig umgefallen, hätten dies auch wenige andere Steine verfrüht zu Fall gebracht. Sind solche Steine aber am Beginn, zentral oder an Stellen, an denen sich die Wege aufteilen, wäre die Auswirkung umso größer. Immer war es deshalb notwendig, die ersten Steine im Vorhinein in die richtige Position zu bringen, um das harmonische Gesamtbild zu gewährleisten.

Die Entwicklung des Menschen vom Embryo bis zum Erwachsenen verläuft bildlich gesprochen ähnlich: Über immer weiter gefächerte Wege, über notwendige Entwicklungsschritte, Reize und Bewegungen kommt das »Gesamtkunstwerk Mensch« zustande, mit den unterschiedlichsten Bereichen wie Denken, Motorik, Sprache, Konzentration und noch vielem mehr. Alles hängt dabei aber irgendwie zusammen, alles ist miteinander verflochten. Es kann vorkommen, dass die Entwicklung in Teilbereichen ausbleibt oder fehlerhaft ist, was dann mehr oder minder gravierende Auswirkungen hat.

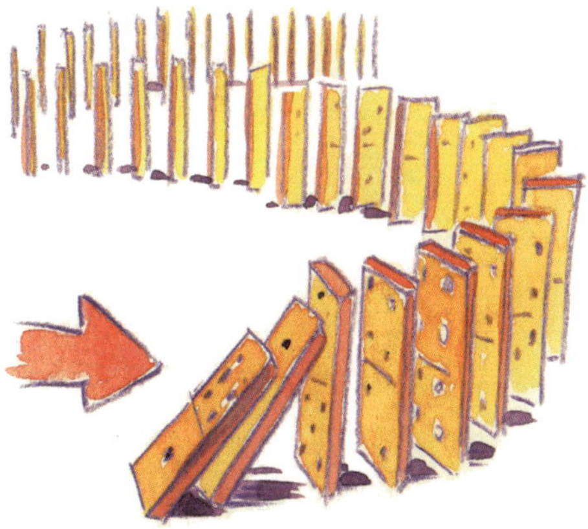

▶ Dominosteine

Häufig reicht es zum Beispiel nicht, die Stifthaltung über ein Schreibtraining oder bestimmte Stifte zu optimieren, wenn die Ursache einer Fehlhaltung in Wirbelblockaden liegt. Und manchmal reicht die Lösung von Wirbelblockaden nicht aus, wenn die Ursache dafür in den Füßen zu suchen ist. Weiterhin kann es sein, dass eine fehlerhafte Fußhaltung an noch aktiven frühkindlichen Reflexen liegt.

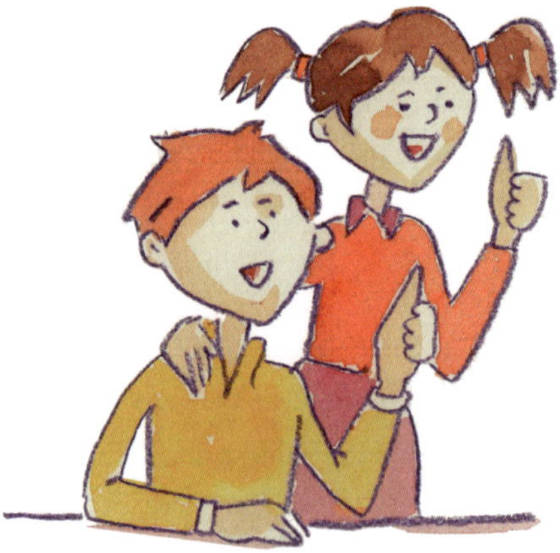

▶ Gut drauf

Der beständige Versuch, die tiefste Ursache für eine Imbalance zu finden, die zugrunde liegende Störung, ist das Anliegen dieses Buches: das Wissen um und das Auffinden dieser ersten Steine. Und, um dies hier schon vorwegzunehmen, fast immer ist es möglich, diese Steine zu finden, richtig aufzustellen und die gebündelte Menge an Potenzialen zur Entfaltung zu bringen!

Worum es in diesem Buch geht

Um einen tieferen Einblick und ein weiterreichendes Verständnis der Zusammenhänge, der Ursache-Wirkungs-Beziehungen und auch der daraus abzuleitenden Hilfen bei Imbalancen bei Kindern zu bekommen, werden die wichtigsten frühkindlichen Reflexe behandelt – wann und wie lange sie auftreten, wie sie ausgelöst werden und was sie bewirken. Eine Beschreibung der bedeutendsten Abläufe und Geschehnisse während der Schwangerschaft und des ersten Lebensjahrs soll tiefe Einblicke in ein sehr wichtiges und lebensbestimmendes Geschehen gewähren. Des Weiteren gehen wir der Frage nach, warum die frühkindlichen Reflexe auftreten und warum sie so wichtig sind, welche Auswirkungen die zeitgerecht und auch die nicht zeitgerecht auftretenden Reflexe auf das Verhalten, auf das Lernen und auf die Gesundheit haben.

Darüber hinaus untersuchen wir, warum es dazu kommt, dass Reflexe nicht zeitgerecht abgebaut werden. Dies wird in die wichtigsten Phasen unterteilt: Schwangerschaft, Geburt, erstes Lebensjahr und zweites bis sechstes Lebensjahr. Außerdem werden weitere Einflussfaktoren erläutert. Dabei geht es um die Umstände, die sich verstärkend oder auch abschwächend auf die Auswirkungen von Restreflexen niederschlagen. Wir erläutern neben gesellschaftlichen Rahmenbedingungen, Ernährung und individuellen Ressourcen auch die hierfür wichtigen Faktoren wie Bindung, Familiensystem und Wirbelblockaden. Wir schlagen schließlich Lösungsansätze vor, die nicht nur in der Bearbeitung der Reflexe bestehen, sondern auch deren Auswirkungen und die weiteren Einflussfaktoren im Blick behalten.

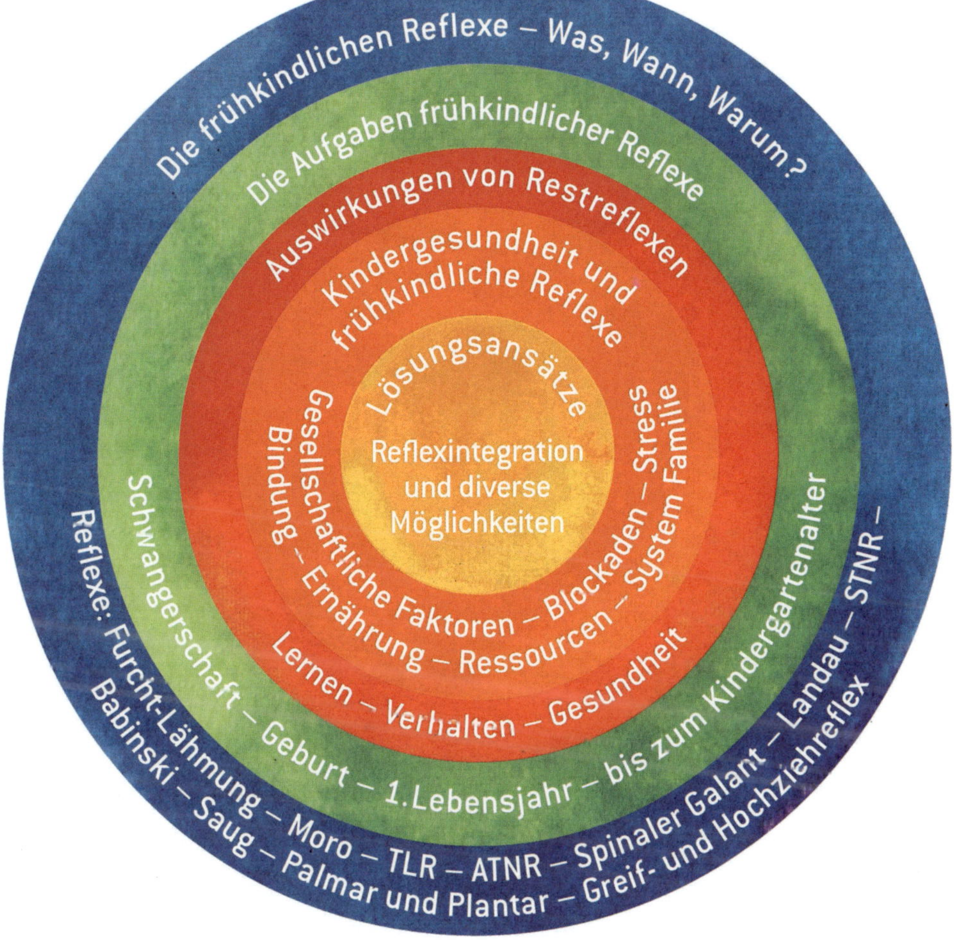

▶ Das Sieber-Queißer-Scheibenmodell

Die frühkindlichen Reflexe

Um den Zusammenhang zwischen heutigen Schul- und Lernproblemen sowie der Entwicklung im ersten Lebensjahr zu verstehen, ist es notwendig, etwas mehr über die frühkindlichen Reflexe zu erfahren. Dann wird sehr schnell deutlich, warum die Kinder heute mehr denn je mit diversen Problemen zu kämpfen haben und worin die Ursachen liegen und damit auch der Lösungsansatz zu finden ist. Es wird klar, dass diese Kinder nicht krank sind, dass sie nicht medikamentiert und schon gar nicht mit drogenverwandten Präparaten zum Funktionieren gebracht werden müssen. Sie brauchen nur einen genau definierten »Schubs«, um den Reifungsprozess anzustoßen, damit sich das Gehirn entwickeln kann. Oder anders gesagt: damit sich das ganze System des Kindes entsprechend den hinterlegten biologischen Codes neu organisieren kann.

Ein Hinweis

Im Folgenden werden die frühkindlichen Reflexe beschrieben, die für das Verständnis der in diesem Buch erläuterten Sachverhalte notwendig sind. Die Benennung als »frühkindlich« und auch als »Reflex« ist allerdings nicht ganz korrekt. Es handelt sich nicht nur um in der frühen Phase der Kindheit auftretende Bewegungsmuster. Auch der Begriff »Reflex« wird den teilweise sehr komplexen Bewegungsabläufen nicht ganz gerecht. Trotz allem wollen wir an dieser Benennung festhalten, da dieser Ausdruck dennoch die Vorgänge nachvollziehbar beschreibt, er bereits etabliert ist und man sich unter dieser Benennung etwas vorstellen kann. Weiterhin bringt es im Rahmen dieses Buches auch keinen zusätzlichen Gewinn, auf eher nur aus wissenschaftlichen Gründen sinnvolle Umbenennungen umzuschwenken. Aus Gründen der Übersichtlichkeit werden hier auch nicht alle Reflexe genannt, und die Beschreibungen sind keineswegs allumfassend. Darüber hinaus sind die Zeitangaben zum Auftreten und Verschwinden der Reflexe nur ungefähre Orientierungswerte, da in der Literatur teilweise sehr unterschiedliche Zeitpunkte genannt werden.

Was ist ein Reflex?

Ein Reflex ist eine unwillkürliche, nicht bewusste Reaktion auf einen Reiz. Das bedeutet, dass diese Muskelreaktion nicht unterdrückt werden kann. Nähert sich beispielsweise etwas dem Auge, kommt es unwillkürlich zum Lidschluss – dieser Reflex schützt das Auge. Wahrscheinlich hat der Arzt bei Ihnen schon mal den Patellarsehnenreflex getestet: Beim Klopfen mit einem Reflexhammer auf die Region unterhalb der Kniescheibe (Patella) kommt es zu einem Vorschnellen des Unterschenkels und Fußes. Dieser Reflex wird im Alltag zum Beispiel ausgelöst, wenn man stolpert. Durch die daraufhin erfolgende schnelle Bewegung wird dann häufig verhindert, dass man hinfällt. Auch die Hand, die versehentlich auf eine heiße Herdplatte fasst, wird blitzschnell durch einen Reflex zurückgezogen.

Der Sinn der Reflexe ist also meist eine sehr schnelle Reaktion auf einen Reiz – zum Schutz von Körperbereichen oder des Lebens allgemein. Denn wenn man erst lange überlegen müsste, ob die Platte denn nun wirklich heiß ist oder wie man am besten den Sturz abfangen könnte, wäre es sicher schon zu spät. Reflexe können aber auch der Nahrungsaufnahme (Schluck- und Speichelreflex) oder dem Sozialverhalten dienen. Jede Reflexbewegung hat im menschlichen Körper einen Sinn, eine Aufgabe. Es gibt eine große Anzahl von Reflexarten, zum Beispiel überlebensnotwendige, organschützende, mit denen wir auf die Welt kommen, wie den Schluck- oder den Lidschlussreflex. Es gibt automatisierte Bewegungen, die wir erst lernen und ein Leben lang reflexhaft ausführen, wie Gehen oder Radfahren. Es gibt solche, die wir für die Wahrung der Haltung brauchen (posturale Reflexe). Und es gibt die frühkindlichen Reflexe, die ein Hauptbestandteil der kindlichen Entwicklung und Reifung sind. Hierbei handelt es sich um automatisch ablaufende Bewegungen, die sich überwiegend in der Schwangerschaft entwickeln, eine bestimmte Reihe von unterschiedlichsten Aufgaben in bestimmten Zeitabschnitten zu erfüllen haben und dann automatisch über einen Zeitraum bis ungefähr zum vierten Lebensjahr gehemmt werden sollen.

Gehemmt werden heißt, dass das Bewegungsmuster der Muskeln in den Hintergrund tritt, da durch ihre »geleistete Arbeit« die wichtigsten Nervenbahnen im Gehirn funktionsfähig geworden sind. Die Motorik des Kindes ist dann so weit gereift, dass es sich frei und willkürlich bewegen kann. Die automatischen Muskelreaktionen werden nicht gelöscht, sondern nur »verwahrt« und können in Extremsituationen wieder gebraucht und benutzt werden. Aber dies sollte wirklich nur im Notfall passieren und nicht im normalen Alltag.

Wenn Sie das erste Mal auf einer Slackline balancieren müssen, werden Sie unbewusst durch die ungewohnte, wacklige Tätigkeit die frühkindlichen Reflexe »dazuholen«, was für den Augenblick sehr sinnvoll ist, dem Beobachter aber ein ungeschicktes, staksiges, verkrampftes Bild bieten wird. Beim Balancieren auf einem breiten Bordstein werden diese Bewegungen vom Groß- und Kleinhirn gesteuert, die im Stammhirn sitzenden Reflexe sollten dann »stummgeschaltet« sein.

Diese sogenannten frühkindlichen Reflexe sind unser Kernthema: wie sie sich entwickeln und wieder gehemmt werden, warum genau sie da sind und welche fatalen Auswirkungen es auf den Schulalltag unserer Kinder haben kann, wenn sie teilweise »aktiv bleiben« und nicht gehemmt werden.

Frühkindliche Reflexe, die auch »Primitiv-«, »primitive« oder auch »angeborene Fremdreflexe« genannt werden, kann man zur groben Orientierung wie folgt beschreiben: **Sie sind Bewegungsmuster, die während der Schwangerschaft oder im ersten Lebensjahr auftreten, sich aber wieder zurückentwickeln und dann nicht mehr aktiv sein sollen.** Es sind immer gleiche (stereotype), automatisch ablaufende Bewegungen, die vom Hirnstamm ohne Beteiligung des Großhirns ausgelöst werden.

Reflexe in der Schwangerschaft und bei der Geburt

Schon früh in der Schwangerschaft kommt es zum Auftreten von frühkindlichen Reflexen. Diese bedingen die ersten Bewegungsmuster und bewirken die ersten Verbindungen innerhalb des heranreifenden Gehirns und des Gehirns mit dem Körper. Über kleine, sehr wichtige Schritte entwickelt sich das Nervensystem, was beim erwachsenen Menschen siebzig Billionen Zellen miteinander verbinden und im geordneten Miteinander halten muss. Das Nervensystem ist sicherlich das wichtigste System, um einen bestmöglich ausbalancierten Zustand herzustellen. Dieser wiederum ist der Garant für Gesundheit, Entwicklung und Wohlbefinden. Hierin zeigt sich auch die unwahrscheinlich wichtige Rolle der frühkindlichen Reflexe. Deren Bewegungsprogramm bewirkt eine erste feine Verbindung.

Durch die wiederkehrenden Bewegungen bei jedem Auslösen der Reflexe kommt es ähnlich wie bei einem häufig benutzten kleinen Trampelpfad zu einem breiten Weg. Und im Verlauf wird dieser so verfestigt, dass eine Straße entsteht, auf der sich dann hervorragend Informationen transportieren lassen. Des Weiteren bewirkt das Reflexprogramm während der Schwangerschaft ein immer genaueres Abbild des Körpers im Gehirn und unterstützt auch die wichtigsten Körperregionen in ihrer Entwicklung. Nicht zu vergessen sind auch die Funktionen: dass die Reflexe für die Lage und Haltung des Ungeborenen sowie zum Schutz vor Nabelschnurumschlingungen notwendig sind.

Hormone sind mitverantwortlich für den Beginn der Wehentätigkeit und damit der Muskelkontraktionen der Mutter. Den Anteil, den das Baby zur Geburt beisteuern muss, sind bestimmte Reflexbewegungen, die es ihm ermöglichen, durch den engen Geburtskanal zu gelangen. Eine normale Geburt ist auf keinen Fall ohne den vorgeschriebenen Reflexablauf möglich. Gleichzeitig bedeutet der natürliche Geburtsvorgang einen wichtigen Meilenstein in der motorischen und neuronalen Reifung des Kindes. Er gibt das Startsignal für das Leben außerhalb der schützenden Hülle der Mutter. Es ist bemerkenswert, mit welcher Präzision die Evolution den Ablauf dieses großartigen und bedeutungsvollen Moments im Leben eines Menschen entwickelt hat – und mit welcher Anstrengung der Körper der Mutter und der des Kindes das gemeinsam leisten.

Neue Aufgaben nach der Geburt

Am wichtigsten in Bezug auf die spätere Schulreife sind die ersten zwölf Lebensmonate, in denen das Kind motorisch und neuronal ausreifen muss. Aber was heißt denn Reifung überhaupt?

Reifung für einen Menschen bedeutet die Entwicklung eines oder mehrerer Körpersysteme bis zur vollen Funktionsfähigkeit. Ein Körpersystem, das auch nur im Geringsten unreif bleibt, macht sich später in Entwicklungsverzögerungen bemerkbar. Die Evolution führt hier das Programm mit der gleichen Präzision weiter wie die zuvor während der Schwangerschaft und bei der Geburt.

Es ist wieder das Bewegungsprogramm der frühkindlichen Reflexe, das jetzt eine neue Aufgabe übernimmt. Es erfüllt nach der Geburt zwei grundlegend wichtige Auf-

Kinder entwickeln sich durch die frühkindlichen Reflexe
Die frühkindlichen Reflexe sind eine Gruppe von Reflexen, die für die Reifung des Kindes verantwortlich sind. Sie ermöglichen durch ihr Auftreten in der Schwangerschaft die Entwicklung hin zum Neugeborenen. Aber auch unter der Geburt sind sie immens wichtig, da nur mit ihrer Hilfe ein normaler Geburtsvorgang möglich ist. Und nach der Geburt bilden sie die Grundlage der Weiterentwicklung vom »hilflosen« Baby hin zum laufenden, sprechenden, denkenden und sich immer weiter entwickelnden Kind. Denn es muss uns deutlich und klar sein: **Kinder kommen nicht fertig und auch nicht als kleine Erwachsene auf die Welt, sondern unreif und hilfsbedürftig.** Nichts, was sie am Anfang machen, ist bewusst – alles beruht auf unbewussten, automatisch ablaufenden Handlungen und Bewegungen.

gaben: Einerseits ist es für die motorische und sensorische Entwicklung des Neugeborenen und Säuglings verantwortlich, andererseits bildet es die damit untrennbar verbundene Verknüpfung aller vorhandenen Gehirnareale untereinander und mit allen Körperteilen.

Die Reflexe bilden also die Basis für die neuronale Entwicklung. Es ist das Fundament, auf dem alles aufbaut. Einmal auf der Welt, läuft ein Reflexprogramm ab, um das Baby auch unter Schwerkraftbedingungen zu entwickeln, aufzurichten und Stabilität gegenüber ebendieser Schwerkraft zu erlangen (die Schwerkraft war durch das »Schwimmen« des Ungeborenen im Fruchtwasser der Fruchtblase quasi aufgehoben). Ähnlich wie schon während der Schwangerschaft bilden die Reflexabläufe eine Art Rahmenprogramm. In Kombination mit den Umgebungsbedingungen entwickelt sich das Baby zu einem aufrecht stehenden und laufenden Kleinkind.

Reflexe als »Entwicklungshemmer«

Jeder der frühkindlichen Reflexe hat ein eigenes Bewegungsmuster, einen Zeitpunkt der Entstehung und einen Zeitrahmen, in dem er gehemmt wird. Das bedeutet, dass sein automatischer Bewegungsablauf in den Hintergrund tritt, denn das Gehirn ist irgendwann so weit ausgereift, dass es dem Kind möglich ist, alle Bewegungen, also die Koordination der Muskulatur, selbst zu steuern. Wenn der Reflex aber nicht ausreichend gehemmt wurde, ist er noch restaktiv und schießt gewissermaßen den bestmöglichen Bewegungen immer wieder dazwischen. Zwar läuft die allgemeine Entwicklung weiter, aber immer mit den frühkindlichen Reflexen als »Stolpersteine«. Oder als »Entwicklungshemmer«, wie dies in der folgenden Grafik anschaulich dargestellt wird.

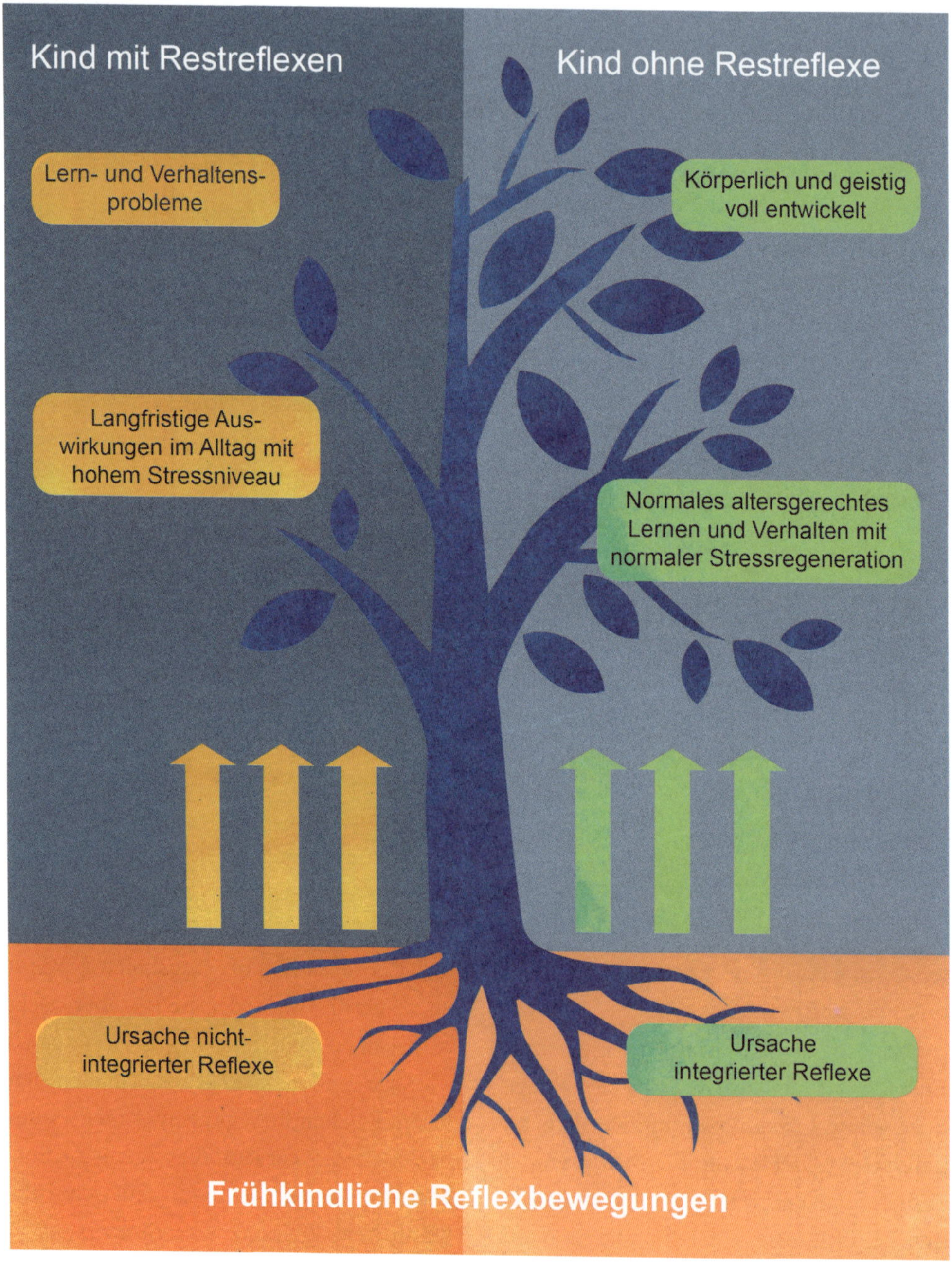

Kind mit Restreflexen
Kind ohne Restreflexe
Lern- und Verhaltens-probleme
Körperlich und geistig voll entwickelt
Langfristige Aus-wirkungen im Alltag mit hohem Stressniveau
Normales altersgerechtes Lernen und Verhalten mit normaler Stressregeneration
Ursache nicht-integrierter Reflexe
Ursache integrierter Reflexe
Frühkindliche Reflexbewegungen

▶ Noch aktive frühkindliche Reflexe als Entwicklungshemmer

Reflexe zum »Training« der Muskeln

Die durch die frühkindlichen Reflexe ausgelösten Muskelbewegungen sind notwendig, damit die Muskeln des Säuglings und Kleinkinds »trainiert« werden und gleichzeitig das Gehirn reift, also dem Kind immer mehr neuronale Funktionen zur Verfügung stehen. Dieser bemerkenswerte Prozess bekommt die auslösenden Reize aus der Umwelt, oder körperinterne Informationen versorgen das Gehirn, um den nächsten Entwicklungsschritt einprogrammieren zu können.

Die Grafik mit dem geteilten Baum verdeutlicht die Auswirkungen von Restaktivitäten der frühkindlichen Reflexe im Vergleich zu vollständig integrierten Reflexen. Starke, weitverzweigte und gute Wurzeln eines Baums stehen dem verkümmerten Wurzelwerk der anderen Seite gegenüber. Man kann das Wachsen und Gedeihen eines Baums mit der neuronalen und motorischen Reife eines Kindes zu Beginn seines Lebens vergleichen. Der Baum wird mit schlechten Wurzeln anders wachsen, so wie sich Kinder mit einem nicht gut ablaufendem Reflexprogramm anders entwickeln, als es sein sollte.

Die Reflexe in der Übersicht

In der Übersicht sind die wichtigsten Reflexe aufgeführt. Intrauterin, also während der Schwangerschaft, sehen Sie die ungefähren Entstehungszeiten, dann kommt die Phase der Geburt und schließlich die Zeit danach (postpartal), in der sich die Reflexe Schritt für Schritt hemmen.

Die Tabelle unterteilt sich in drei Bereiche: die intrauterine Zeit, also die Zeit während der vierzig Wochen Schwangerschaft, den Moment der Geburt und die postpartale Zeit, also die Wochen, Monate und Jahre nach der Geburt. Diese Einteilung zeigt die Abschnitte, in denen die Reflexmuster heranreifen und schon Aufgaben für die Entwicklung des Kindes übernehmen. Bei den meisten Reflexen findet das in der Schwangerschaft statt. Dann kommt der Moment der natürlichen Geburt, zu dem frühkindliche Reflexe plötzlich eine neue Aufgabe übernehmen und seitens des Kindes den Geburtsverlauf durch diverse Bewegungen unterstützen, und die Zeit nach der Geburt. Hier sind nun wiederum neue Aufgaben angezeigt, die die Reflexe zu erfüllen haben, wie den Aufrichtungsprozess, der untrennbar verbunden ist mit der Reifung der unterschiedlichen Gehirnareale. Wenn wir uns erlauben, diesen Aufrichtungsprozess als sportliche Angelegenheit zu betrachten, können wir den Reflexen bildlich die Aufgabe eines »Personal Trainers« zusprechen. Sehen wir uns seine Aufgaben aus dieser Perspektive an. Der persönliche Trainer des Kindes muss nun in der Schwangerschaft seine Ausbildung machen und

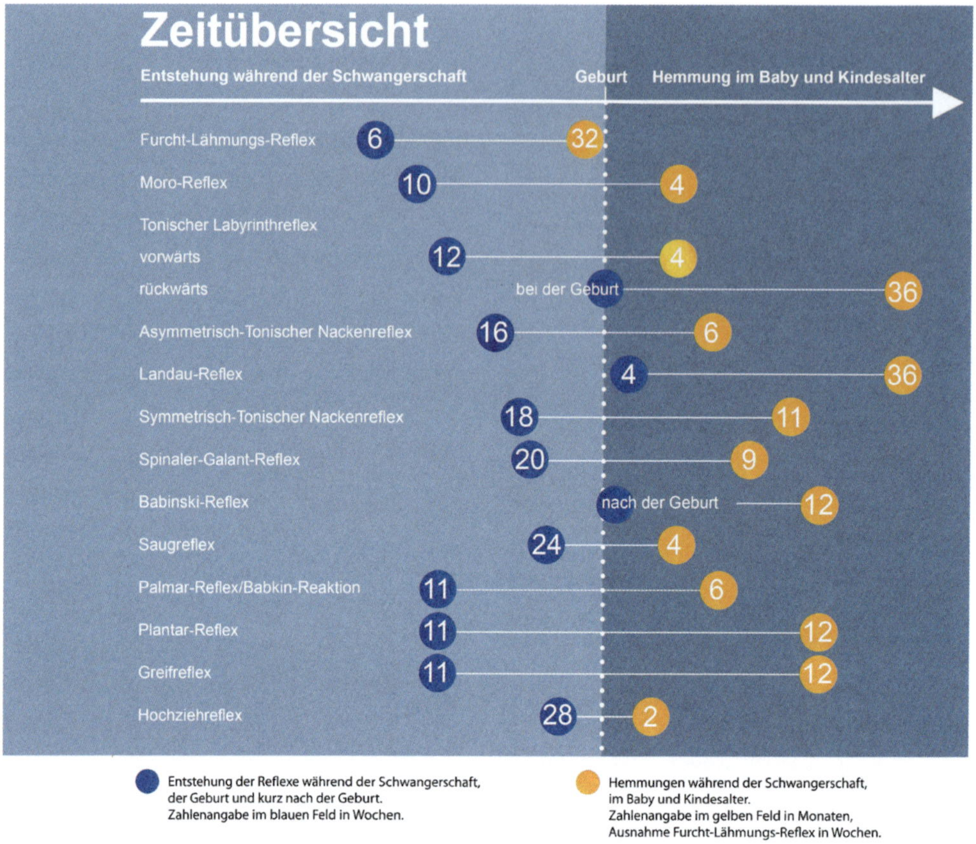

▶ Übersicht der Reflexe

die verschiedenen Trainingseinheiten erlernen. Dabei kann er nebenbei schon wichtige Aufgaben übernehmen. Dann kommt die Geburt. Jetzt ist er gefordert, sein erlerntes Können unter Beweis zu stellen und das Baby tatkräftig in die Welt zu »schrauben« und zu »schieben«. Ist das Kind geboren, beginnt seine wichtigste Tätigkeit, nämlich das Bewegungsprogramm umzusetzen und dem Baby zu helfen, dass es die Schwerkraft überwindet und irgendwann aufrecht stehen und gehen kann. Dazu braucht er seine verschiedenen Ausbildungen aus der Zeit vor der Geburt dann zu unterschiedlichen Zeiten und auch unterschiedlich lange. Das kann man in der Übersicht erkennen. Mit gewissen »Trainingseinheiten« begleitet er das Kind bis zum Alter von vier Jahren. Dieses kann dann eine Bewegungsübung nach der anderen selbst übernehmen, und sein Job ist nun nicht mehr gefragt. Er geht sozusagen stufenweise in den Ruhestand.

Wenn er das aus diversen Gründen aber nicht macht, trainiert er das Kind immer wieder ein bisschen mit, obwohl das Kind es vermutlich schon selbst könnte. Und Sie können sich vorstellen, wie es Ihnen erginge, wenn Sie bei Ihren Alltagsbewegungen unnötigerweise einen unsichtbaren Coach an der Seite hätten, der Ihnen bei allem, wie zum Beispiel beim Schreiben oder sogar, wenn Sie ruhig einfach nur dasitzen, immer wieder »dazwischenfunkte« mit der möglicherweise lauteren, aber kontraproduktiven Absicht, Ihnen zu helfen.

Das Schwierigste daran wäre, dass Sie nicht genau wüssten, wann er eingreift – er täte es einfach, und zwar ganz unvermutet. Genauso geht es den Kindern, wenn Reflexe noch in Resten aktiv sind. Und das hat einen Rattenschwanz von Folgen in der Schule, im Verhalten und in der Gesundheit, denn es verursacht Dauerstress im Alltag. Und dieser Dauerstress wirkt sich negativ auf das Kind, die Familie und das gesamte Lebensumfeld des Kindes aus.

Nachfolgend beschreiben wir auch die Aufgaben und Auswirkungen der frühkindlichen Reflexe. So erhalten Sie eine Vorstellung davon, an welch wichtigen Stellen diese stehen und weshalb so viele Störungen und Krankheiten auf sie zurückgeführt werden können.

Der Furchtlähmungsreflex (FLR)

Der Furchtlähmungsreflex tritt bereits um die sechste Schwangerschaftswoche auf. Initial geht er wahrscheinlich von den einzelnen Körperzellen aus, da zu dem frühen Zeitpunkt noch kein Nervensystem vorhanden ist, das dies bewerkstelligen könnte.

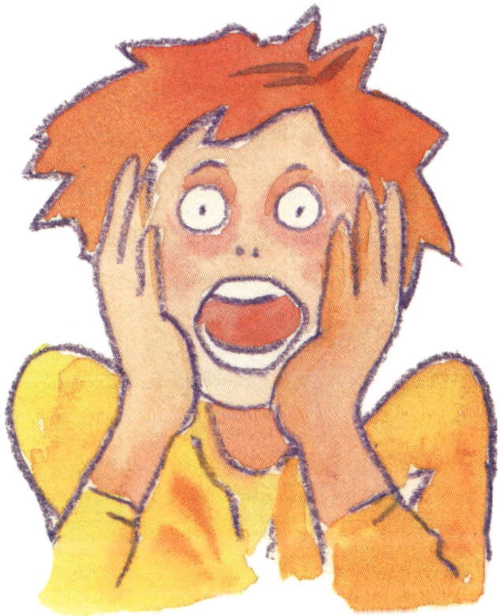

▶ Furchtlähmungsreflex

Wir sind in dem Entwicklungsstadium noch wie ein kleines Würmchen und haben wie die Fische hochsensible Bereiche an der Außenseite unseres Körpers, die entsprechende Signale aus dem Umfeld wahrnehmen können. Jede Veränderung im Fruchtwasser, sei es durch Druck, Bewegung und wahrscheinlich auch durch Schall, erzeugt Impulse am Körper, die wiederum zu Strom umgewandelte Informationen für das Gehirn des Kindes werden. Dies hat grundlegenden Einfluss auf die Programmierung des Gehirns. Diese

Reize sowie schnelle Lageänderungen oder ein Erschrecken der werdenden Mutter können den Reflex auslösen und der Körper des Ungeborenen zieht sich in eine Beugeposition zusammen. Im Verlauf wird der FLR vom Nervensystem selbst bei Schreck und Angst ausgelöst und führt zu einem Erstarren, zum Zusammenzucken sowie zu verlangsamter Atmung, verlangsamtem Herzschlag und erniedrigtem Blutdruck. Vergleichbar in der Reaktion ist dies mit derjenigen des Kaninchens, das vor der Schlange erstarrt, oder mit der des Igels, der sich bei Gefahr zusammenrollt. Sicher haben Sie diesen Reflex schon mal bei sich selbst erlebt. Wenn Sie zum Beispiel plötzlich in eiskaltes Wasser gefallen sind, werden Sie diese Vorgänge am eigenen Leib erfahren haben.

Der Moro-Reflex

Der Moro-Reflex ist wie der FLR eine Schreckreaktion, teilweise entwickelt er sich aus diesem, und teilweise löst er ihn ab. Ab der zehnten Schwangerschaftswoche etwa streckt das Ungeborene bei Stress, Angst oder starken Reizen den gesamten Körper, es reißt (nach der Geburt) die Augen weit auf, atmet tief ein, der Blutdruck steigt, und der Herzschlag beschleunigt sich.

Ab der sechzehnten Schwangerschaftswoche etwa kommt beim Moro-Reflex eine zweite Phase hinzu, bei der sich der Körper nach der ersten Phase wieder zusammenrollt, eine tiefe Ausatmung erfolgt und der Herzschlag sich wieder verlangsamt.

Bei der Geburt bewirkt der Moro-Reflex den ersten Schrei des Babys, der wie ein Startschuss für das Leben außerhalb von Mamas Bauch ist. In den ersten vier Lebensmonaten bleibt der Reflex aktiv und wird nachfolgend vom sogenannten Strauss-Reflex abgelöst, der eine »reife« Schreckreaktion bewirkt. Denn in einer Schreck- oder Angstsituation kommt es zwar zu einem Zusammenzucken, gleichzeitig wird aber mithilfe der Sinne »gecheckt«, ob es sich wirklich um eine Gefahrensituation handelt und was zu tun ist, um

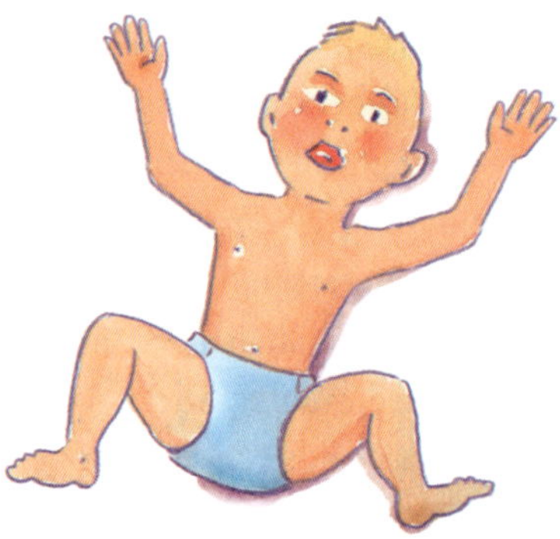

▶ Die Moro-Phase 1

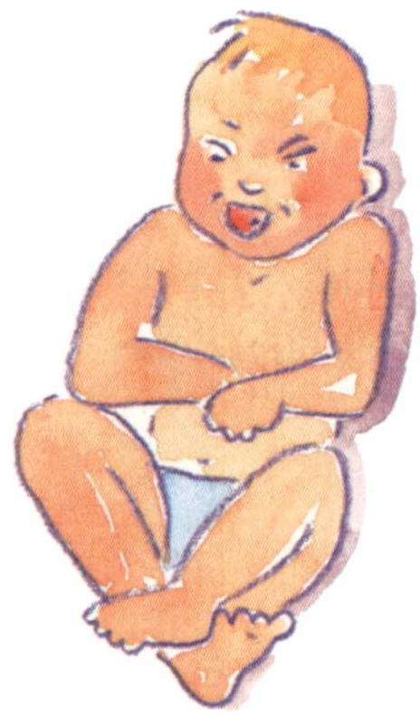

▶ Die Moro-Phase 2

dieser unbeschadet zu entgehen. Anders gesagt, kommt es bei der Strauss-Reaktion zu einem bewussten Handeln, während beim Furchtlähmungs- und Moro-Reflex nur unbewusste Reaktionen ablaufen.

Alle drei Reflexe bleiben ein Leben lang erhalten mit der Unterscheidung, dass der Strauss-Reflex bei »normalem« Verlauf in Schrecksituationen wie einer überraschend zufallenden Tür oder einer unerwarteten Berührung auftritt, wenn man sich eigentlich allein wähnt. Moro- und Furchtlähmungsreflex sollten dann nur in Extremsituationen auftreten, etwa wenn ein Erdbeben alles ins Wanken bringt oder plötzlich das relativ unwahrscheinliche Ereignis eintritt, dass uns in unseren Breitengraden ein Tiger über den Weg läuft.

Der tonische Labyrinthreflex (TLR)

Der tonische Labyrinthreflex unterscheidet sich durch einen TLR vorwärts und einen TLR rückwärts. Ersterer entsteht in der zwölften Schwangerschaftswoche und bewirkt, dass bei einer Kopfbewegung nach vorn Arme, Beine und Körper gebeugt werden (weshalb er auch »Beugereflex« genannt wird).

Im Gegensatz zum Furchtlähmungsreflex oder der zweiten Phase des Moro-Reflexes, bei denen es auch zu einer Beugung kommt, liegt mit der Kopfbewegung nach vorn ein anderer Auslöser als Stress oder Angst vor. Auch kommt es hier nicht zu den starken Auswirkungen auf Atmung, Herzschlag und Blutdruck.

Vorwärts bedeutet das Einrollen des Körpers, womit die fötale Haltung des ungeborenen Kindes eingenommen werden kann. Diese Haltung muss reflexartig bedingt sein, denn der Fötus kann sich ja nicht willentlich zusammenrollen, um eine »platzsparende« Position einzunehmen. Mithilfe des TLR sorgt die Natur für diesen nützlichen Zustand.

Der TLR rückwärts bildet sich um die Geburt herum fertig aus. Er bedingt, dass bei einer Überstreckung des Kopfs nach hinten der Körper samt Armen und Beinen gestreckt wird (weshalb er auch »Streckreflex« genannt wird).

Seinen ersten wichtigen »Auftritt« hat der TLR rückwärts bei der Geburt. Wenn der

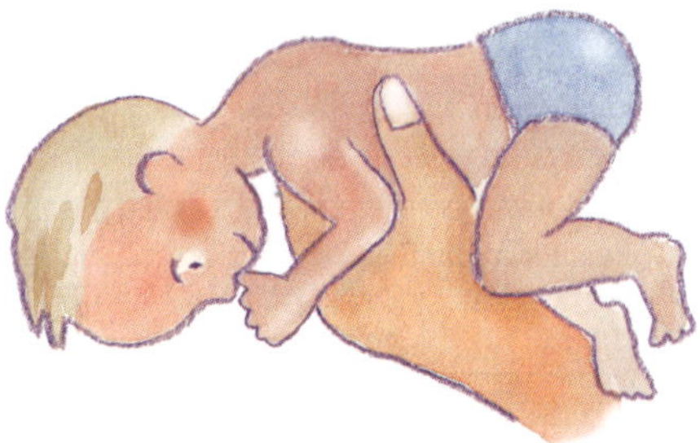

▶ Der TLR vorwärts

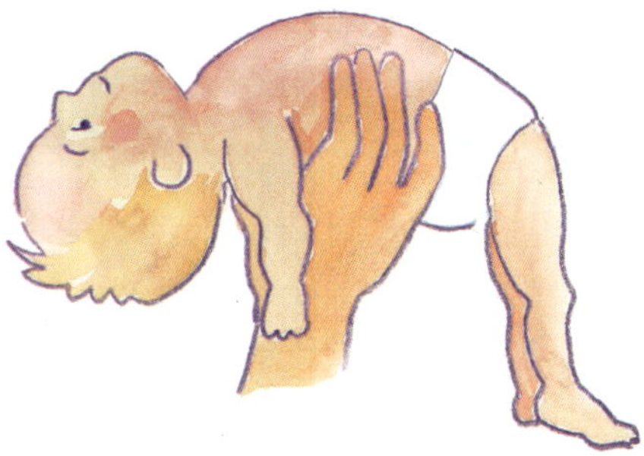

▶ Der TLR rückwärts

Kopf sich nach dem Austritt aus dem Geburtskanal nach hinten beugt, vereinfacht die Streckreaktion des Körpers auf diesen Reflex den Austritt des ganzen Kindes.
Der TLR vorwärts wird bis ins Alter von vier Monaten integriert, der TLR rückwärts bis zum Alter von drei Jahren. Beide werden von sogenannten Kopfstell- und Labyrinthstellreaktionen abgelöst, die eine deutlich feinere Reaktion auf Lageänderungen von Kopf zu Körper bewirken und dann lebenslang vorhanden sind.

Der asymmetrisch-tonische Nackenreflex (ATNR)

Der asymmetrische tonische Nackenreflex tritt etwa in der sechzehnten Schwangerschaftswoche auf und bewirkt bei einer Kopfdrehung, dass sich die Extremitäten auf der Seite strecken, wohin geschaut wird, während sich die dem Gesicht abgewandten Arme und Beine beugen.
Auch dieser Reflex ist während des Geburtsvorgangs aktiv und wichtig, bewirkt er doch, zusammen mit dem im Folgenden beschriebenen Galant-Reflex, die notwendigen Drehbewegungen des Babys im Geburtskanal. Der ATNR ist bis zum sechsten Lebensmonat auslösbar.

Der spinale Galant-Reflex

Der spinale Galant-Reflex entsteht etwa in der zwanzigsten Schwangerschaftswoche und lässt sich durch Streichen an den Seiten der Lendenwirbelsäule auslösen. Bei einseitigem Berühren wird eine Beckenbewegung zur gleichen Seite ausgelöst, während es beim beidseitigen Entlangstreichen zum Harnabgang aus der Blase kommt. Der spinale Galant-Reflex ist bis zum neunten Lebensmonat aktiv.

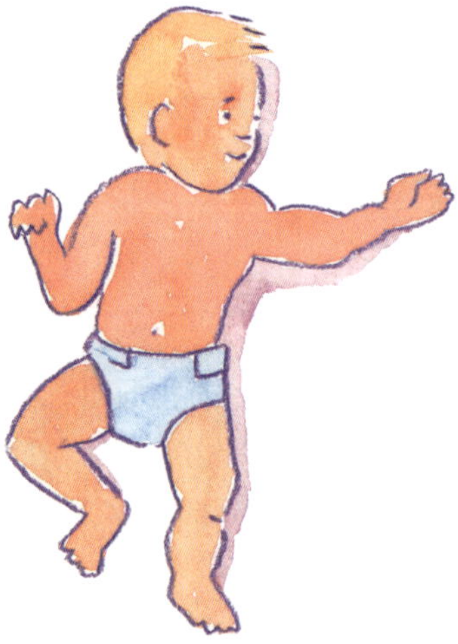

▶ Der asymmetrisch-tonische Nackenreflex

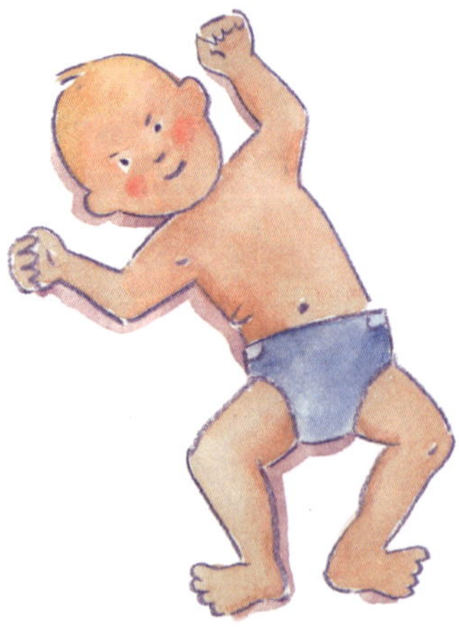

▶ Der spinale Galant-Reflex

Der Landau-Reflex

Der Landau-Reflex ist, ebenso wie der nachfolgend beschriebene symmetrisch-tonische Nackenreflex, bei der Geburt noch nicht vorhanden. Der Landau-Reflex entwickelt sich ab der vierten Lebenswoche und bleibt bis zum Alter von drei Jahren aktiv. Beim Hochnehmen des Kindes in Bauchlage und beim Liegen in Bauchlage kommt es durch den Landau-Reflex zu einer Streckung des ganzen Körpers. Das Baby lacht und jauchzt meist dabei.

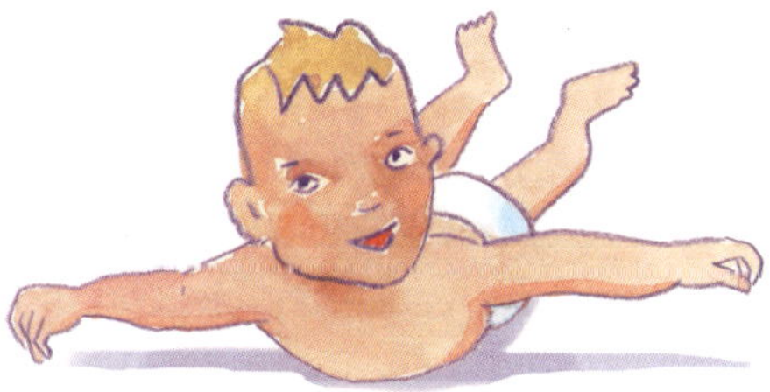

▶ Der Landau-Reflex

Der symmetrisch-tonische Nackenreflex (STNR)

Der symmetrisch-tonische Nackenreflex ist schwerpunktmäßig zwischen dem sechsten und elften Lebensmonat aktiv. Bei der Kopfneigung nach vorn beugen sich die Arme, während sich die Beine strecken. Bei der Kopfneigung nach hinten strecken sich dagegen die Arme, und die Beine beugen sich. Der symmetrisch-tonische Nackenreflex ist somit ein Mix aus dem TLR vorwärts und dem TLR rückwärts.

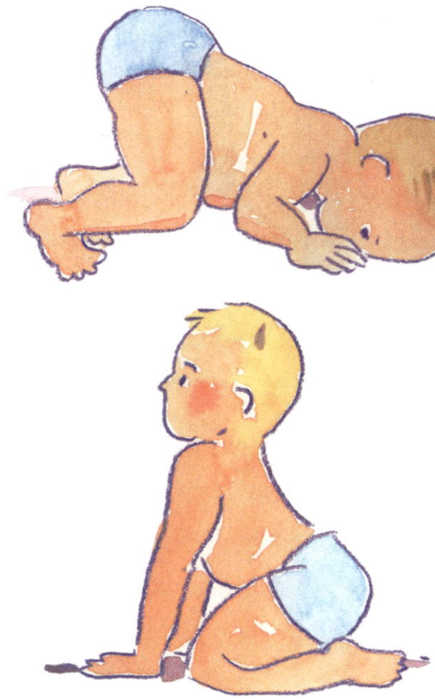

▶ Der STNR 1 und der STNR 2

Der Babinski-Reflex

Der Babinski-Reflex ist aktiv in der Zeit von der Geburt bis zum Ende des ersten Lebensjahres. Beim Entlangstreichen an der Außenkante eines Fußes kommt es zur Streckung der Großzehe nach oben, und die anderen Zehen werden nach unten und auseinandergespreizt.

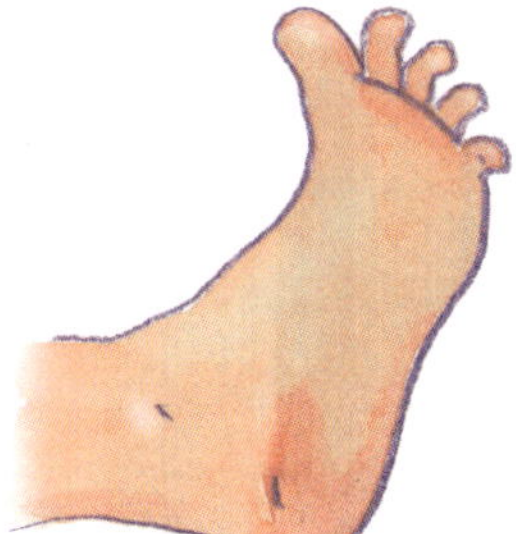

▶ Der Babinski-Reflex

Saug-, Such- und Schluckreflexe

Die Saug-, Such- und Schluckreflexe bilden eine Gruppe von Reflexen, die für die Nahrungsaufnahme wichtig sind. Beim Suchreflex, der von der 24. Schwangerschaftswoche bis etwa zum vierten Monat aktiv ist, führt die Berührung einer Wange zum Hindrehen und gegebenenfalls zum Öffnen des Munds sowie zum Herausstrecken der Zunge. Er unterstützt somit das Auffinden der mütterlichen Brustwarze und das »Andocken« daran.

Der Saugreflex ist ebenfalls etwa ab der 24. Schwangerschaftswoche aktiv und bleibt bis zum sechsten Lebensmonat, während der Schluckreflex zur gleichen Zeit startet, aber lebenslang aktiv bleibt. Eine Beschreibung erübrigt sich, da beide genau die Vorgänge Saugen und Schlucken ermöglichen.

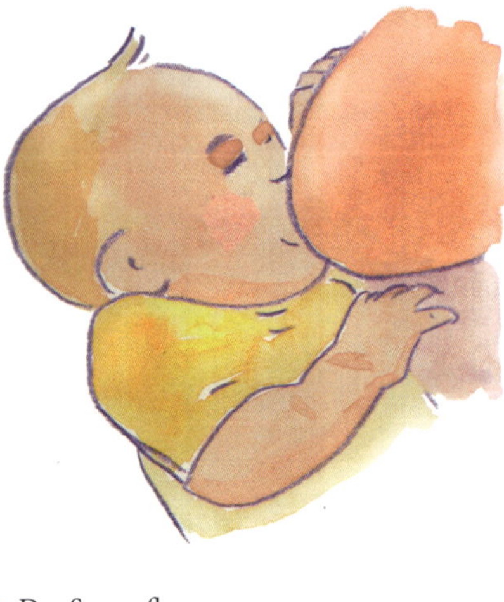

▶ Der Saugreflex

Palmar-Reflex/Babkin-Reaktion und Plantar-Reflex

Der Palmar- oder Handgreifreflex und der Plantar- oder Fußgreifreflex entstehen beide um die elfte Schwangerschaftswoche und bleiben bis zum sechsten (Palmar-Reflex) beziehungsweise zwölften Lebensmonat (Plantar-Reflex) erhalten. Die Berührung der Handinnenfläche respektive des mittleren Fußballens führt zum Schließen der Finger (Palmar-Reflex) oder zum Beugen der Zehen.

Im Zusammenhang mit dem Palmar-Reflex steht die sogenannte Babkin-Reaktion. Beim Stillen kommt es durch die Saugbewegungen zu einem wiederholten Auslösen dieses Reflexes. Die dadurch in eine die Mutterbrust knetende Aktion gebrachten Hände bewirken einen guten Milchfluss. Der Zusammenhang der Babkin-Reaktion zwischen Mund und Hand funktioniert aber auch in die andere Richtung, denn durch das Auslösen des Palmar-Reflexes kommt es zu einer Öffnung des Mundes. Dies kann als »Andockhilfe« beim Stillen benutzt werden.

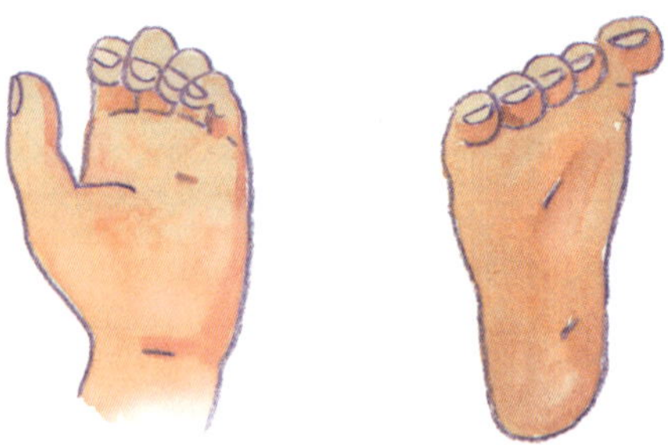

▶ Palmar-Reflex/Babkin-Reaktion und Plantar-Reflex

Greif- und Hochziehreflex

Der Greifreflex entwickelt sich ab der elften, der Hochziehreflex ab der 28. Schwangerschaftswoche. Nach der Geburt schließen sich die Finger durch einen Impuls in der Handinnenfläche. Der Greifreflex ist dann so intensiv, dass man das Baby damit an den Händen hochziehen kann. Abgelöst wird er durch den Hochziehreflex, wenn der Impuls dann eine Beugung des Armes im Ellbogen auslöst, sich das Baby dadurch hochziehen kann und erstmalig eine neue Raumdimension erlebt.

Zusammengefasst kann man sagen, dass die frühkindlichen Reflexe:

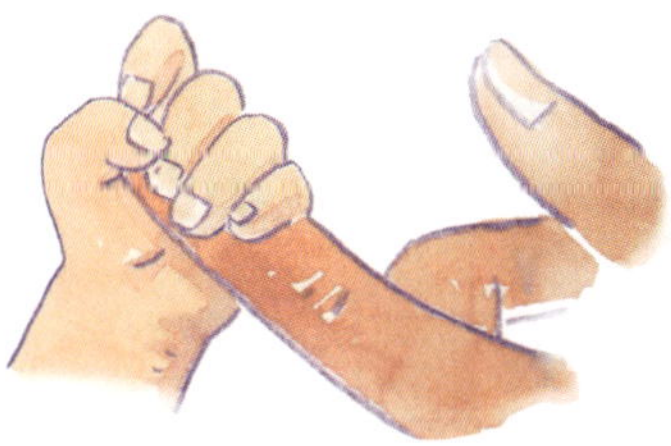

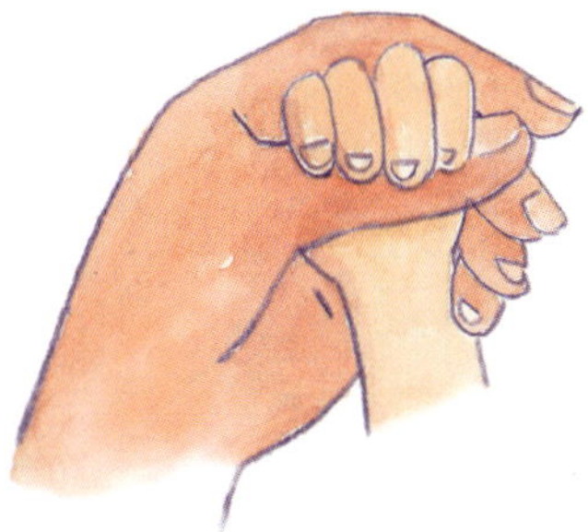

▶ Greif- und Hochziehreflex

1. für die Bildung der für die Umgebung notwendigen Flucht- und Kampfbereitschaft zuständig sind,
2. für den langsamen, geordneten Aufbau des Nervensystems und der Sinne als eine Art »Leitschnur« erforderlich sind,
3. gewissermaßen die wichtigsten Zonen unseres Körpers markieren und diese auf ihre Aufgaben vorbereiten,
4. und, wie gerade erwähnt, an den Verbindungen der Nervenzellen, der Bildung des Gleichgewichts, der Vorbereitung von Bewegungen sowie der Unterstützung und Überlebenssicherung während Schwangerschaft, Geburt und frühkindlicher Phase beteiligt sind.

Die Aufgaben frühkindlicher Reflexe

Reflexe haben nach der heute gängigen Meinung während der Schwangerschaft die Aufgabe, die Bildung der Nervenverbindungen, die Entwicklung des Gleichgewichts sowie den Aufbau der Muskelspannung zu unterstützen. Sie fördern den Geburtsvorgang, und nach der Geburt sind sie an der weiteren Entwicklung des Gleichgewichts, der Aufrichtung des Menschen und des Zusammenspiels der Sinne und der Bewegungen beteiligt. Ihre Bedeutung und ihre Aufgaben sind aber so viel tiefer und weitreichender.

Zur Erinnerung

Frühkindliche Reflexe sind Bewegungsmuster, die während der Schwangerschaft oder im ersten Lebensjahr in einem vorbestimmten Zeitraum auftreten, sich aber wieder zurückentwickeln und nicht mehr aktiv sein sollen. Es sind immer gleiche (stereotype), *automatisch* ablaufende Bewegungen, die durch bestimmte Reize vom Hirnstamm ohne Beteiligung des Großhirns ausgeführt werden. Sie laufen also unbewusst, ohne unser Zutun ab.

An dieser Stelle ist es jetzt wichtig, dass wir weiter ausholen mit unseren Erklärungen und das ein oder andere wiederholen. Wir möchten Ihnen einen Gesamtüberblick über die Zusammenhänge der Entwicklung eines Kindes liefern, ohne dass Sie Literatur über Entwicklungsbiologie, Embryologie, Neurologie oder Neurobiologie durcharbeiten müssen. Es ist nötig, um den roten Faden zu finden, der Sie zu den Ursachen von Lern-, Wahrnehmungs- und Verhaltensproblemen bei Kindern führt. Es ist im Interesse der Kinder ein wichtiger Weg, damit Eltern das »Naturgesetz« der Entwicklung verstehen lernen. Dann ist eine Vorstellung möglich, warum bei dem einen oder anderen Kind eine Entwicklungsverzögerung vorliegt, es aber deshalb keinesfalls krank ist.

Der Aufbau des Gehirns

Nachdem wir uns einen Überblick über die frühkindlichen Reflexe verschafft haben, möchten wir Ihnen einen Eindruck von der Entstehung des menschlichen Gehirns vermitteln. Seien sie gespannt. Das menschliche Gehirn hat sich im Lauf der Evolution weit entwickelt und uns letztlich zum denkenden Menschen gemacht. Dieser Prozess dauerte viele Millionen Jahre und entstand über zahlreiche kleine Schritte.

Wir können das Gehirn in verschiedene Bereiche aufteilen. Schauen Sie sich diese Bereiche also erst einmal in der vereinfachten Skizze an, die den seitlichen Querschnitt durch ein menschliches Gehirn darstellt.

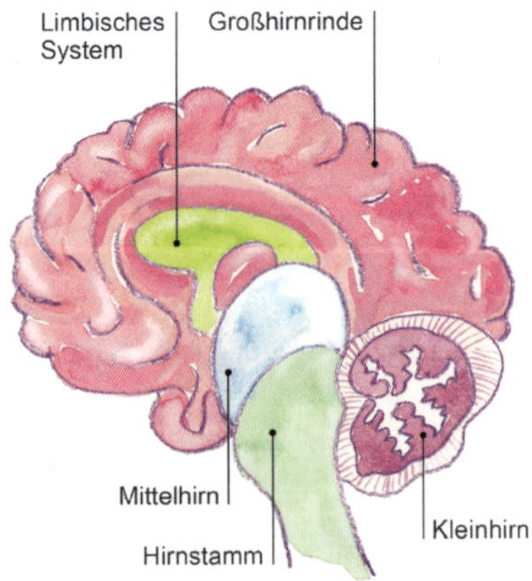

▶ Gehirnareale

Man unterscheidet grob den Hirnstamm, das Kleinhirn, das Mittelhirn und das Großhirn. Letzteres ist in zwei Hirnhälften und in Zonen aufgeteilt. Die beiden Großhirnhälften sind über eine »Datenautobahn«, den sogenannten Balken, miteinander verbunden. Die linke Hirnhälfte soll eher für das analytische, logische und sprachliche Denken, die rechte für das ganzheitliche Erfassen, die Kreativität und die Intuition ausgelegt sein.

Verschiedene Bereiche des Gehirns erfüllen unterschiedliche Aufgaben – vom automatischen Impuls zu atmen über die Empfindung von Emotionen bis hin zur Fähigkeit, Verstandesleistungen zu erbringen. Einige Areale sind verantwortlich für die Sprache oder für das Sehen, das Hören, das Sprechen, für Erinnerungen und vieles mehr. Dabei sind die Bereiche über zahllose Verbindungen miteinander verknüpft, durch die Informationen und Bewertungen hin- und zurückfließen können.

Nichts im Gehirn arbeitet für sich allein. Nahezu alle Informationen durchlaufen die einzelnen Hirnbereiche vom Hirnstamm bis zum Großhirn und erfahren eine Bewertung oder bewirken eine Veränderung in den einzelnen Bereichen. Nur die Riechinformation der Nase wird direkt ins Riechzentrum geleitet. Dies zeigt einerseits die Wichtigkeit der Geruchsinformation, denn Gerüche können Gefahren wie Feuer oder verdorbenes Essen anzeigen, bevor man sie sehen kann. Andererseits zeigt es auch, warum man mit Gerüchen sehr schnell heftige Emotionen auslösen kann (stellen Sie sich nur einmal kurz vor, wie der beim Backen Ihres Lieblingskuchens entstehende Geruch durch das Zimmer weht). Diese direkte Wirkung wird zum Beispiel bei der Aromatherapie ausgenutzt, und sie erklärt die Erfolgsgeschichte des Parfüms!

Das Gehirn und das Rückenmark gehören zum zentralen Nervensystem. Über das periphere Nervensystem, das aus Sinneszellen besteht, die die Informationen aus der Umwelt aufnehmen, und den peripheren Nervenzellen, erhält es fortlaufend eine riesige Zahl von Eindrücken. Selbst wenn wir untätig im Bett liegen, »feuern« unsere Sinne Abertausende Informationen: Ist es warm genug? Liege ich bequem? Höre ich etwas Verdächtiges? Riecht es komisch? Ist es hell oder dunkel? All dies geschieht mehr oder weniger bewusst. Hinzu kommen noch die immer unbewusst ablaufenden Informationen, etwa ob der Herzschlag schnell genug ist, die Atmung und die Verdauung funktionieren und vieles mehr. Unser neuronales System erhält immer und überall eine Unmenge an Informationen, und diese müssen jede Millisekunde verarbeitet werden. Wenn man sich dann einmal vorstellt, dass man in einer Schulklasse mit 25 anderen Kindern sitzt, die mehr oder weniger unruhig sind, und dass alle Sinne auf Hochtouren arbeiten müssen, um nichts zu verpassen, alles richtig zu machen und keinen Ärger zu bekommen, erhält man einen Begriff davon, welche Datenflut da auf einen einstürmt.

All dies muss unser Gehirn in Sekundenbruchteilen verarbeiten. Es ist wie ein überdimensionaler Computer mit einer unbeschreiblichen »Rechenleistung« angelegt. Dies ermöglicht die unvorstellbare

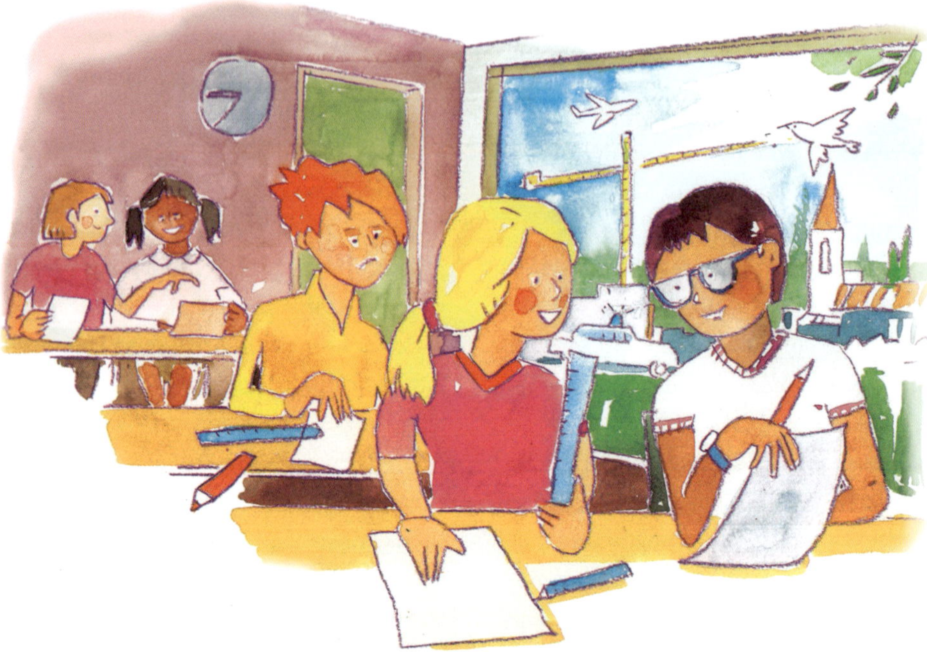

▶ Die auf das Gehirn einstürmende Datenflut

Zahl von bis zu hundert Milliarden Nervenzellen, den Neuronen, die für die Weiterleitung, die Verarbeitung und die Speicherung dieser Informationen im Gehirn konzipiert sind.

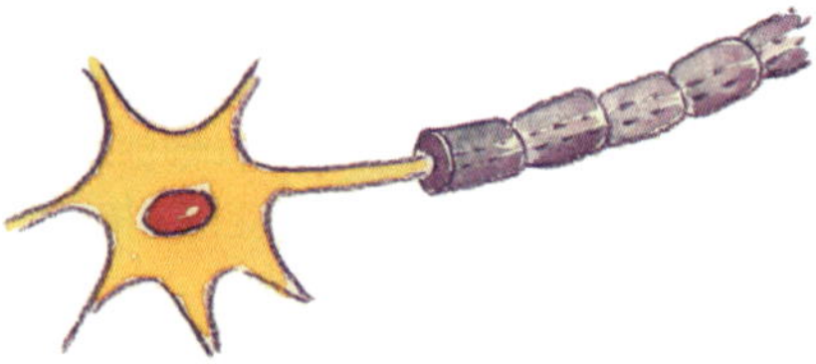

▶ Die Nervenzelle

Nach der Verarbeitung und Bewertung erfolgt über die Neuronen erneut eine Informationsweitergabe an den Körper. Zum Beispiel nimmt das Auge die Information »Der Bus kommt angefahren« auf, die Neuronen leiten dies an die notwendigen Bereiche und Areale im Gehirn weiter. Dort finden Verarbeitungen und Auswertungen statt. An deren Ende erhalten die zu den Organen und Muskeln gehenden Nervenzellen das Signal, alles bereitzustellen und zu initiieren, was nötig ist, um schnell zu laufen und ebendiesen Bus noch zu erreichen. Die Neuronen bilden ein vielverzweigtes Netzwerk, da sie untereinander eine große Anzahl von Verbindungen eingehen. Man hat herausgefunden, dass eine einzelne Nervenzelle bis zu zehntausend Verbindungen zu anderen Nervenzellen haben kann. Die Verbindung selbst erfolgt über sogenannte Synapsen.

Diese Synapsen kann man sich wie Saugnäpfe vorstellen, die an der nächsten Nervenzelle anliegen. Hier entscheidet sich in einer Kombination aus elektrischen und chemischen Vorgängen, ob die nächste Nervenzelle die ankommende Information weitergibt. So kann gewährleistet werden, dass die Nachricht auch da ankommt, wo sie hingehört.

Damit diese Vorgänge noch deutlicher werden, hier ein weiteres Beispiel: Sie lesen nun das Wort »Rhein«. Über Ihre Augen wird diese Zeichenansammlung (mehr ist es ja erst einmal nicht) aufgenommen und über Neuronen ins Gehirn transportiert. Hier wird es an verschiedenen Stellen im Hirnstamm, Mittelhirn und Großhirn verarbeitet und, da Sie des Lesens mächtig sind, als Buchstaben und als Wort erkannt. Über viele Verbindungen wird geschaut, ob Sie das Wort kennen und ob Sie über relevante Speicherungen dazu verfügen. Vor Ihrem geistigen Auge könnte sich zum Beispiel die wunderschöne Landschaft auftun, durch die der Fluss mäandert. Eventuell schießen Ihnen auch Gedanken an einen Urlaub in dieser Gegend durch den Kopf. Und wenn Sie dort etwas Feines gegessen haben, könnte es sogar sein, dass Sie den Geruch und den Geschmack dieses Essens jetzt empfinden. All dies und noch viel, viel mehr geht angesichts des einen einzigen Worts »Rhein« in Ihrem Gehirn vonstatten. Alles läuft über die geschaffenen Verbindungen. Diese »Connections« sind vergleichbar mit einem Verkabelungssystem

▶ Ein Nervenzellverbund

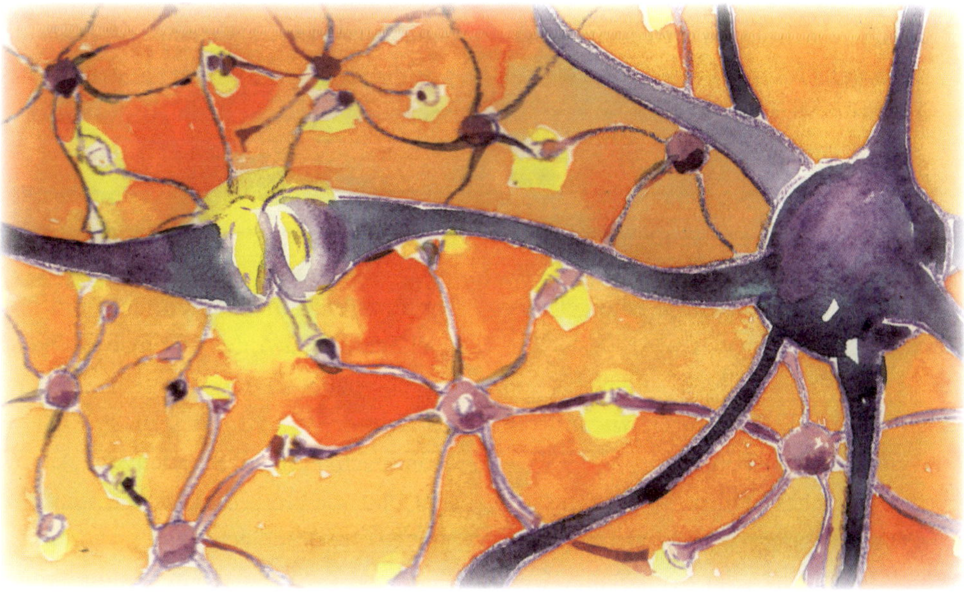

in einer zentralen Computeranlage. Je besser das System verbunden ist, umso größer ist auch die Leistung. Hätten Sie zum Beispiel das Wort »Rhein« noch nie gehört oder noch nie etwas in Zusammenhang mit dem Rhein erlebt, würden Sie es wohl nur als mehr oder weniger abstrakten Begriff aufnehmen und von nun an vielleicht mit diesem Buch in Verbindung bringen (wenn es denn ins Langzeitgedächtnis übergeht).

Über Wiederholung und Training können sich die Neuronen miteinander verbinden, bei Nichtgebrauch können die Verbindungen und Neuronen aber auch wieder abgebaut werden. Neurobiologisch spricht man bei der Bildung und Verschaltung der Neuronen von der Plastizität des Gehirns. Mit dieser ist eng die »Isolierung« der Nervenzelle verbunden. Ähnlich wie beim Stromkabel müssen die Nervenzellen eine Schutzschicht haben, damit die Information sicher und zielgenau weitergegeben werden kann. Diese Schutzschicht nennt man »Myelinscheide«. Die Myelinscheide ist eine Schicht, die die weiterleitenden Nervenbahnen umwickelt und die neben der Funktion der Isolierung auch die Aufgabe hat, den schnellen Stromfluss im Gehirn zu gewährleisten. Je häufiger eine Nervenzelle nun benutzt wird, desto besser wird die Schutzschicht aufgebaut und umso bessere Verbindungen zu anderen Nervenzellen entstehen.

Die Plastizität des Gehirns ist als lebenslanger Prozess angelegt, womit in jedem Alter, egal ob beim Kind oder beim Senior, Veränderungen möglich sind. »Was Hänschen nicht lernt, lernt Hans nimmermehr« ist also eine absolut überkommene Aussage. Dies macht Hoffnung, nein, dies gibt Sicherheit, dass sich falsche Denk-, Verhaltens- und Bewegungsmuster ein Leben lang ändern lassen. Es ist auch die Voraussetzung für Erfolge und Fortschritte bei allen Formen des Trainings und der Therapien.

Das Gehirn bleibt ein Leben lang veränderbar

Die Plastizität des Gehirns ist auch wichtig, um ein grundlegendes, arterhaltendes und allgemeingültiges Prinzip zu verwirklichen: möglichst stets die effizienteste und am meisten Energie sparende Haltung, Bewegung und Handlung zu gewährleisten. Und dabei spielt das Nervensystem eine überragende Rolle. In einem Mix aus körperlichen Voraussetzungen, Vorerfahrungen und statisch-biomechanischen Grundlagen bewirkt die Plastizität des Gehirns ebendies. Je häufiger eine Haltung, Bewegung oder Handlung trainiert wird, desto eher wird die bestmögliche Abfolge erreicht. Denken Sie nur an den Beginn des Trainings einer neuen Sportart, zum Beispiel Tennis. Zu Anfang ist man froh, den Ball überhaupt zu treffen, geschweige denn ins richtige Feld zu schlagen. Wie gut es dann nach einigen Stunden der Übung geht und wie einfach es erst ist, wenn ein Jahr des regelmäßigen Spielens vorbei ist! Nun wird nicht jeder ein weltberühmter

Crack, denn es wirken viele Faktoren mit hinein, aber das Spiel wird besser und im Vergleich zum Anfang auch weniger anstrengend.

Es ist auch verständlich, dass sich dieses Prinzip in der Evolution durchgesetzt hat. Schließlich ist der heute in vielen Bereichen gegebene schlaraffenlandähnliche Zustand, immer und überall genug Nahrungsmittel zu bekommen, ein Umstand, der in der Natur nicht zu erwarten war. Daher hätte die Menschheit ohne dieses Vermögen, Abläufe auf den minimalen Verbrauch zu reduzieren, wohl kaum lange, harte Winter überlebt. Die über die Jahrtausende anhaltende Lebensmittelknappheit vor allem in der kalten Jahreszeit oder bei Hungersnöten ließ gar nichts anderes zu.

Dies führt uns zu zwei weiteren Themen: erstens zu der Behauptung zahlreicher Ärzte und Therapeuten, dass sich viele Fehlentwicklungen oder dergleichen »verwachsen« würden. Häufig ist dies leider nicht so, sondern aufgrund der Plastizität des Gehirns werden die Defizite nur »erfolgreich« kompensiert und damit auch nicht mehr so deutlich sichtbar. Gerade wenn frühkindliche Reflexe noch aktiv sind, kommt es zu Auffälligkeiten im Gang, im Gleichgewicht oder in der Handmotorik. Diese werden sich auch ohne eine Reflexintegration durch Übung und auch eventuelle Therapien äußerlich »verbessern«. Da das Großhirn aber durch die Hirnstammaktivität der frühkindlichen Reflexe Pause hat, kann es nicht optimal angesprochen werden, und so wird es weit unter den eigentlichen Möglichkeiten bleiben.

Zweitens führt es uns zu der Notwendigkeit, die optimale Haltung, Bewegung und Handlungsabfolge zu kennen, damit Abweichungen davon überhaupt registriert werden können. Nur wenn man weiß, welche Sitzhaltung beim Schreiben am wenigsten Energie verbraucht, wird man stutzig werden, wenn ein Kind das Blatt jedes Mal quer nach oben legt und halb auf dem Tisch liegend Buchstaben aufs Papier zu bringen versucht. Was ohne die Kenntnis eher als Müdigkeit oder Ungehorsamkeit (»Fläz dich nicht so hin!«) gedeutet wird, führt mit dem Wissen darum zu der Frage, was dahinterstecken könnte.

Die Menschheitsgeschichte im Gehirn

Kommen wir noch einmal zurück zur Grafik der Hirnbereiche: Daran kann man die Evolution des Menschen nachvollziehen. Bei der Entwicklung vom Urfisch zum Menschen wurde nicht alles »neu gemacht«, sondern es wurden Strukturen weiterverwendet, die Natur baute auf Vorhandenem auf. Zum Teil wurden bestehende Strukturen auch verändert und häufig nur neue Strukturen »draufgesattelt«. Irgendwie ein sehr ressourcensparendes Prinzip, Evolutionsrecycling sozusagen.

Im unteren Bereich sitzt das Stammhirn. Es ist der entwicklungsgeschichtlich älteste Teil und für unsere überlebensnotwendigen Funktionen verantwortlich. Blutdruck,

Atmung und Körpertemperatur sind nur einige dieser vitalen Vorgänge, die hier gesteuert werden. Es ist weiterhin sozusagen der »Verbindungsstecker« zwischen dem Rückenmark, das die vom Körper kommenden Informationen bündelt, und dem Großhirn. Das Stammhirn enthält ein Nervengeflecht, das unter anderem dafür sorgt, dass sich die Nervenverbindungen zwischen den einzelnen Bereichen gut ausbilden. Dieser Gehirnabschnitt wird auch als »Fischhirn« bezeichnet, weil er eben schon existiert hat, als nur Wasserlebewesen die Erde bevölkerten. Zum eigentlichen Fischgehirn gehören auch bei den heute lebenden Fischen ein Hirnstamm, das Kleinhirn und ein sogenanntes Vorderhirn. Vor allem dieses Vorderhirn zeigt in der weiteren Entwicklung vom Fisch zum Säugetier und schließlich zum Menschen faszinierende und mannigfaltige Veränderungen, während Kleinhirn und Hirnstamm sich nur wenig veränderten.

Am Stammhirn sitzt das Kleinhirn im hinteren unteren Teil des Schädels. Es ist stark gefaltet, und dort sitzt mit ungefähr siebzig Milliarden der größte Anteil der Nervenzellen. Es ist für die Feinregulation von Bewegungen zuständig, hat aber durch faszinierend viele Verknüpfungen Einfluss auf die unterschiedlichsten Gehirnregionen und damit auf sehr viele Gehirnleistungen.

Vor ungefähr 360 Millionen Jahren begannen einige dieser Wasserlebewesen sich umzuorientieren, um nicht mehr nur im kühlen Nass, sondern auch auf dem Trockenen zu leben. Die ersten Amphibien entstanden. Bestimmte Veränderungen am Gehirn wurden notwendig, um die Luftatmung und die veränderte Fortbewegung zu gewährleisten. Insbesondere das Mittelhirn wurde weiterentwickelt. Dies ist auch heute noch wichtig für die Steuerung der Bewegungen, der Augenmuskulatur sowie der Verschaltung der Nervenbahnen zwischen den einzelnen Hirnbereichen.

Als nächster Evolutionsschritt konnten nach vielen Millionen Jahren die urzeitlichen Landlebewesen dann kriechen und krabbeln, weil sich aus den Flossen Gliedmaßen herausgebildet hatten. Aus den erneut veränderten Ansprüchen und Not-

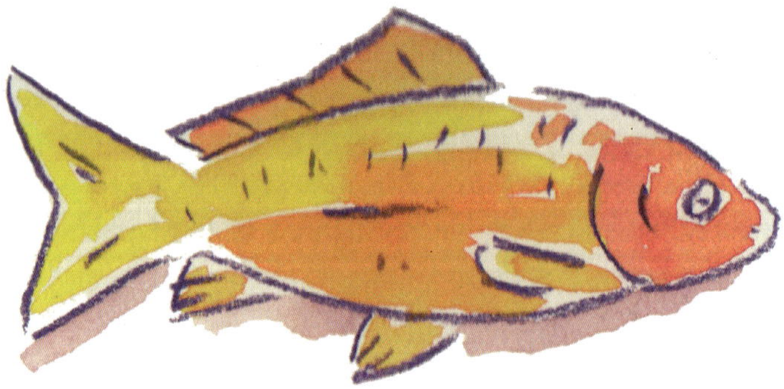

▶ Fisch

▶ Krokodil

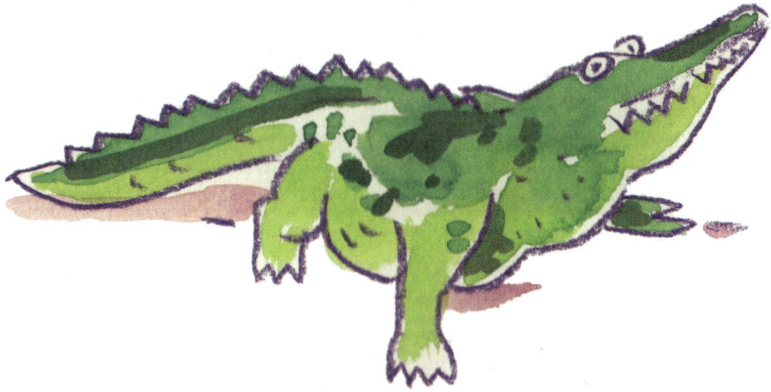

wendigkeiten gegenüber Umgebung und verändertem Körper entwickelte sich das Reptiliengehirn, bei dem sich das Mittelhirn rasant ausbaute und mit den Basalganglien erste Anteile des Zwischenhirns entstanden. Fortschritte brachte dies unter anderem in der Regulation der Aufmerksamkeit sowie der Koordination von Verhaltensweisen.

Denkt man im Zeitraffertempo weiter, ist man schnell auf der nächsten Stufe der Evolution. Jetzt entwickelte sich mit dem limbischen System der Bereich, den man als »Säugetiergehirn« bezeichnet. Mit dem limbischen System kamen Gefühle in die Welt, denn es steuert Empfindungen wie Angst, die Sorge um den Nachwuchs, den Spieltrieb, die Lust und das Lernen durch Nachahmung. Auch das Großhirn nahm an Größe und Funktion zu.

▶ Bär

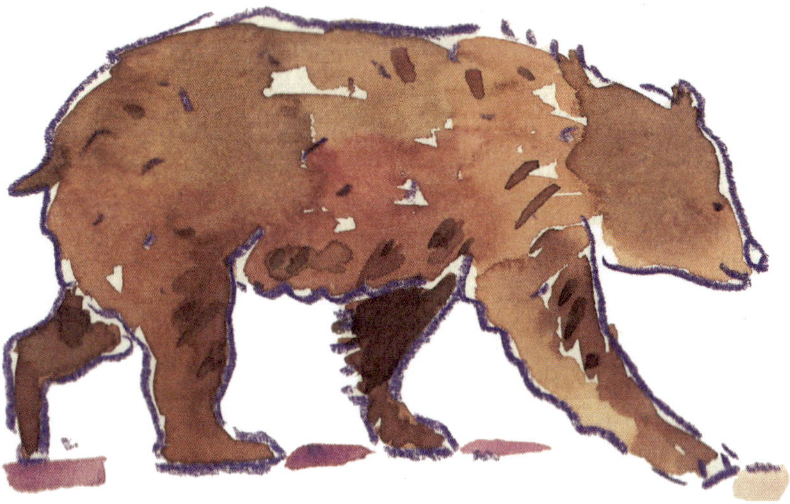

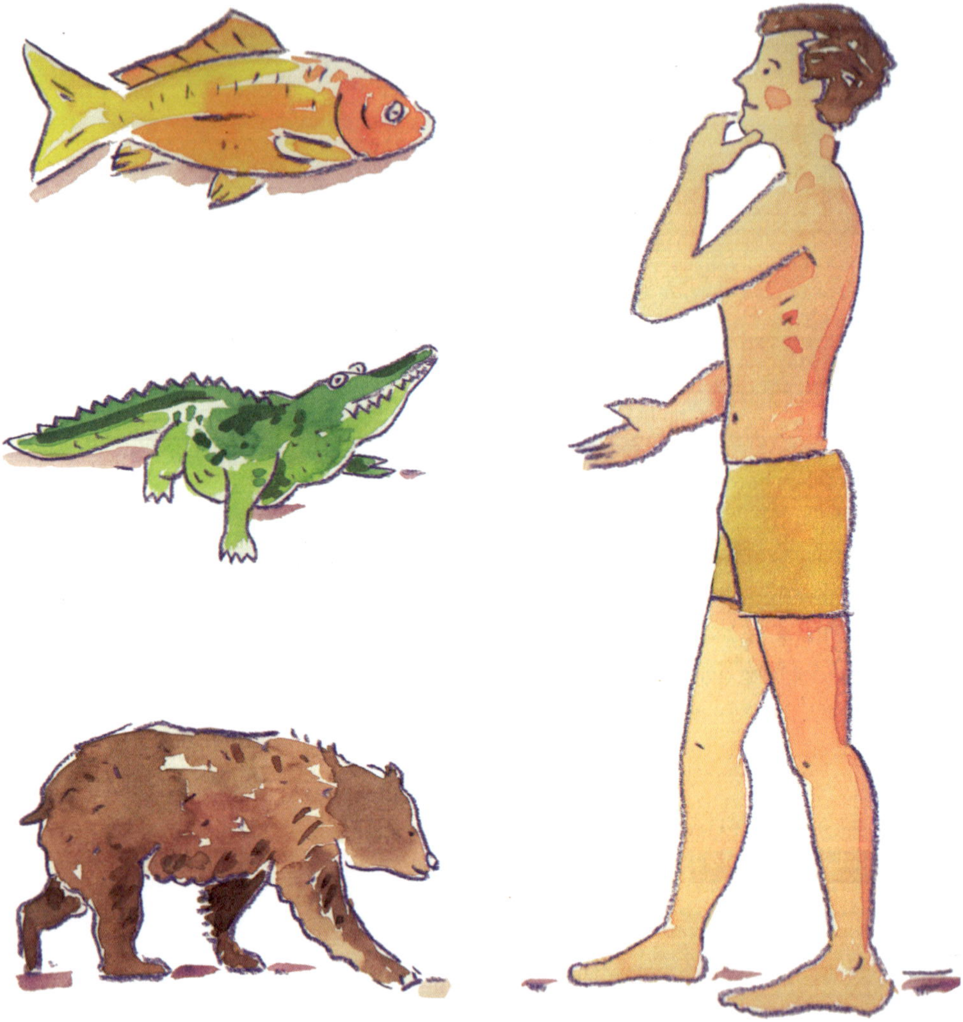

▶ Fisch – Krokodil – Bär – Mensch

Bei der vorerst letzten Stufe der Gehirnentwicklung kam es zu einer starken Ausdifferenzierung des Großhirns, des Neokortex, beim Menschen. Es wurden damit vorausschauendes Denken und Handeln, Erfindungen und die Herstellung sowie der Gebrauch von Werkzeugen, Kunst und Literatur und vieles mehr möglich.

Warum dieses Wissen so wichtig ist, wird im nächsten Unterkapitel über die enorme Anpassungsfähigkeit des Gehirns noch deutlich.

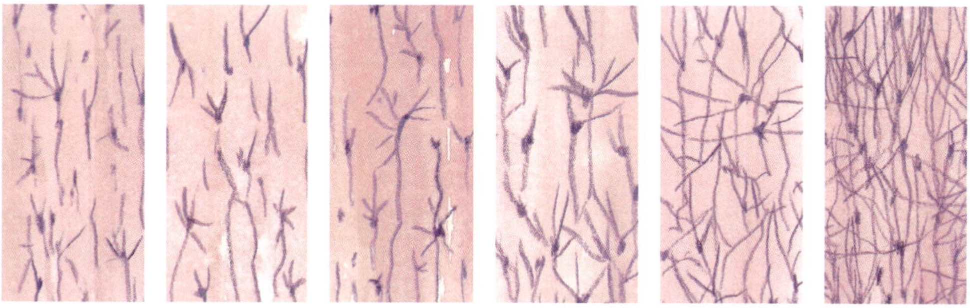

▶ Die Netzwerkentwicklung

Das Gehirn ist sehr anpassungsfähig

Wenn ein Kind auf die Welt kommt, sind bereits alle Hirnbereiche mit den Milliarden von Nervenzellen vorhanden. Zu diesem Zeitpunkt bestehen aber nur relativ wenige *Verknüpfungen* (und viele von diesen Verbindungen sind durch die Aktivität der frühkindlichen Reflexe entstanden).

Der Mensch hat eine enorme Anpassungsfähigkeit an die verschiedensten Lebensumgebungen. Wie keinem oder kaum einem anderen Lebewesen ist es ihm möglich, sowohl in der Eis- als auch in der Sandwüste, in fast allen Höhenlagen, im Wald und in der Steppe zu leben. Dank der sich hauptsächlich erst nach der Geburt bildenden Nervenverbindungen, die durch Bewegungen, anfangs insbesondere durch frühkindliche Reflexe ausgelöst, durch Sinneseindrücke und die Art der Betreuung in dem jeweiligen Umfeld entstehen, wird diese unglaubliche Anpassungsfähigkeit erst möglich.

Die Reihenfolge der Entwicklung entspricht der Reihenfolge der evolutionären Entwicklung. Wie gesagt, durchläuft auch jede Information (außer der Geruchsinformation) alle Hirnbereiche vom Hirnstamm über das Mittel- und Zwischenhirn bis zum Großhirn. Dies ist deswegen sinnvoll, da diese Information so zuerst auf ihre Gefährlichkeit, dann auf Emotionen und Umgebungsfaktoren überprüft wird, um sie letztlich im Großhirn zu verarbeiten, zu speichern, mit verschiedenen anderen »archivierten« Informationen abzugleichen und eventuell darauf zu reagieren. Da das Stammhirn für das Überleben notwendig ist, haben die »jüngeren« Gehirnareale wie der Neokortex in bedrohlichen Momenten »Pause«, um es salopp zu formulieren. In diesen Momenten schaltet der Körper auf den Reflexmodus, um möglichst schnell reagieren zu können. Dann steht alles auf Erstarren, auf Flucht oder auf Kampf, denn diese drei Möglichkeiten hat man in lebensbedrohlichen Situationen.

Das Wissen um diese Eigenschaft des Hirnstamms, die Steuerung vollständig übernehmen zu können, ist enorm wichtig, um die Bedeutung der frühkindlichen Reflexe zu verstehen: **Arbeiten im Gehirn die Reflexe, dann arbeiten nur die Reflexe!** Und das bedeutet, dass auch mit viel gutem Willen und Anstrengung, ein Reflex nicht unterdrückt werden kann.

Frühkindliche Reflexe unterstützen die Anpassungsfähigkeit

Nach der gängigen Lehrmeinung entwickelte sich der heute lebende Mensch, der Homo sapiens, in der Weite Afrikas. Die damals dort herrschenden Verhältnisse hatten am Rande des Regenwalds zu Evolutionsvorteilen für den aufrechten Gang und einem leistungsfähigeren Gehirn geführt, da dies zur Nutzung von Werkzeugen, zur Entwicklung spezieller Jagdtechniken und zur Verwendung und später auch zur Entfachung des Feuers befähigte. Derart ausgestattet, breitete sich der Urmensch durch Wanderungen auf dem ganzen Erdball aus. Seine Überlebensfähigkeit in den verschiedensten Umgebungen, also seine Anpassungsfähigkeit, ermöglichte dies, und sie bescherte ihm auch weiterhin starke Vorteile gegenüber anderen Säugetieren.
Diese Anpassungsfähigkeit erreicht der Mensch auch durch die frühkindlichen Reflexe, vor allem durch die »Stressschutzreflexe« Furchtlähmungsreflex (FLR) und Moro-Reflex. Durch das zeitversetzte Vorhandensein beider Reflexe wird einerseits für das weitere Leben ermöglicht, dass der Mensch mit drei Reaktionen auf bedrohliche Situationen reagieren kann. Das unterscheidet den Menschen schon von vielen Tieren, die meist nur eine oder zwei Reaktionen zur Verfügung haben. Durch den FLR wird ein Totstell- oder Freeze-Zustand ermöglicht, durch den Moro-Reflex eine Kampf- oder eine Fluchtreaktion.
Der biologische Sinn der Totstell-Reaktion liegt in der Möglichkeit, Fressfeinde abzuwehren, die nur lebende Tiere fangen und fressen. Da diese zum Teil nur auf Bewegung reagieren, kann ein Freeze-Zustand dazu führen, dass sie sich ein anderes Opfer suchen. Kampf oder Flucht sind bekanntermaßen die beiden anderen Möglichkeiten zu reagieren, um sein Leben zu retten oder anderen bedrohlichen Situationen zu entgehen. Welche dieser drei Reaktionen wann abläuft, entscheidet sich je nach Umstand und nach persönlichen Faktoren wie Vorerfahrungen und Persönlichkeitstyp.
Aber die Stressschutzreflexe bewirken noch mehr. In verschiedenen Gegenden herrscht ein sehr unterschiedliches Gefahrenpotenzial. Um das in der Entwicklung zu berücksichtigen, also um das werdende Menschenkind darauf einzustellen, läuft ein genialer Plan ab: Die Häufigkeit der Auslösung von Furchtlähmungs- und Moro-Reflex bestimmt auch deren Abbau. Einerseits müssen sie zu den festgelegten Zeiten ausgelöst werden, damit sie all ihre Wirkungen entfalten können, die wir im weiteren Verlauf noch erwähnen. Andererseits sollte dies nicht zu häufig geschehen, damit sie auch gut integriert werden.
Die hier gemeinte Integration der Reflexe wird in diesem Buch noch häufig ein Thema

sein. Man kann sich dies wie die Bereitstellung einer Wachmannschaft vorstellen. Ist ein zu schützendes Objekt in einer Gegend mit hoher Kriminalitätsrate und vielen Gefahren für das Objekt angesiedelt, werden mehr Wächter angestellt und häufiger Kontrollgänge gemacht. Ähnlich verhält es sich mit den Reflexen: Bei häufiger Auslösung muss von einem hohen Gefahrenpotenzial ausgegangen werden. Je häufiger und vielleicht auch intensiver also diese Reflexe aktiviert werden, desto mehr Wachpersonal wird aufgestellt. Die Reflexe füllen dabei im weiteren Verlauf selbst diese Wächterposition aus. Sie bleiben in einem solchen Fall mehr an der »Oberfläche« und werden sehr schnell aktiviert. Das Gehirn hat dadurch »gelernt«, dass immer und überall Gefahr droht. Hat die Mutter also zum Beispiel viel Stress oder Angst oder kommt es zu häufigen ruckartigen Bewegungen, wird der FLR oder der Moro-Reflex häufig ausgelöst und damit nicht oder nur wenig integriert.
Unserer Meinung nach steht damit auch Folgendes im Zusammenhang: Damit nicht jeder Schritt der Mama einen Stoß auslöst, hat die Natur die Schwangeren mit einem besonderen Gang ausgestattet. Wir nennen ihn mal »Wolkengang«. Solch ein Gang ist sehr weich und fließend und eben ohne ruckartige Bewegungen. Manche Frauen erkennen daran Schwangere, manchmal sogar, bevor jene selbst wissen, dass sie guter Hoffnung sind.
Sind die beiden Stressschutzreflexe zu aktiv, wirkt sich das auf die Integration aller anderen frühkindlichen Reflexe aus. Dies wird deutlich, wenn man sich das »Reflex-Mobile« (siehe S. 71) anschaut. Wenn es aus dem Gleichgewicht geraten ist, erscheint auch dies sinnvoll, denn in massiv lebensbedrohlichen Gegenden kommt es zuallererst auf eine schnelle Reaktion an. Wir stellen uns vor, dass so ein Strecken des ganzen Körpers durch den tonischen Labyrinthreflex (TLR) rückwärts bei Kopfneigung nach hinten erst einmal wichtig ist, um eine gute Grundspannung im Körper zu haben und größer zu wirken. Auch die »Fechterstellung«, die durch eine Halswendung zur Seite durch den asymmetrischen tonischen Nackenreflex (ATNR) hergestellt wird, könnte ja schon eine Kampfposition anzeigen.
Aber zurück zu den Stressschutzreflexen. Schon früh in der Schwangerschaft sowie in deren Verlauf wird über diese Reflexmuster die Reaktionsbereitschaft grob festgelegt. Aber auch nach der Geburt wird diese Flucht- oder Kampfbereitschaft an die Umgebung angepasst. Im Normalverlauf der frühkindlichen Reflexe tritt der FLR nur in lebensbedrohlichen Situationen auf, der Moro-Reflex ist aber in den ersten drei bis vier Lebensmonaten aktiv. In unserem Zusammenhang mit der Flucht- oder Kampfbereitschaft bedeutet dies, dass das System außerhalb der schützenden Gebärmutter gewissermaßen überprüft und angepasst wird. Hier ist es dann weniger durch das mütterliche Empfinden beeinflusst. Das Baby ist zwar im eigenen Empfinden mit

der Mutter verbunden, es erlebt sich selbst zu Beginn als eine Art »Körperteil der Mutter« und nimmt deren Gefühlswelt noch stark wahr. Jetzt kommt es aber nicht mehr zur direkten Anflutung von Stresshormonen über die verbundenen Blutkreisläufe, wie dies während der Schwangerschaft der Fall war. Dafür gewinnen die Lageänderungen als Auslöser an Bedeutung, da die schützende Umgebung des Fruchtwassers nicht mehr vorhanden ist.

Entwicklungsgeschichtlich gesehen, kann man annehmen, dass schnelles, ruckartiges Hochnehmen oder Ablegen auf Gefahr hindeutete. Auch am Körper der Mutter getragen, kommt es auf einer Flucht »über Stock und Stein« zu schnellen Lageänderungen. Je häufiger nun der Moro-Reflex ausgelöst wird, desto mehr wird er als notwendig angesehen, und umso mehr bleibt er an der Oberfläche. Die Initiierung passiert dann umso schneller, je mehr der Reflex schon in der Schwangerschaft aktiviert wurde. Durch diese Kombination aus Auslösung in der Schwangerschaft und der ersten vier Lebensmonate wird die erlebte Gefahrenlage in eine mehr oder weniger intensive Flucht- und Kampfbereitschaft eingearbeitet. Somit sind alle Bereiche immer und überall auf höchste Alarmbereitschaft geschaltet.

Vermutlich hat die Evolution das Vorkommen des Furchtlähmungsreflexes sehr weit in den Hintergrund gedrängt, da das Erstarren im Vergleich zu Kampf oder Flucht Nachteile hatte. Allerdings ist diese Reaktion in extremen Situationen auslösbar, also als Reaktionsmuster immer noch vorhanden. Ein Beispiel wäre ein Sturz ins eiskalte Wasser, wo das reflexartige Anhalten der Atmung für kurze Zeit ein Überlebensschutz sein kann. Auch das schnelle Zusammenziehen mit Beugung der Finger, die ein Umklammern des »Fells« der Mutter mit nachfolgend ausgelöstem Klammerreflex ermöglichen, erscheint heute nicht mehr sinnvoll, da der Homo sapiens bekanntlich kein Fell mehr besitzt.

Wir glauben auch, dass die zweite Phase des Moro-Reflexes kein Klammern sein kann, wie es gängige Lehrmeinung ist. Ein spontanes, halt- und schutzsuchendes Klammern kann keine so lange Vorphase wie die erste Phase des Moro-Reflexes haben.

Wie der Mensch entsteht

Es ist fantastisch, die Entwicklung eines Menschen von der Befruchtung der Eizelle bis zur Geburt nachzuvollziehen. Nach einem unbeschreiblich komplexen Bauplan stoßen genetisch festgelegte Impulse Schritt für Schritt das Entwicklungsprogramm an. Die Reflexe spielen auch hierbei eine große Rolle. Nach der Befruchtung wandert die Eizelle in die Gebärmutter. Schon zu diesem Zeitpunkt ist der Teilungsprozess der Zelle in vollem Gang. Fünf Tage später hat sie bereits ein Stadium mit dem Aussehen einer Brombeere in einer Nährstoffhülle erreicht. Diese Struktur nennt man »Blastozyste«.

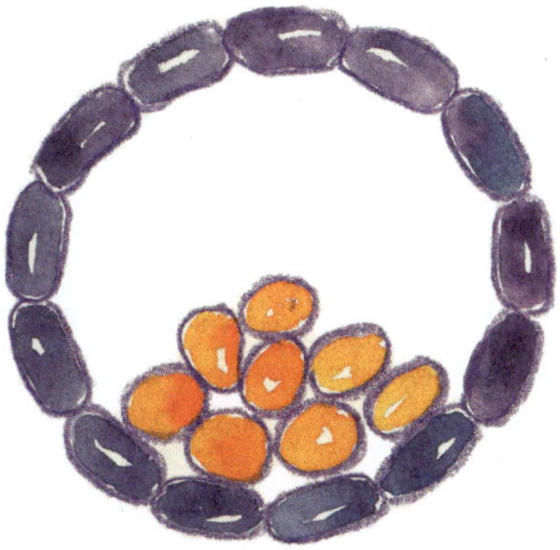

▶ Die Blastozyste

Auf ihrem Weg zur Gebärmutter teilen sich die in ihr liegenden Zellen in zwei Gruppen. Aus der kleineren Gruppe entwickelt sich der Embryo, während sich aus den restlichen Zellen die Plazenta herausbildet – der Mutterkuchen –, über die das heranreifende Leben versorgt wird. In der Gebärmutter angekommen, schlüpft die kleine Blastozyste aus der Eihülle. Die nun freigelegte äußere Schicht der Zellen kann sich in der Gebärmutterschleimhaut in den kommenden zwei Wochen einnisten. Der ovale Zellklumpen wandelt sich in ein wenige Millimeter großes durchsichtiges wurmartiges Wesen. Entlang der Mittellinie dieses Körpers bilden sich zwei Längsfalten, aus denen das Neuralrohr hervorgeht. An einem Ende des Rohrs entsteht eine kleine Blase, der Ansatz des Kopfs, aus der sich die Anlagen für das Gehirn und das Rückenmark entwickeln. Am anderen Ende bildet sich eine Art Schwanz. Bemerkenswert ist, dass sich die Embryos aller Wirbeltiere im Alter von vier Wochen zum Verwechseln ähnlich sehen. Der optische Unterschied zwischen Fisch, Vogel, Schildkröte, Schwein, Affe oder Mensch ist erstaunlich gering. Aber schon zwei Wochen später sind die Weiterentwicklungen so groß, dass sich nur noch die Säugetierembryonen ähneln.

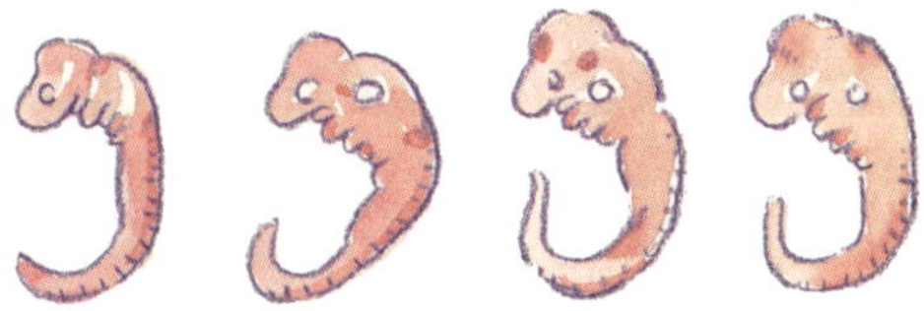

▶ Embryonen

Fünf Wochen nach der Befruchtung beugt sich der Körper des kleinen Embryos über das bereits schnell schlagende große Herz. Er ist noch durchsichtig, aber Kopf und Schwanz, Herz und kleine Hände werden erkennbar. Erste Ganzkörperbewegungen entstehen, die wahrscheinlich von den Körperzellen selbst ausgehen (siehe auch die Beschreibung des Furchtlähmungsreflexes). Die Organsysteme entwickeln sich unterschiedlich lang und schnell. Das hochkomplexe Gehirn und das gesamte Nervensystem dauern in seiner Reifung länger im Vergleich zu den »anderen« Organsystemen wie das Verdauungssystem mit der Leber oder das Atmungssystem mit der Lunge. Wenn der Embryo in der neunten Woche zum Fötus wird und die erkennbare Form eines Babys annimmt, beginnt das Rückenmark als Teil des zentralen Nervensystems schon zu funktionieren. In den nächsten drei Wochen werden die Organe weiterentwickelt, und das Kreislaufsystem zur Blutversorgung bildet sich immer weiter aus.

Mit zwölf Wochen ist das Ungeborene circa 7,5 Zentimeter groß. Bis zur 24. Schwangerschaftswoche finden vor allem Weiterentwicklungen der vorhandenen Systeme wie der Sinnesorgane oder der Bauchorgane statt. Alles formt sich unter allgemeinem Wachstum aus, und die Vorgänge im Körper werden immer feiner.

Zu diesem Zeitpunkt lässt sich mittels Ultraschall meist das Geschlecht benennen, da sich die äußeren Geschlechtsorgane bereits ausgebildet haben. Es kommt zu immer mehr Bewegungen, die die werdende Mutter ab der sechzehnten Woche zum ersten Mal spürt. Das Gleichgewichtsorgan entwickelt sich, und es entstehen Haare und Nägel. Am Ende der 24. Schwangerschaftswoche wiegt der Fötus bis zu 500 Gramm und ist bis zu 30 Zentimeter groß. Ab diesem Zeitpunkt kann das Frühgeborene heute unter intensivmedizinischen Maßnahmen überleben.

Bis zur Geburt ist diese Phase der Entwicklung durch Reifungsprozesse gekennzeichnet. Die Augen öffnen sich das erste Mal, die Gesichtszüge werden immer deutlicher. Es bildet sich Babyspeck, und das Gehirn entwickelt sich rasant. Das am Anfang aus Knorpeln bestehende Skelett verhärtet zusehends, und es wird ein Schlaf-wach-Rhythmus erkennbar.

Die letzten Wochen vor der Geburt sind neben der allgemeinen Reifung aller Strukturen und Vorgänge durch die Vorbereitung auf die Geburt und auf das Leben »draußen« gekennzeichnet. Das Ungeborene dreht sich mit dem Kopf ins mütterliche Becken, und die Lungenreifung schreitet massiv voran. In einem Zusammenspiel von mütterlichen und kindlichen Faktoren wird die Geburt ausgelöst. Mit diesem im Normalfall um die vierzigste Schwangerschaftswoche stattfindenden Ereignis beginnt der nächste Abschnitt der Entwicklung, der im Weiteren näher beschrieben wird.

Aufgaben der Reflexe während der Schwangerschaft

Die Reihenfolge und die Zeit des Auftretens der frühkindlichen Reflexe sind wie eine Art »Leitschnur« für einen langsamen, geordneten Aufbau des Nervensystems und der Sinne notwendig. Wenn man sich einmal bewusst vor Augen führt, welch umfangreichen Abläufe allein körperlich erforderlich sind, damit der Mensch bestmöglich »funktioniert«, möchte man angesichts der Komplexität ehrfürchtig werden: Er soll die verschiedensten Bewegungen ausführen können – vom Aufstehen übers Laufen und Schwimmen bis zum Springen. Es muss gewährleistet werden, dass er tragen, werfen und heben kann. Er sollte für den Gebrauch der verschiedensten Werkzeuge befähigt werden. Er muss sich im Raum bewegen und anderen Objekten ausweichen können, ob sie sich nun bewegen oder nicht.

Der Furchtlähmungsreflex (FLR) als Schutz?

Nach der heute vertretenen Meinung handelt es sich beim FLR um einen Schutzreflex in den ersten Wochen der Schwangerschaft. Es wird angenommen, dass durch die Verringerung der Größe beim ausgelösten FLR eine mindere Gefahr für Verletzungen ausgeht. Nach unserer Meinung ist dies anzuzweifeln: Der Embryo ist in der achten Schwangerschaftswoche gerade mal einen Zentimeter groß! Er befindet sich im Bauch der Mutter, der je nach Konstitution die Größe eines Luftballons hat. In diesem Größenverhältnis erscheint es wenig gewinnbringend, die Größe durch das Zusammenziehen beim FLR etwas zu verkleinern.

Über die Sinne muss er tasten, schmecken, riechen, fühlen und sehen können. Der Gleichgewichtssinn muss ebenso arbeiten wie das Temperaturempfinden und die Tiefenwahrnehmung. Er muss für soziale Aufgaben gerüstet sein und Gestik, Mimik und weitere Merkmale der Körpersprache selbst aufbauen, aber auch Körpersignale anderer lesen und darauf reagieren können. Fast nebenbei muss der Blutdruck aufrechterhalten und die Verdauung gelenkt werden, die Atmung muss ihre Aufgaben erfüllen. Und dies alles ist nur ein Bruchteil dessen, was funktionieren muss, und zwar mehr oder weniger interaktiv, manchmal simultan und manchmal sukzessive. Auch muss eine Einordnung in Wichtiges und Unwichtiges, Gefährliches und Harmloses, Speicherungswürdiges und Unbrauchbares erfolgen, und zwar so bald wie möglich. Um diese »Großbaustelle« von Anfang an bestmöglich zu bearbeiten, hat sich ebenjenes Zusammenspiel von genetisch festgelegten Abläufen einschließlich der frühkindlichen Reflexe bewährt.

Im Verlauf der Entwicklung kommen immer mehr bewusste Bewegungen und Handlungen sowie auch immer mehr zwischenmenschliche Aktionen hinzu. Alles baut aufeinander auf.

Wie schon beschrieben, wird aus der befruchteten Eizelle über Teilungsvorgänge eine Kugel aus vielen Zellen. Über ein unterschiedliches Ablesen des Erbguts entwickeln sich dann unterschiedliche Zellen. Die hierfür notwendigen Gründe und Abläufe sind bis heute noch nicht ganz verstanden. Aus diesen unterschiedlichen Zellen entwickelt sich über immer weiter fortlaufende Zellteilungen ein Embryo, bei dem die verschiedensten Zelltypen vorhanden sind. Ab der sechsten Schwangerschaftswoche kommt es durch Reize wiederholt dazu, dass sich der Embryo zusammenzieht. Dieses geschieht aus den Zellen heraus. Später entwickelt sich nach unserer Vorstellung daraus der Furchtlähmungsreflex, der wie alle frühkindlichen Reflexe im Hirnstamm ausgelöst wird. Die Idee hinter dieser Bewegung könnte sein, dass das Zusammenspiel aller Körperzellen und dem entstehenden Gehirn ein erstes Abbild des Körpers in Beugehaltung ermöglicht wird.

Denkbar ist auch, dass diese Bewegungen den entstehenden Nervenzellen gewissermaßen den Weg zeigen, wohin sie sich ausbreiten müssen. Aus Sicht der Evolution ist dies sinnvoll, da es durch verschiedenste Faktoren auch immer zur Nicht- oder aber zu einer Fehlanlage der Körperteile wie der Arme oder Beine kommen kann. Läge ein genetisches Programm vor, das die Nervenzellen in alle Winkel des Menschen nach einem unveränderbaren Plan schickte, wäre dies beim Fehlen einer Extremität ein sehr skurriler Anblick.

Neben dieser auf einen Reiz hin ausgelösten Bewegung treten ab der neunten Woche auch Bewegungsmuster auf, die »Startles«, »General Movements« und »isolierte Bewegungen von Armen und Beinen« genannt werden. Das sind wahrscheinlich von den Zellen selbst ausgelöste Bewegungen, die die hier beschriebenen Vorgänge unterstützen. Ab der neunten bis zwölften Schwangerschaftswoche tritt die erste Phase des Moro-Reflexes auf, der bewirkt, dass das Gehirn den Körper durch die ausgelöste Bewegung in Streckung abbilden kann und die peripheren Nerven die Zielzellen, wie zum Beispiel Muskelzellen, in der Körperstreckung »ansteuern«.

Ab der fünfzehnten Woche kommt es dann zusätzlich zur zweiten Phase des Moro-Reflexes, bei der auf die Streckung die Beugung des Körpers folgt und dieses Bewegungs- und Körpermuster abgespeichert wird. Das Gehirn hat nun schon die »Idee«, dass der Körper in Streckung und Beugung vorliegen und dies ineinander übergehen kann. Das ist die wichtige Grundlage für alle Bewegungen und den aufrechten Stand, da dies nur durch ein aufeinander abgestimmtes Zusammenspiel der Beuger und Strecker möglich ist.

Ab der zwölften Woche der Schwangerschaft lässt sich ein tonischer Nackenreflex vorwärts nachweisen, der durch die Kopfneigung nach vorn zu einer Beugestellung des Körpers und der Extremitäten führt. Hier ist erstmals die Kopfstellung Auslöser eines Reflexes. Das Gehirn erhält neben dem ersten Hinweis auf »vorn« gewissermaßen die Information, dass die Körperbeugung nicht nur bei gerader Haltung des Kopfes möglich ist. Da der Mensch im Gegensatz zum Fisch den Kopf frei bewegen können soll, ohne den ganzen Körper mit einzubeziehen, ist dies ein sehr wichtiger Schritt. Dieser wird durch das Auftreten des asymmetrisch-tonischen Nackenreflexes (ATNR) noch untermauert, wenn sich durch die Seitwendung des Kopfes die Arme und Beine auf der Seite strecken, wo das Baby dann hinschaut.

Auf der anderen Körperseite kommt es zu einer Beugung von Armen und Beinen. Hierdurch erhält das Gehirn die Information, dass es zusätzlich zu Beugung und Streckung noch zwei Körperseiten gibt – gewissermaßen rechts und links. Durch die wiederholte Auslösung der Reflexe kommt es jeweils zu einer guten Verbindung der Nervenzellen. Es sind zwar im Vergleich zu den Verbindungen bei älteren Kindern sehr wenige, aber sie bilden das notwendige Fundament für die weitere Entwicklung.

Reflexe während der Geburt

Über das Zusammenspiel mehrerer Reflexe dreht und schraubt sich das Kind regelrecht ins Leben. Wenn das Köpfchen schon den Mutterleib verlassen hat, liefert ein bestimmter Reflex noch einen wichtigen Beitrag für den letzten Schritt, um auf die Welt zu kommen. Mit einer seitlichen Drehung des Kopfes, reflexartig von allein ausgelöst oder mithilfe der Hebamme initiiert, verschiebt sich die Schulterpartie des Kindes durch das Strecken eines Arms und das Beugen des anderen Arms in eine schräge Position. Diese entstehende Schräge des Schultergürtels lässt den kleinen Menschen in dem Augenblick schmaler werden, und die oben liegende Schulter kann »auf die Welt« kommen. Damit ist für den Rest des Körpers der Weg frei.

Reflexe nach der Geburt

Nach der Geburt läuft ein ganz ähnliches Reflexprogramm ab. Außerhalb der schützenden Hülle der Gebärmutter und des in vieler Hinsicht reizabmildernden Fruchtwassers müssen die Speicherung und die Reizübermittlung zum Gehirn und vom Gehirn aus an die Schwerkraftbedingungen angepasst werden. Hier nimmt jetzt die Versorgung des Kindes, das sogenannte »Handling«, eine immer größer werdende Rolle ein. Es wirkt sich nahezu alles auf das sich entwickelnde Kind aus.

Durch die weiteren Abläufe der frühkindlichen Reflexe sowie der zunehmend bewussten Bewegungen, durch Reize, durch Erfahrungen und vieles mehr baut sich das gesamte Körpersystem Schritt für Schritt auf. Das Fundament dieser ganzen Entwicklung wird aber sehr stark von den frühkindlichen Reflexen gebildet und bestimmt. Durch den Moro-Reflex erfolgt die feinere Abspeicherung von Streckung und Beugung des Körpers. Durch den tonischen Nacken- beziehungsweise Labyrinthreflex (TLR) vorwärts wird im Gehirn die Ebene vorn, durch den TLR rückwärts die Ebene hinten programmiert. Durch den asymmetrisch-tonischen Nackenreflex (ATNR) wiederum werden die Seiten rechts und links zunehmend aufgegliederter im Gehirn angelegt. Über den symmetrisch-tonischen Nackenreflex (STNR) wird die obere und untere Körperhälfte unterschiedlich bewegt. Dadurch entsteht im Gehirn des Babys ein Bild von oben und unten.

In unserem Gehirn, genauer gesagt in unserer Großhirnrinde, sind die verschiedenen Regionen bekannt, in denen die diversen Körperteile abgebildet werden. In diesen Abbildungen finden sich im motorischen Bereich die auszuführenden Bewegun-

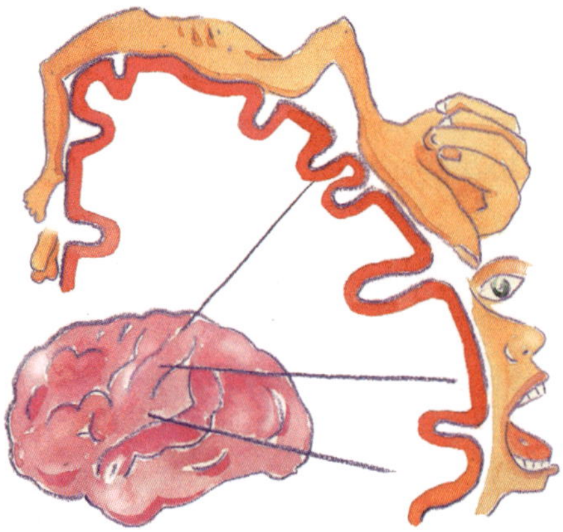

▶ Sensorischer Kortex

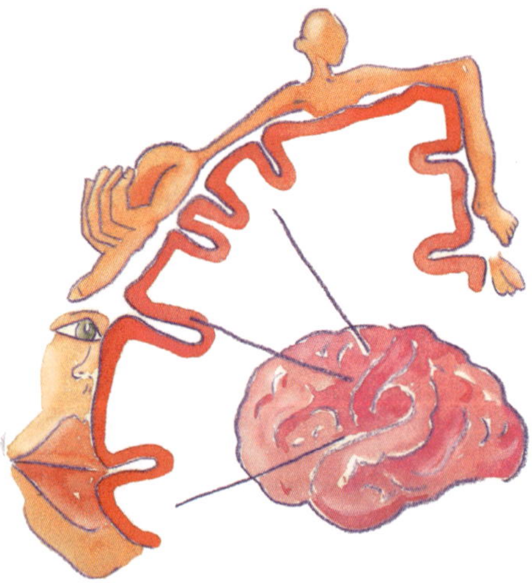

▶ Motorischer Kortex

gen, im sensorischen werden die Sinneseindrücke aufgenommen. Liegt eine hohe Bewegungsfähigkeit vor wie bei der Hand, sind diese Anteile im motorischen Bereich groß. Gibt es viele Sinneswahrnehmungen, nimmt das wie bei der Zunge einen großen Bereich im sensorischen Bereich ein. Schaut man sich diese beiden Bereiche in den Grafiken an, fällt sehr schnell auf, dass einige Bereiche sehr viel größer sind als andere, auch wenn sie vom Anteil am Körper her eher klein sind. Noch anschaulicher zeigt das der sogenannte Homunkulus, bei dem die Körperteile so groß gezeichnet wurden, wie sie im sensorischen Bereich des Großhirns abgebildet sind.

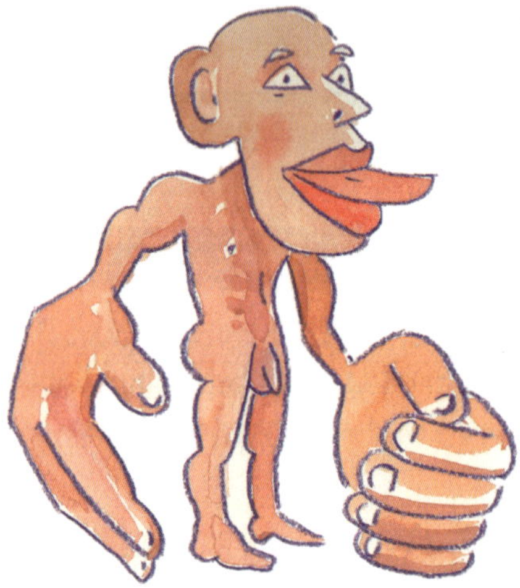

▶ Homunkulus

Schaut man sich das Männchen mit dem bisher in diesem Buch über die frühkindlichen Reflexe Gesagte an, fällt ein deutlicher Zusammenhang zwischen den sehr großen Regionen auf. Im Vordergrund stehen Mund und Hände, gefolgt von den Füßen. Hier spielen jetzt aber nicht so stark die frühkindlichen Reflexe wie Moro-, tonischer Labyrinth- oder asymmetrisch-tonischer Nackenreflex eine Rolle. Hier zeigen sich die Bedeutung und die Auswirkung der »kleineren« Reflexe, die aber teilweise schon sehr früh in der Schwangerschaft auftreten.

Der Handgreifreflex ist bereits um die zehnte Schwangerschaftswoche auslösbar. Durch Berührung der Handinnenfläche kommt es zu einem Faustschluss. Weil sie so wichtig sind, werden die Hände und ihre Bewegungen und Sinne wie der Tast- und Berührungssinn durch diesen Reflex frühzeitig und intensiv im Nervensystem verankert.

Das Daumenlutschen des ungeborenen Kindes unterstützt die Programmierung und legt die Basis für die Hand-Mund-Koordination.

Durch den sich ebenso in dieser frühen Phase der Schwangerschaft entwickelnden Fußgreifreflex (Plantar-Reflex) wird die Wichtigkeit der Füße vor allem im Bewegungsbereich deutlich. Denn die Füße müssen irgendwann den ganzen Körper tragen können und in jeglichem Gelände zum aufrechten Gang beitragen. Der Mundbereich ist für die Nahrungsaufnahme und damit das Überleben ungemein wichtig. Die Saug- und Suchreflexe schulen gewissermaßen dieses System ab der 24. Schwangerschaftswoche.

Weitere wichtige Regionen im Körper sind der Hals und die Hüfte. Dies zeigt sich nicht in dem Homunkulus-Bild, da beide Regionen weder durch eine filigrane Bewegungsfähigkeit wie die der Hände auffallen noch im Bereich der Sinne weniger zu bieten haben wie etwa der Mund. Zumindest nicht das, was im Großhirn gespeichert wird. Die Halsregion ist aber für die Gleichgewichtsreaktionen sehr wichtig. Diese laufen jedoch nicht über das Großhirn, sondern über den Hirnstamm, da sie sehr schnell geschehen müssen. Ohne sehr viele und sehr gute Verbindungen gerade vom Hals wären weder der aufrechte Stand noch Kopfbewegung ohne Körpermitbewegung möglich. Die frühkindlichen Reflexe tonischer Labyrinth-, asymmetrisch-tonischer und symmetrisch-tonischer Nackenreflex mit ihren Bewegungsmustern bilden hierfür die Grundlagen. Wie wir zeigen konnten, spielen die frühkindlichen Reflexe überall dort, wo besonders viele Bewegungen stattfinden müssen, und überall dort, wo viele Sinnesreize weitergeleitet werden müssen, eine fundamentale Rolle. (Ausgenommen hierbei sind teilweise die Kopfsinne, wie der Geschmacks- und der Hörsinn, die direkt oder über die sogenannten Hirnnerven mit den zuständigen Regionen im Gehirn verbunden sind.)

Der Aufrichtungsprozess des Kindes

Die Kinder erleben den Aufrichtungsprozess in wenigen Monaten. In dieser Zeit werden die den Körper stützende Muskulatur und die notwendigen Körperhaltungen ausgebildet, um sich gegen die Schwerkraft aufrichten zu können. Dieses Programm geht von oben nach unten. Die Auflagefläche wird immer kleiner, von der kompletten Bauchlage zum Stehen auf den Füßen, und damit verlagert sich der Schwerpunkt immer mehr nach oben.

Alles startet mit der Geburt und endet mit den ersten Schritten, die der kleine Mensch selbstständig und in aufrechter Haltung in die Welt macht. Es bedarf hierzu einer Kombination von Informationen, die aus den die Muskeln umgebenden Faszien, dem Bindegewebe, weitergeleitet werden. Es sind Impulse von den Augen, aus dem Gleichgewichtsorgan im Innenohr und von der Tiefensensibilität. All dies wird im Gehirn zusammengeführt und verarbeitet.

Die Informationen der Tiefensensibilität ermöglichen dem Gehirn, die Lage des Körpers im Raum zu errechnen und abzuspeichern. Dazu gehören vor allem die Muskelspannung und die Stellung der Gelenke bei jeder einzelnen Bewegung und in jeder Haltung.

Um sich dies zu verdeutlichen, schließen Sie doch bitte einmal die Augen. Dann strecken Sie den rechten Arm seitlich vom Körper weg, machen eine Faust und beugen den Ellbogen um 90 Grad nach unten, sodass die Faust Richtung Boden zeigt. Es fällt Ihnen sicherlich nicht schwer, diese Bewegungen auszuführen. Das ist das Ergebnis der Körperwahrnehmung im Raum, die Ihr Gehirn gut gelernt hat. Aber die grauen Zellen müssen das alles eben erst einprogrammieren, und dazu nehmen sie die frühkindlichen Bewegungsmuster zu Hilfe.

Das große Ziel ist die Entwicklung der Stützmuskulatur des Körpers, damit die Wirbelsäule stabilisiert und auch die natürlichen Krümmungen der Wirbelsäule entstehen, ohne die ein aufrechter Gang nicht möglich ist. Ohne eine vollzogene Aufrichtung ist auch eine neuronale Entwicklung nicht vollständig. Das heißt, die notwendigen Verknüpfungen aller Gehirnareale und die Funktionalität der Sinneswahrneh-

Gründe für die frühkindlichen Reflexe

Über die immer gleich ablaufenden Bewegungen durch die frühkindlichen Reflexe kommt es zu einer Bildung von Nervenzellen und zu Verbindungen zwischen diesen. Diese Verbindungen bilden gewissermaßen die Leitstruktur, wenn die Bewegungen durch höhere Strukturen wie das Großhirn übernommen werden. Beispielhaft seien folgende »vorbereitende« Reflexe genannt: Der Saugreflex bereitet die Mundmotorik für das Essen von fester Kost vor, aber auch für die Entwicklung von Sprache. Der asymmetrisch-tonische Nackenreflex bereitet einerseits das Hingreifen zu einem Gegenstand vor und schafft andererseits die Voraussetzungen für ein Zusammenspiel von Hand und Auge. Der Palmar-Reflex bereitet die Handmotorik vor und der Plantar-Reflex die Fußmotorik. Doch die *Bewerkstelligung des aufrechten Gangs* ist einer der Hauptgründe für das Vorhandensein der frühkindlichen Reflexe.

»Geduldige Nichtintervention«
Es ist immer wieder wichtig zu wiederholen, dass der Säugling und das Kleinkind keine kleine Ausgabe eines erwachsenen Menschen sind, sondern dass es absolut erforderlich ist, diesen Aufrichtungsprozess *ungestört zuzulassen* und sich über die erreichten Meilensteine des Kindes glücklich zu schätzen. Diese können zeitlich durchaus von jedem Kind unterschiedlich erreicht werden.

mung können bei nicht regelhaft abgelaufener Aufrichtung Entwicklungslücken aufweisen, da dies eng mit diesem Prozess verknüpft ist. Ganz wichtig ist an dieser Stelle die Klarstellung, dass der Aufrichtungsprozess von allein erfolgen soll, denn nur so kann er seine vollen Auswirkungen erreichen. Das vermeintlich hilfreiche Aufstellen oder das Hinsetzen des Babys durch besonders ehrgeizige Eltern ist in dem Fall eher hinderlich als unterstützend.

Die Programmierung des kindlichen Gehirns

Bekanntlich ist die motorische Entwicklung im ersten Lebensjahr gewissermaßen ein »vorinstallierter« Prozess. Das Kind wird zielgerichtet durch Reflexe »bewegt« mit dem Ziel, die Spannung in der Muskulatur zu entwickeln und das Gehirn für die spätere bewusste Nutzung zu programmieren. Der Übergang von unbewusster Bewegung durch die frühkindlichen Reflexe zu der bewussten Handlung erfolgt dabei fließend. Ein dauernder mittlerer Spannungszustand der Muskulatur ist notwendig, um Bewegungen zu ermöglichen und, vor allem, sie je nach Bedarf anzuhalten. Das erwünschte Mittelmaß der Spannung wird als »normoton« bezeichnet. Bei normotoner Spannung ist eine gut aufeinander abgestimmte Koordination der Muskelgruppen gewährleistet. Für Bewegungen ist es dann notwendig, dass eine Gruppe Muskeln sich dehnt, also weniger Spannung hat, und sich die entgegengesetzte Muskelgruppe verkürzt, also anspannt. Wenn die Abstimmung von Dehnung und Kon-

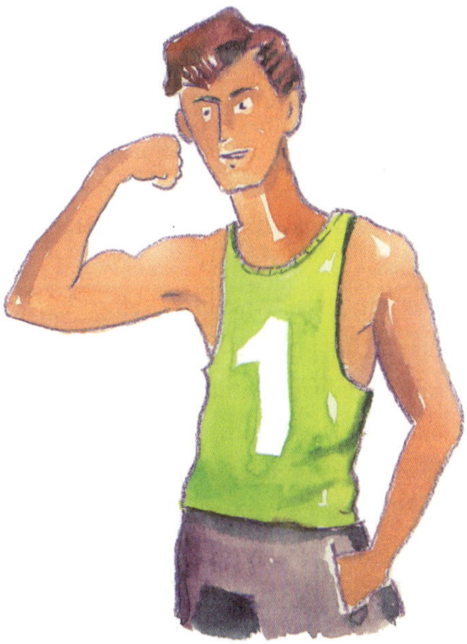

▶ Muskelarm

traktion problemlos funktioniert, sprechen wir von einer guten Koordination mit der Möglichkeit, dass die Bewegung in jeder Position angehalten werden kann.

Die komplexen Bewegungsmuster der frühkindlichen Reflexe bilden zuerst drei grundlegende Koordinationssysteme im Körper aus. Die muskuläre Zusammenarbeit von Ober- und Unterkörper, von linker und rechter Körperhälfte und von der Vorder- und der Rückseite des Körpers wird im Lauf der ersten zwölf Monate in ineinandergreifenden Entwicklungsschritten »trainiert« und dadurch im Gehirn programmiert. Diese Programmierung nennt man »neurophysiologisch«. Damit verfestigt das Kind die während der Schwangerschaft und durch die frühkindlichen Reflexe gewonnenen Erfahrungen von oben und unten, von einer linken und rechten Körperseite und einer Wahrnehmung, dass es einen Raum vor und hinter der eigenen Person gibt.

- Oben/unten: Der tonische Labyrinth-Reflex
  Der tonische Labyrinth-Reflex wird in den TLR vorwärts und TLR rückwärts unterteilt. In Hinblick auf die Muskulatur hat er wie gesagt die Aufgabe, den Körper des Neugeborenen aus der fötalen Haltung zu strecken, denn nur eine vollständige Streckung des Körpers ermöglicht die spätere Aufrichtung, die Stabilität und die Herausbildung der natürlich geschwungenen Form der Wirbelsäule. Die Kopfposition verursacht die gesamte Beugung oder Streckung des Körpers, wodurch die Muskelspannung entwickelt wird.

Der TLR ermöglicht eine gute Körperkoordination durch die Schaffung der Grundlagen für ein einwandfreies Zusammenspiel der Muskeln. Und er ist die Voraussetzung dafür, dieses Zusammenspiel selbst zu steuern. Das reicht vom willentlichen Beginn einer Bewegung bis zu ihrem willentlichen Ende in jeder Position.

Man geht davon aus, dass die ersten zusammenhängenden Koordinationsbewegungen des Ober- und Unterkörpers auf der neuronalen Ebene die Verbindung von Großhirn und Hirnstamm aufbauen.

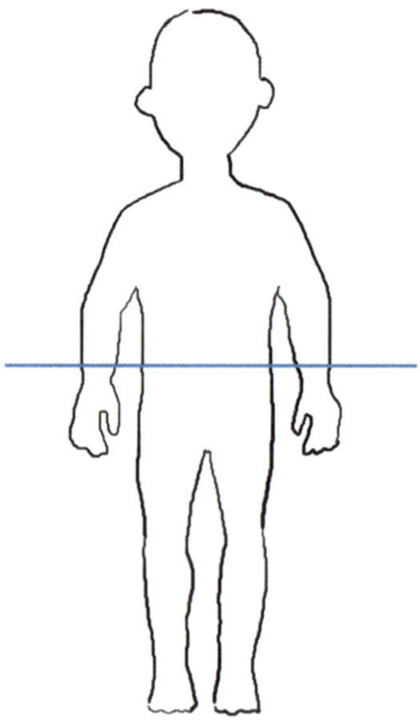

▶ Oben/unten

- Links/rechts: Der asymmetrisch-tonische Nackenreflex

  Nach der Geburt hat dieser frühkindliche Reflex einerseits die Aufgabe, die Nase des Kindes frei zum Atmen zu halten, wenn es in Bauchlage liegt, indem er den Kopf automatisch zu Seite legt. Im Gehirn bewirkt er die Abspeicherung und »Idee« einer rechten und linken Körperhälfte. Motorisch wird er gebraucht, um den Streck-und-Beuge-Mechanismus von Armen und Beinen zu trainieren, wobei jede Körperseite für sich bewegt wird.

  Wiederum programmieren diese Abläufe das Gehirn für die spätere willkürliche Bewegung. Gleichzeitig wird bei der Bewegung des Reflexes auch das Training der Augenmuskulatur mit einbezogen; das heißt, dadurch wird das visuelle System trainiert. In diesen Bereich gehört auch die Bereitstellung der Augen-Hand-Koordination. Durch den Reflex werden also alle Handlungen ermöglicht, die ein Zusammenspiel der Hände und der Augen erfordern. Und bei wie vielen Handlungen ist dies der Fall! Auf der neuronalen Entwicklungsebene wird hier die Verbindung der beiden Gehirnhälften programmiert.

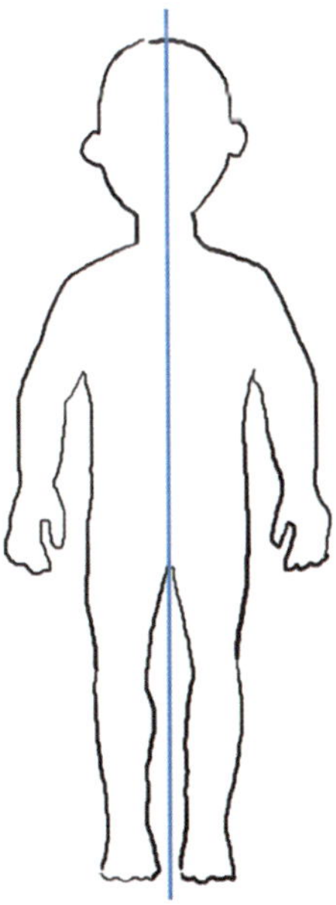

▶ Links/rechts

- Vorn/hinten: Der Landau-Reflex und andere

  Der Landau-Reflex, der sich kurz nach der Geburt entwickelt, kann als Beispiel für die beginnende Beugung des Körpers nach hinten (C-Form) aufgeführt werden. In Bauchlage veranlasst er das Baby, den Kopf, den Schultergürtel, die Arme und die Beine kurz in die Luft zu heben.

  Die Bewegung ist gut zu beobachten, wenn die Kinder später auf dem Bauch liegen und »Flieger« spielen. Hier wird der Muskeltonus der Nacken- und Rückenmuskulatur trainiert, und das ist damit besonders wichtig für eine stabile muskuläre Unterstützung bei der Aufrichtung der Wirbelsäule.

  In der aktiven Zeit dieses Reflexes ist die Bewegung von Ober- und Unterkörper immer aneinander gekoppelt. Wenn der Reflex gehemmt wird, ändert sich dieser Zusammenhang, und es gibt die Wechselwirkung nicht mehr. Auf der Gehirnebene wird dadurch der Cortex mit den rückwärtigen Teilen des Gehirns wie dem Cerebellum verbunden.

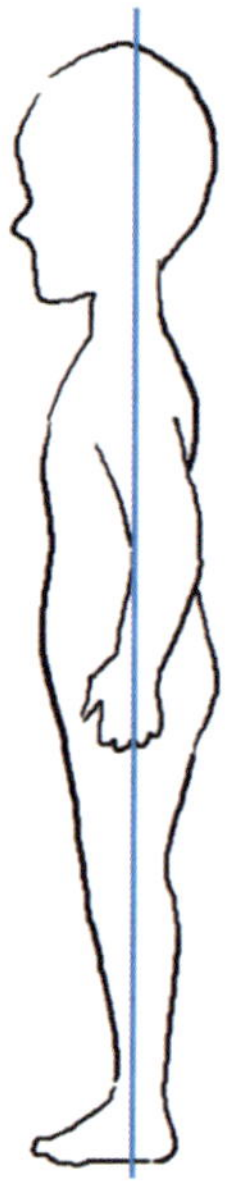

▶ Vorn/hinten

Störung des Reifeprozesses

Da Bewegung klaren Ablaufregeln folgt, braucht sie die Grundlagen des ausgeglichenen Muskeltonus im gesamten Körper und die entsprechend entwickelten Nervenleitungen im Gehirn. Alles muss *ausbalanciert* sein. Erst dann können beim »reifen« Kind Bewegungen sinnvoll, korrekt und auch bewusst steuerbar ablaufen. Durch die Reflexbewegungen programmieren wir uns tatsächlich selbst; das heißt, unser Gehirn lernt durch Bewegungen. Neurophysiologisch sprechen wir hier wieder von der Reifung. Reifung ist die Entwicklung des Körpers beziehungsweise seiner einzelnen Systeme bis zu ihrer vollen Funktionsfähigkeit.

Hierbei ist es wichtig zu verstehen, dass die Systeme – wie der für den Aufrichtungsprozess notwendige Skelett- und Muskelapparat – nicht erst funktionieren, wenn sie »fertig« sind, sondern je nach Reifeabschnitt eben nur so weit, wie es eben zu dem jeweiligen Zeitpunkt möglich ist. Immer wieder fallen wir auf die Aussage zurück, dass das Kind unreif auf die Welt kommt und es noch mindestens zwölf Monate braucht, um motorisch reif zu werden. Und sogar noch wesentlich länger, um den Reifegrad des Gehirns zu erreichen, damit bewusstes Lernen möglich ist. Wenn der Reifungsprozess gestört wird, kann das zu Lernproblematiken und Wahrnehmungsstörungen führen.

Ein möglichst störungsfreier Ablauf des Aufrichtungsprozesses ist die Grundlage der motorischen und neuronalen Reifung. Er ist die Basis für die reibungslose Aktivität und Voraussetzung für die zeitgerechte Hemmung der frühkindlichen Reflexe.

Und einmal mehr zeigt sich, dass wirklich alles miteinander verbunden ist …

1. Meilenstein: Bauchlage

Wie bei den meisten Säugetieren ist auch bei unseren Babys die bevorzugte Haltung zuerst die Bauchlage. Die Schwerkraft, die nun auf den kleinen Körper wirkt, ist erst einmal hinderlich für alle Bewegungen. Die Startposition entspricht noch ziemlich genau der Beugehaltung des Babys im Mutterleib in der Lage des tonischen Labyrinthreflexes vorwärts. Dieser frühkindliche Reflex bringt das Kind in die fötale Beugehaltung. Nun auf der Welt, liegt es in Bauchlage mit dem Körpergewicht im Nabelbereich und dem Kopf auf. Die Beine sind gebeugt, und das Becken ist noch »in der Luft«. Der Kopf wird durch den asymmetrischen tonischen Nackenreflex automatisch zur Seite gedreht, damit eine ungehinderte Atmung möglich ist.

Die Reflexmuster erscheinen nun in den nächsten Monaten in der Reihenfolge, die nötig ist, um den kleinen Körper immer mehr zu stabilisieren und immer sicherer in eine aufrechte Haltung zu bringen. Der Aufrichtungsprozess geht von oben nach unten. Den Kopf, der zu dem Zeitpunkt ungefähr ein Drittel des Körpergewichts ausmacht, muss das Baby als Erstes kontrolliert halten und unabhängig bewegen können. Mit acht Wochen kann es sich auf den handnahen Teil der Arme stützen und den Kopf etwas hochhalten, da die Brust jetzt eine leichte Stützfunktion übernimmt. Die Hände sind noch zur Faust geschlossen. Die Beine strecken sich bereits etwas. Einen Monat später ist es schon möglich, dass es sich symmetrisch auf den Ellbogen stützt, die Stabilität nimmt zu, und das nun aufliegende Becken hat ebenfalls eine stützende Funktion. Jetzt kann die Halsmuskulatur den Kopf langsam ausgewogen halten. Anfänglich ist die Körperbewegung noch an die Kopfbewegung gekoppelt, jetzt erlangt das Kind die Kontrolle über den Kopf. Damit wird auch ein Meilenstein in der Reife des zentralen Nervensystems erreicht. Während die Stabilität des Kindes in den kommenden Wochen in der aufgestützten Position immer mehr zunimmt, kommt es zu einer asymmetrischen Verlagerung des Gewichts zu einer Seite. Als hilfreicher »Ausleger« beugt sich beim Hochheben des Beckens das Bein in der Hüfte und im Knie auf derselben Seite und bildet dadurch eine Stütze. Diese Bewegung initiiert der Amphibienreflex, der lebenslang aktiv bleibt. Der nun stützende Arm hält den Brustkorb, und der jetzt freie Arm kann zum Greifen eingesetzt werden. Es ist eine gerade Bewegung des Arms nach vorn, eine Bewegung zur Körpermitte ist noch nicht ganz möglich.

In diesem Stadium der Aufrichtung fängt die Hemmung des Saugreflexes an. Dadurch verlagert sich die Position der Zunge mehr nach hinten in den Schlund, und das reflexartige Saugen wird vom bewussten Saugen und vom »normalen« Essen abgelöst. Die Evolution hat sich hier vermutlich an der Idee orientiert, dass der freie Arm nun bereits Beeren oder Brösel sammeln könnte und dadurch das reflexartige Saugen nicht mehr überlebensnotwendig ist. Dieser Schritt hat auch eine Bedeutung für die Fähigkeit, zu sprechen und sich zu artikulieren. Dabei wäre eine Zunge, die zum automatischen Saugen noch sehr weit vorn liegt, sehr hinderlich.

Artikulationsprobleme beheben
Hier können wir schon auf Sprech- und Artikulationsprobleme hinweisen, die von Logopäden oft als »nicht lösbar« bezeichnet werden. Wenn der Aufrichtungsprozess das Kind nicht ins Krabbeln gebracht hat, fehlt dieser Abschnitt, und das hat dann häufig mit einer zu weit vorn liegenden Zunge zu tun. Logopädie und eventuell auch Pädagogik arbeiten hier oft an dem Symptom. Gelöst werden muss aber die Ursache dahinter – der symmetrisch-tonische Nackenreflex (STNR) muss integriert werden. Dann können sich die Artikulationsprobleme nachhaltig zurückbilden. Der STNR bringt das Kind in den Vierfüßlerstand. Dadurch richtet sich der Oberkörper immer mehr auf, und die Zunge wird nach hinten verlagert.

2. Meilenstein: Rückenlage

Während das Baby schon kurz nach der Geburt die Möglichkeit hat, in Bauchlage den Schwerpunkt durch Anheben des Kopfs zu verlagern, geht das in der Rückenlage noch nicht. In den ersten Wochen liegt das Kind in Rückenlage meist im Reflexmuster des asymmetrisch-tonischen Nackenreflexes (ATNR), der sowohl nach links als auch nach rechts ausgeführt wird. Der Kopf wendet sich zu einer Seite, während sich der Arm und das Bein auf dieser Seite strecken. Die Gliedmaßen auf der anderen Körperseite beugen sich.

Wie gesagt, sorgt der ATNR in der Bauchlage für die Möglichkeit des freien Atmens, da die Nase frei liegt. In der Rückenlage fügt sich nun das erste Mal die Verbindung von Bewegung und Sehen zusammen. Die Sehbahnen sind zwischen dem ersten und zweiten Lebensmonat so weit ausgereift, dass das Kind Objekte in Armlänge fixieren kann. Bei der ATNR-Bewegung verfolgen nun die Augen die sich vom Körper wegbewegende Hand. Dadurch startet hier die weitere Entwicklung des visuellen Systems beziehungsweise der Augenmuskulatur.

Es beginnt nun das Zusammenspiel der Hände, und das Kind lernt hierbei, seine Körpermitte wahrzunehmen. Die Beine werden angezogen, sodass die Füße den Boden nicht mehr berühren. Damit wird schon die Muskulatur für die Sitzposition trainiert. Hier arbeitet später dann der symmetrisch-tonische Nackenreflex mit, indem er die Beine anzieht und streckt. Jetzt muss das Kind das Gleichgewicht allein mit dem Rücken und dem Kopf erlangen. Wenn es diese Sicherheit erreicht hat, kann es die Arme ausstrecken, Gegenstände greifen und zur Erkundung in den Mund stecken. Der asymmetrisch-tonische Nackenreflex ermöglicht es dem Kind aber noch nicht, die Objekte von der gegenüberliegenden Seite des Körpers zu greifen. Noch ist die Körpermittellinie wie eine Grenze, die sich erst nach dem nächsten Reifungsabschnitt des Gehirns aufzulösen beginnt.

Jetzt werden die Oberschenkel entdeckt. Beugt sich der Kopf leicht in Richtung Brust, löst dies durch die Dehnung der Halsmuskulatur den tonischen Labyrinthreflex vorwärts und damit die Fötalhaltung aus. Die Beine werden angewinkelt, und die Füße berühren sich. Parallel wird dadurch die gesamte Rückenmuskulatur gestärkt. Sobald das Kind seine Füße mit den Händen ergreift und in den Mund steckt, wird nun die Lendenwirbelsäule gedehnt.

Sie erinnern sich: Die Dehnung und Streckung der gesamten Wirbelsäule ist notwendig, damit sie die geschwungene Form erhalten kann und es möglich wird, aufrecht zu stehen und zu gehen. Über diverse Schritte in der seitlichen Aufrichtung ist nun eine Drehung von der Rücken- in die Bauchlage und kurze Zeit später auch wieder zurück möglich.

3. Meilenstein: Vierfüßlerstand

Die Streckung der Arme und der Wirbelsäule aus der Bauchlage heraus nimmt zu, die Kontrolle gegenüber der Schwerkraft gewinnt an Sicherheit, bis das Kind durch die Verlagerung seines Gewichts nach hinten im Vierfüßlerstand »landet«. Die Hüfte ist gebeugt, und die Stützfunktion übernehmen jetzt die Knie und die beiden offenen Hände.

Hier sorgt nun der symmetrisch-tonische Nackenreflex (STNR) für weitere Bewegungsabläufe des Kindes wie das Hin-und-her-Schaukeln. Durch den relativ schnel-

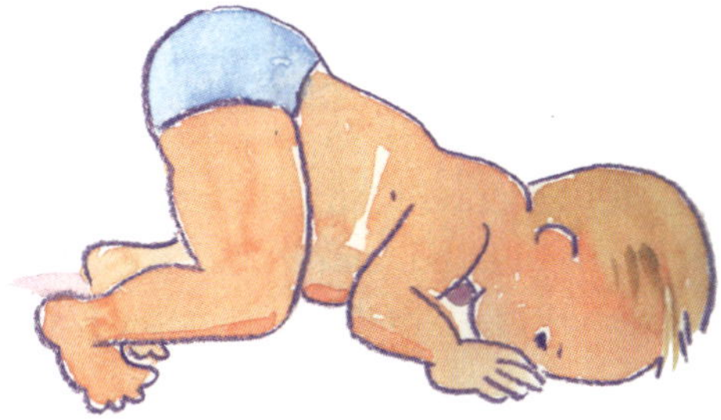

▶ STNR-Position 1

len Bewegungsablauf wird der Beuge- und Strecktonus der Muskeln trainiert. Weiterhin bewirkt es, dass die gleichmäßige Kopfhaltung immer mehr unabhängig von der sich verändernden Körperposition möglich wird. In den Phasen zwischen dem Schaukeln kann sich das Kind nun in den seitlichen Sitz setzen und wieder zum Schaukeln aufrichten.

Der STNR bringt das Kind jetzt zum Krabbeln, was allerdings entsprechend der parallel laufenden Verknüpfung der Gehirnareale in unterschiedlichen Stufen erfolgt. Zuerst ist es ein »Häschengalopp«, dann werden einseitig ein Bein und ein Arm nach vorn bewegt. Erst wenn die »Landkarte« im Gehirn entsprechende Bahnen festgelegt hat, wird es möglich, im Überkreuzmuster mit frei beweglichem Kopf zu krabbeln.

Überkreuzmuster bedeutet, dass der rechte Arm und das linke Bein zusammen nach vorn bewegt werden und danach das rechte Bein mit dem linken Arm. Zu diesem Zeitpunkt ist dann ein entscheidender Reifegrad des Kindes erreicht; das heißt, das Zusammenspiel von den sensorischen Systemen und der Motorik ist schon weit fortgeschritten. Das Kind kann nun bereits die rechte und die linke Körperhälfte sowie oben und unten unabhängig voneinander bewegen, und das bei jeder Kopfhaltung.

Das Zusammenspiel der »Körperviertel« (rechts/oben, links/oben, links/unten und rechts/unten) bei freier Kopfbeweglichkeit ist ein sehr wichtiger Meilenstein. Bei Kindern, die nicht, »falsch« oder nur ganz kurz oder viel zu spät krabbeln, wird dieser Meilenstein nicht erreicht.

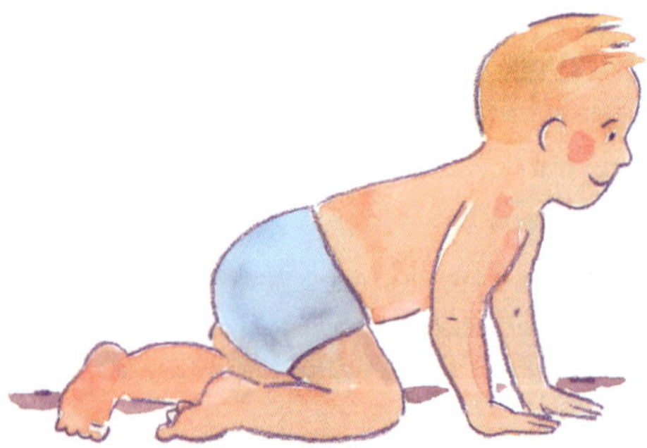

▶ Das Baby krabbelt

4. Meilenstein: aufrecht stehen und gehen

Aus dem seitlichen Sitzen kann sich das Kind nun mit gestreckten Armen an Möbelstücken aus der knienden Haltung hochziehen und sich dort mit beiden Händen halten. Sobald es mit einer Hand loslässt, rutscht es zurück. Es kann dann auch schon mit ausgestreckten Beinen frei sitzen. Bauch und Rückenmuskulatur werden nun den Rücken aufrecht halten.

Deutliche Fortschritte

Aus dem hier Gesagten wird ersichtlich, wie wichtig es ist, dass das Baby in den ersten Monaten die Bauch- und die Rückenlage einnehmen kann. Diese ausführliche Beschreibung des Aufrichtungsprozesses soll dazu dienen, Ihnen die Fortschritte Ihres Kindes deutlicher aufzuzeigen. Das mag Sie ermutigen, Ihr Kind diese Schritte allein »erarbeiten« zu lassen, denn nur dann kann die Entwicklung lückenlos voranschreiten. Und es soll Sie in der Auffassung bestärken, dass dadurch der genetisch festgelegte Bewegungscode der frühkindlichen Reflexe ohne Störung so ablaufen muss, um eine ungehinderte Entwicklung zu ermöglichen.

Das Baby geht jetzt vorsichtig im seitlichen Gang, ohne den haltgebenden Gegenstand loszulassen. Das Gleichgewicht wird immer besser, der Stand immer sicherer, aber es muss sich mit beiden Händen noch irgendwo festhalten. Erst wenn das Gleichgewicht die Balance unter Schwerkraftbedingungen möglich macht, wird es möglich, eine Hand loszulassen und etwas zu umgreifen. Dann kann es auch einen ersten seitlichen Schritt mit einer haltenden Hand machen. Wenn die Kinder in dieser Phase gehalten werden, können sie schon die ersten Schritte vorwärts unternehmen.

Nun ist die Haltung auf der kleinsten Auflagefläche des Körpers, den Füßen, erreicht. Eine normale Muskelspannung ist notwendig, um die Schwerkraft ausbalancieren zu können. Sie ist erforderlich, um die dazu notwendige Gleichgewichtsreaktion zu entwickeln. Zeitgleich werden die Vernetzungen im zentralen Nervensystem angelegt.

Symmetrie und Asymmetrie

Ab jetzt zeigen sich die großen übergreifenden Bewegungsmuster von einer symmetrischen zu einer asymmetrischen Körperhaltung. Ein Baby bewegt sich also »gleichmäßig« und dann »ungleichmäßig«. Das Gehirn wird hier dahin gehend programmiert, die Muskeln entsprechend stabil zu entwickeln.

Vielleicht fragen Sie sich, wie so etwas abläuft. Es ist ein erstaunlich logisches System dahinter. Wir haben an wichtigen Stellen des Körpers Nervenendigungen im Fasziengewebe, die den Druck des Körpergewichts im Bezug zur Schwerkraft als Impuls an das Gehirn leiten. Im Vierfüßlerstand wäre das der Druck auf die Knie und auf die Innenseite der Hände. Damit »lernt« das Gehirn, die Muskeln in dieser Körperstellung zu programmieren, bis der Körper ganz stabil auf Knien und Händen stehen kann.

Nun kann der asymmetrische Schritt kommen. Das Kind beginnt, eine Hand zu heben. Dadurch verändert sich der Druck auf die Knie und die verbleibende stützende Hand. Jetzt wird neuronal an der Stabilisierung gearbeitet, damit eine sichere Haltung gegenüber der ständig auf den Körper wirkenden Schwerkraft möglich ist.

Es ist ein laufender Prozess während des ersten Lebensjahrs, der die Entwicklung im Gehirn ständig neu anpasst. Immer wenn die Stabilität in einer symmetrischen Position gewährleistet ist, geht es im nächsten Schritt darum, eine einseitige Körperhaltung gegenüber der Schwerkraft zu gewinnen und zum Schluss aufrecht stehen und gehen zu können.

Es ist wichtig, sich hier wieder daran zu erinnern, dass die Bewegungen, die diesen Ablauf anstoßen, die Bewegungen der frühkindlichen Reflexe sind. Sollte sich dabei eine Verzögerung eingeschlichen haben, ist es jetzt sicherlich auch verständlicher, warum diese Kinder unter anderem mit Koordinationsproblemen zu kämpfen haben.

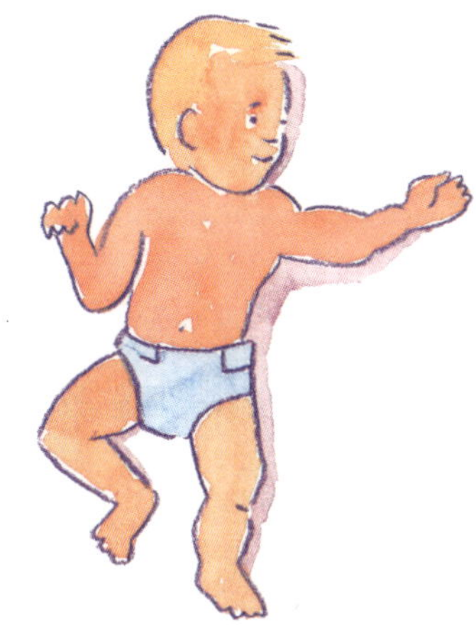

▶ Reflexmuster des asymmetrisch-tonischen Nackenreflexes (asymmetrische Bewegung)

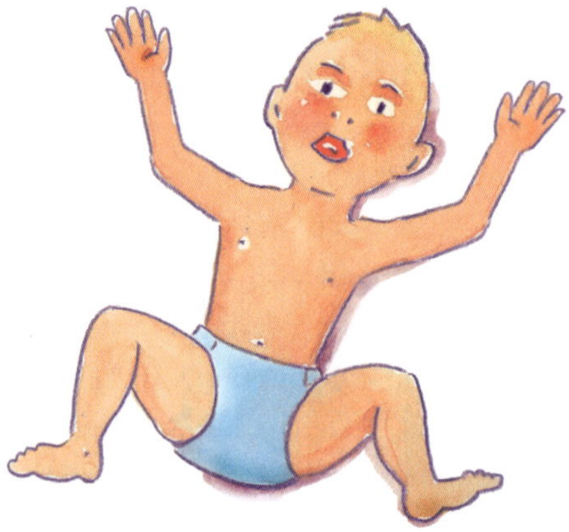

▶ Moro-Phase 1 (symmetrische Bewegung)

Hier spielt der Landau-Reflex eine große Rolle. Er »trainiert« das Baby mit symmetrischen Bewegungen, den Kopf und Oberkörper aus der Bauchlage heraus heben zu können, um einen starken Muskeltonus im Nacken und im Rücken aufzubauen. Dadurch verändert sich der Druck der Auflagepunkte des Körpers mehr auf die Bauch- und Beckenregion. Der Rumpf wird stabilisiert.

Der schwere Kopf

Der Schädel ist nicht fest mit der Wirbelsäule verbunden, sondern balanciert auf zwei Flächen so groß wie Daumenkuppen auf dem ersten Wirbel, dem Atlas. Damit dieser ohne große Anstrengung »getragen« werden kann, ist ein vorbereitender Ablauf notwendig.

Übung: Ein Papierstreifenexperiment und die Bauchlage

Machen Sie einen sehr einfachen Versuch: Nehmen Sie zwei schmale Streifen festeres Papier. Sie sollen symbolisch die Wirbelsäule des Kindes darstellen. Einen Streifen rollen Sie fest wie eine Spirale ein und legen ihn dann ab. Er verdeutlicht die Situation des kindlichen Körpers, der nach neun Monaten aus der Beugehaltung auf engstem Raum auf die Welt kommt.

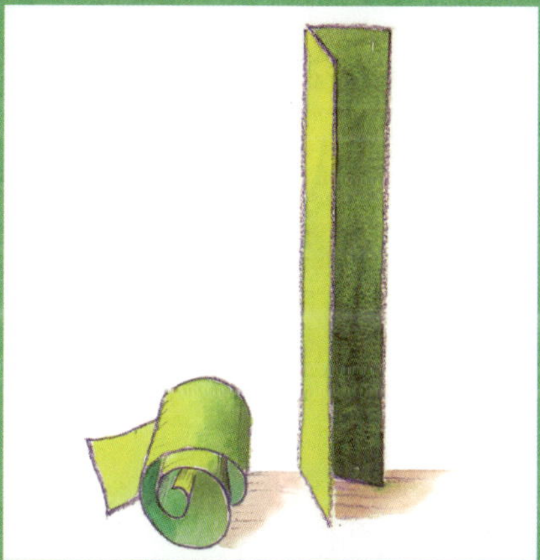

▶ Das Papierstreifenmodell

Einen zweiten Streifen lassen Sie gerade und halten ihn senkrecht daneben. Das ist das Ziel, das bis Ende des ersten Lebensjahrs erreicht werden soll – eine senkrechte Haltung. Dies muss beim Menschen durch eine stabile Wirbelsäule ermöglicht werden, die gegen die Schwerkraft das Zentrum des Körpers hält.

Was tun Sie jetzt in unserem kleinen Experiment mit dem eingerollten Papier, um es gerade zu bekommen? Vermutlich rollen Sie es auseinander, streifen fest darüber, drehen es auf die Gegenseite und streichen dort darüber, oder Sie falten es sogar etwas in der Gegenrichtung, um die Stabilität zu erreichen. Nach einigen Handgriffen und Versuchen haben Sie es geschafft, das zusammengerollte Papier ist nun in der senkrechten Position auch stabil.

Letztlich passiert das in der Realität vergleichbar, denn der Körper muss durch diverse Gegenbewegungen in diese Stabilität gebracht werden. Ein komplexes System von Muskeln, Sehnen, Faszien, Augen und dem Gleichgewichtssinn muss hier zusammenarbeiten, damit das Gehirn dahingehend programmiert wird.

Die Auswirkungen von Restreflexen

Die Natur sucht die Balance! Wir Menschen brauchen die Balance unseres Körpers gegenüber der Schwerkraft der Erde. Das körperliche Gleichgewicht ist nicht nur für die Gesundheit bedeutend, sondern eine grundlegende Voraussetzung, um uns orientieren, den Kopf unabhängig vom Körper bewegen und einen sich bewegenden Gegenstand mit den Augen verfolgen zu können. Dazu brauchen wir vor allem die ausgewogene Muskulatur in Rücken und Hals.

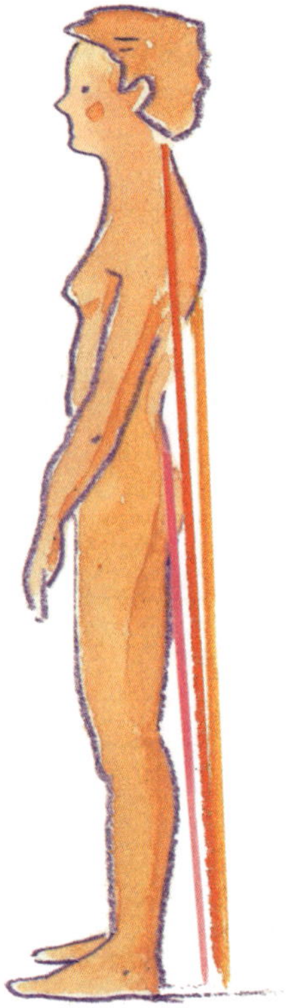

▶ Mensch im Gleichgewicht

Wie gesagt, übernehmen die frühkindlichen Reflexe am Anfang des Lebens den Aufbau des Muskeltonus, damit all das Erwähnte funktionieren kann. Diese alltäglichen Vorgänge sind mit der Funktion und der Lastenverteilung bei einem Lastenkran vergleichbar. In der Technik wird die Stabilität durch ein ausgleichendes Gewicht auf der entgegengesetzten Seite der aufzunehmenden Last gewährleistet. Bei uns Menschen übernimmt das unser Muskelsystem. Es wird hier sicherlich noch deutlicher, wie wichtig die Ausbildung einer gleichmäßigen Muskelspannung als Basis für unsere Balance durch die frühkindlichen Reflexe ist.

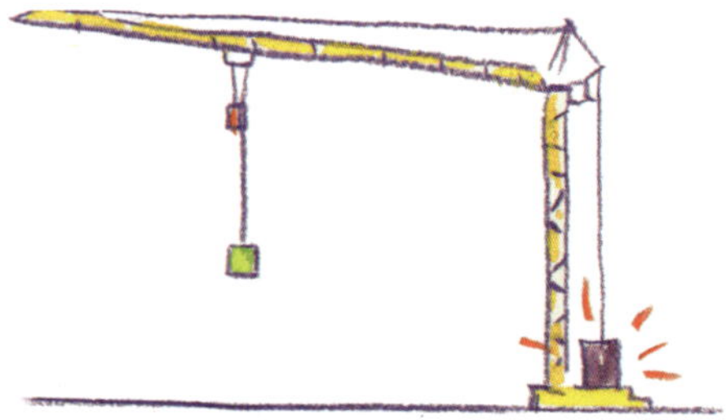

▶ Kran im Gleichgewicht

Reflexe im Gleichgewicht

Das Bild vom ausgeglichenen Mobile repräsentiert den theoretischen Idealzustand, dass die Entwicklung in der Schwangerschaft und im ersten Lebensjahr perfekt verlaufen ist und alle Einflussfaktoren genau richtig gewesen sind. Es herrscht die angestrebte Balance. Diese kann auf das Leben in allen Facetten übertragen werden: Ein Mensch, den dieses Mobile symbolisiert, würde ein perfektes Gleichgewicht bilden – im Körperlichen, im Geistigen und im Seelischen.

Dass es sich hierbei um eine Idealvorstellung handelt, liegt daran, dass es in der Realität eigentlich nicht vorstellbar ist, dass alle Faktoren, die auf dieses System einwirken, immer und überall ganz genau richtig verlaufen. Das ist auch nicht erforderlich. Es geht in der Praxis um das *Bestreben*, unter den gegebenen Umständen den *bestmöglichen* Status herzustellen. Die Na-

▶ Das ausgeglichene Mobile

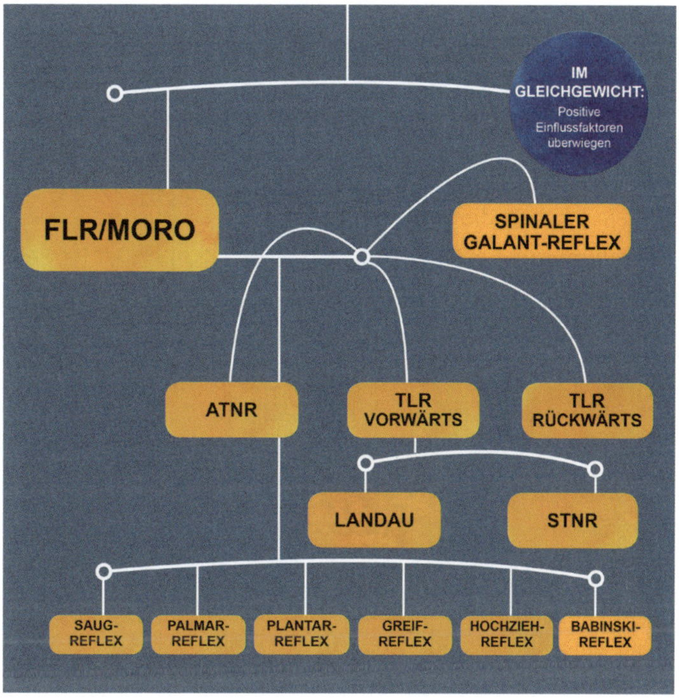

tur hat dieses Bestreben in uns verankert, es wirkt wie ein Naturgesetz. Sein Sinn ist auch nachvollziehbar, denn im Gleichgewicht besteht der geringstmögliche Energieverbrauch. Sind nun aber die Einflussfaktoren durchgängig oder zeitweise nicht optimal, kommt es zu mehr oder weniger großen Veränderungen im Mobile. Durch die anhaltenden Veränderungen bei den frühkindlichen Reflexen, meist durch ein *Zuviel*, wird das gesamte System aus der Balance gebracht. Dies hat zunehmend auch Auswirkungen, dazu aber später mehr.

Zur Vertiefung und Verdeutlichung werden die einzelnen Reflexe in ihren Aufgaben und Auswirkungen beim regelhaften Auftreten noch einmal kurz zusammengefasst. Im weiteren Verlauf wird beschrieben, was passiert, wenn sie bei nicht plangerechtem Verlauf aus dem Gleichgewicht geraten. Unsere Idee ist, dass Sie sich vorstellen, wie sich dies auf das Mobile auswirkt. Es soll eine Art »Film« vor Ihrem geistigen Auge ablaufen, in dem Ihr Kind und/oder Sie selbst die Hauptpersonen sind. Läuft zum Beispiel das Programm des tonischen Labyrinthreflexes perfekt ab, sind die Spannung der Muskulatur und die Koordination von oben und unten gut. Das Mobile ist auf der dann noch besten Position eingependelt. Läuft es aber nicht »richtig«, verändert sich das Gesamtbild, da eine unzureichende Muskelspannung und eine schlechte Oben-unten-Koordination vorliegen wird. Dies wirkt sich auf vieles aus. Doch hier zunächst noch einmal der Idealzustand:

- Der *Furchtlähmungs-* und der *Moro-Reflex* haben die Aufgabe, für die Programmierung eines Bildes vom eigenen Körper im Gehirn zu sorgen. Sie sind zuständig für die Schaltung von Nervenverbindungen von und zu allen Sinnen und der gesamten Körperbestandteile, die Bildung des gesunden Stressregulationssystems sowie die Vorbereitung auf zu erwartende Gefahrensituationen.
  Diese beiden bedeutenden Stressschutzreflexe spielen vom Beginn des Lebens an eine überragende Rolle in der Programmierung des zentralen Nervensystems. Die Reflexbewegungen bilden die Grundlage, damit sich im Gehirn ein Bild des eigenen Körpers entwickeln kann. Im Lauf des ersten Lebensjahrs werden als Grundlage eines funktionierenden Körpers und Geistes die Nervenbahnen zwischen den vorhandenen Milliarden Nervenzellen verschaltet. Ein unbeschreiblich großes Netzwerk entsteht, und es gewinnt an Dichte. Hier spricht man von der Plastizität unseres Gehirns. In diesem Zuge wird auch das gesunde Stressregulationssystem angelegt, es wird automatisiert, wann unser System »Gas geben« oder »gebremst werden« muss. Der Körper wird vorbereitet, um in Gefahrensituationen richtig reagieren zu können.
- Der *tonische Labyrinthreflex* vorwärts und rückwärts hat die Aufgabe, die Raumorientierung nach oben und unten zu ermöglichen, das Gleichgewicht zu programmieren sowie die Regulation der Körperspannung zu entwickeln.
- Der *asymmetrisch-tonische Nackenreflex* sorgt dafür, dass die Unterscheidung der linken und rechten Körperseite festgelegt wird, ebenso ist er zuständig für die Entwicklung des Seh- und Hörsinns. Die Verbindung von rechter und linker Gehirnhälfte wird stabilisiert, die Hand-Augen-Koordination wird gekoppelt und verstärkt, und die Überkreuzbewegungen fangen an, sich zu entwickeln.
- Der *spinale Galant-Reflex* dient zur Regulation des Urinflusses und entwickelt die Körperdrehbewegungen.
- Der *Landau-Reflex* stärkt die Nacken-, Rücken- und Atemmuskulatur, dient der Wirbelsäulenstreckung und ermöglicht die Raumorientierung nach vorn und hinten.
- Der *symmetrisch-tonische Nackenreflex* sorgt dafür, dass sich der Ober- und Unterkörper ausdifferenzieren, die Bewegungsmöglichkeiten werden erweitert, die Aufrichtung wird ermöglicht, und die Augenmuskulatur wird trainiert.
- Der *Babinski-Reflex* unterstützt die Entwicklung des Gehens und des Laufens.
- Die *Saug-*, *Such-* und *Schluckreflexe* sorgen für die Entwicklung des Schluckmusters und die Stärkung der Mundmuskulatur.

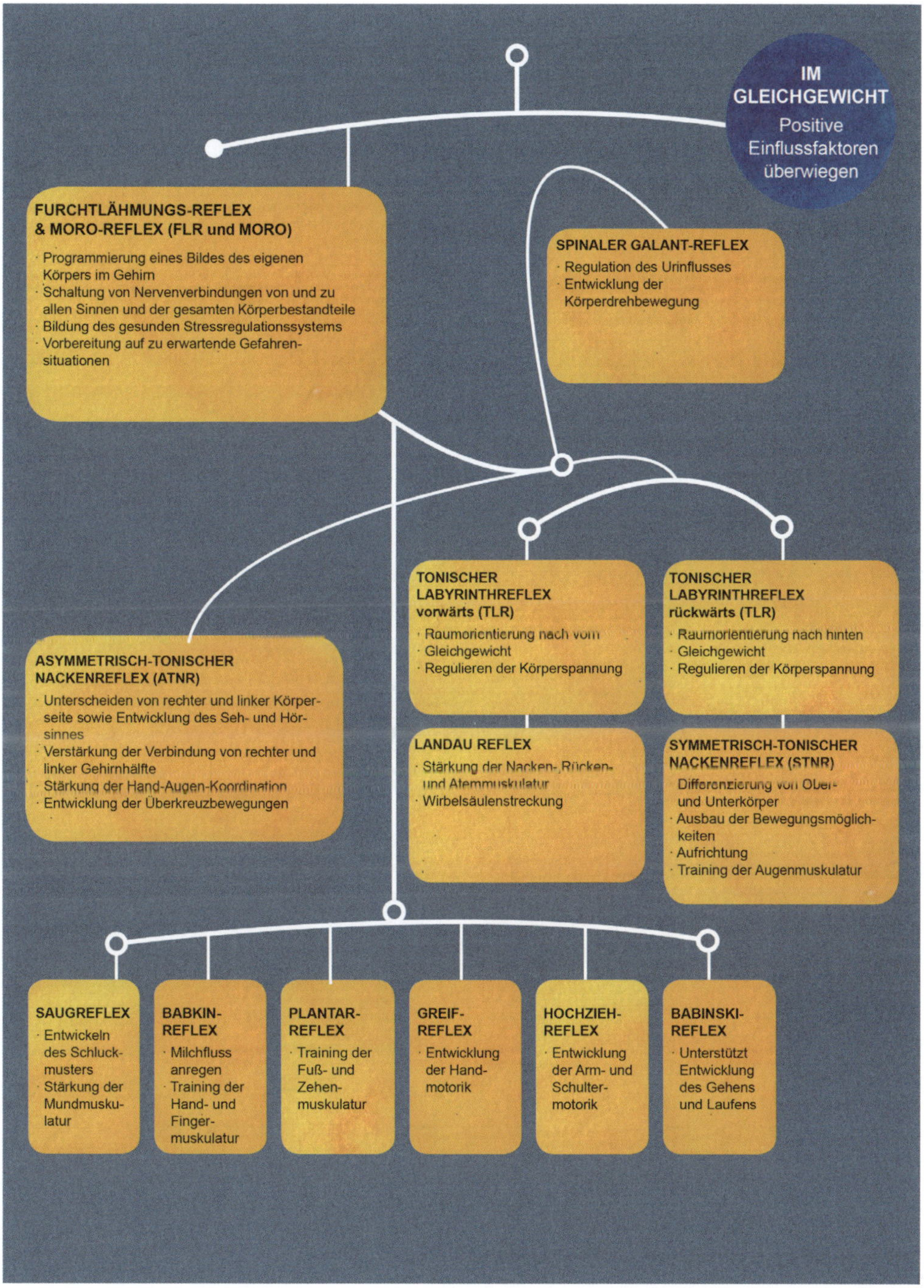

▶ Integrierte Reflexe im Gleichgewicht

- Der *Palmar-Reflex* beziehungsweise die *Babkin-Reaktion* regt den Milchfluss während der Stillphase an und trainiert die Finger- und Handmuskulatur, während der *Plantar-Reflex* Fuß- und Zehenmuskulatur anregt.
- Der *Greifreflex* ist zuständig für die Entwicklung der Handmotorik, der *Hochziehreflex* sorgt für die Arm- und Schultermotorik.

Reflexe aus dem Gleichgewicht

In der folgenden Beschreibung der tiefen Auswirkungen von nichtgehemmten frühkindlichen Reflexen finden Sie nun die Antworten auf Fragen, wie sie Eltern immer wieder stellen:

- Warum kann mein Kind nicht stillsitzen?
- Warum liest mein Kind so langsam?

> ***Hinweis***
> Wir verwenden in diesem Buch verschiedene Ausdrücke für nichtgehemmte frühkindliche Reflexe. Dies erfolgt aber nur aus stilistischen Gründen, gemeint ist immer dasselbe Geschehen, ganz gleich, ob wir »persistierende Reflexe«, »nicht ausreichend gehemmte Reflexe«, »Restreaktionen frühkindlicher Reflexe« oder »Restreflexe« schreiben.

- Warum mag mein Kind nicht lesen?
- Warum macht mein Kind so merkwürdige Schreibfehler wie d mit t verwechseln oder g mit k?
- Warum spricht mein Kind so undeutlich, hat immer den Mund offen und kleckert so häufig beim Essen?
- Warum nässt mein Kind, das schon zur Schule geht, nachts immer noch ein?
- Warum kann sich mein Kind so schlecht konzentrieren und ist so leicht ablenkbar?
- Warum kann es den Stift nicht mit der verlangten Drei-Punkt-Haltung führen? (Dabei hält man den Stift mit drei Fingern. Der Stift liegt in der Mulde zwischen Daumen und Zeigefinger auf dem vorderen Glied des Mittelfingers. Er wird mit Daumen und Zeigefinger gehalten und geführt.)
- Warum hat mein Kind eine so fürchterliche Schrift, dass die Lehrer die Texte nicht mehr benoten wollen, weil sie so unleserlich sind?
- Warum kann mein Kind nicht schwimmen lernen?
- Warum ist mein Kind so ungelenkig, und warum läuft es so »unrund«?

Diese Kinder sind aus dem Gleichgewicht geraten, denn die Entwicklung der Reflexe und die Einflussfaktoren in der Schwangerschaft und im ersten Lebensjahr waren vermutlich überwiegend negativ. Bis jetzt haben wir beschrieben, wann und warum welche frühkindlichen Reflexe auftreten

▶ Ein unausgeglichener Zustand durch einen nicht-integrierten Furchtlähmungs- und Moro-Reflex

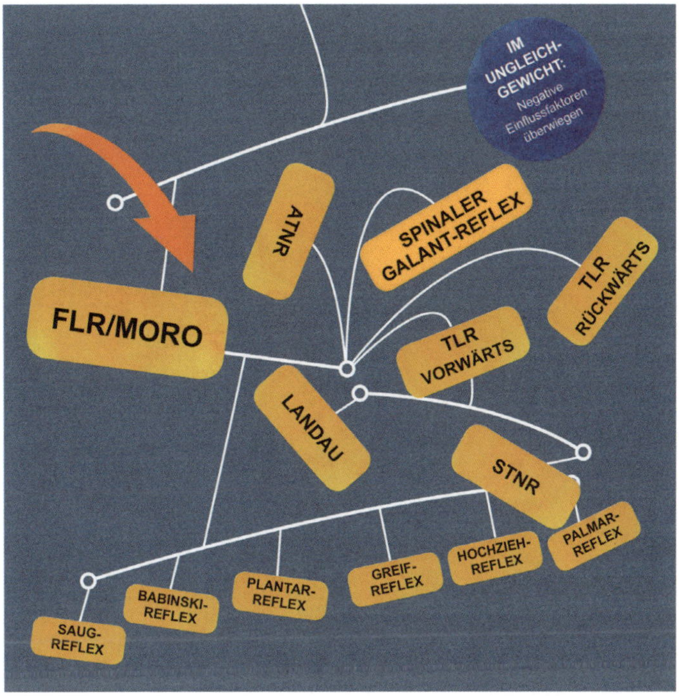

müssen. Nun wird es im Folgenden darum gehen, was geschieht, wenn die Abläufe des Reflexprogramms nicht so ablaufen wie vorgesehen – und warum das passieren kann.

Der Furchtlähmungs- und Moro-Reflex

Inwieweit eine unzureichende Entwicklung oder Hemmung der Reflexe Auswirkungen auf die Abbildungen des Körperbilds im Gehirn hat, ist noch nicht ausreichend bekannt. Vermutlich entsteht aber ein verändertes Körperbild, wenn diese beiden Reflexe von den ersten Schwangerschaftsmonaten an zu stark anspringen. Deutliche Hinweise dafür zeigen später Zeichnungen der Kinder, die sich selbst malen sollen. Diese weisen, bezogen auf das Alter des Kindes, vergleichsweise sehr große Auffälligkeiten in den Körperproportionen wie einen überdimensionierten Kopf sowie das Fehlen von Körperteilen auf. Auch fällt es den Kindern oft schwer, Körperteile richtig zu benennen.

Allerdings ist es überdeutlich, dass alle Sinne zu intensiv angesteuert werden. Um die potenziell hochgefährliche Situation zu meistern, werden die Sinne hochgefahren. Dies geschieht, um auch das kleinste verdächtige Geräusch zu hören und den schwächsten Geruch wahrzunehmen, denn das könnte »das Leben retten«. Wie schon gesagt, kurzzeitig und in bedrohli-

Auswirkungen bei Restreaktionen

- Einfluss auf die Entwicklung und Hemmung der weiteren frühkindlichen Reflexe.
- Zu intensive Ansteuerung der Sinne, dadurch Überreizung und Überreizbarkeit, körperliche Unruhe, Konzentrations- und Aufmerksamkeitsprobleme, Verhaltens- und Interaktionsprobleme.
- Niedrige Stresstoleranz und hohe Erregbarkeit.
- Hohes Stressniveau.
- Angst.
- Ständige Aktivierung des Sympathikus (erhöht die nach außen gerichtete Aktionsfähigkeit).

chen Situationen ist das ja gut, aber im Alltag wie im Schulunterricht oder am Esstisch ist es sehr belastend. Durch diese Flut an Wahrnehmungen werden die Kinder schnell überreizt, sind körperlich unruhig, haben Probleme mit der Aufmerksamkeit und der Konzentration auf das Wesentliche, und sie tun sich schwer in der Interaktion mit anderen Menschen. Sie regen sich sehr schnell auf und zeigen ein übermäßig ängstliches Verhalten, was manche dieser Kinder aber mit verschiedensten Methoden überspielen. Häufiger sind es die Jungs, die ihre Angst nicht zeigen wollen und mit Aktionismus, Lautstärke und Kraftausdrücken regieren.

Wenn unser System in höchster Alarmbereitschaft ist, wird die Möglichkeit des Lernens und Nachdenkens hintangestellt. Dann ist es angesagt *zu handeln*. Das kann sich durch Flucht, Beobachtung oder im Kampf ausdrücken. Es ist situations- und altersabhängig. Ein Schulkind handelt natürlich nicht wie ein Baby, das sich in solchen Situationen nur durch Schreien äußern kann. Aber es erlebt die Stressreaktion des Gehirns und des Körpers und muss darauf reagieren.

Kinder mit einem noch aktiven Moro-Reflex sind hypersensibel und reagieren dementsprechend übermäßig stark auf alles, was aus der Umwelt auf sie einströmt. Es sind Kinder, die besser hören, sehen, riechen, schmecken. Der erste Gedanke könnte sein, dass es ja vorteilhaft wäre, wenn sie es besser können. Aber es schlägt sehr schnell ins Negative. Diese Kinder beschweren sich oft über die Lautstärke in der Klasse. Die hohe Lichtempfindlichkeit führt dazu, dass sie durch das weiße Papier geblendet werden und die schwarzen Buchstaben »zu tanzen« anfangen. Sie nehmen ganz intensiv Gerüche wahr. Während andere Kinder noch in einem für sie annehmbaren Geruchsbereich leben, empfinden diese Kinder viele »ganz normale« Situationen, wie in einer Schulklasse zu sitzen, als Geruchsbelästigung. Der Geschmack und die Konsistenz des Essens sind für sie häufig Grund, bei Tisch zu nörgeln, und jede Abweichung von der täglichen Routine ist ebenso wie jede Veränderung für sie nur

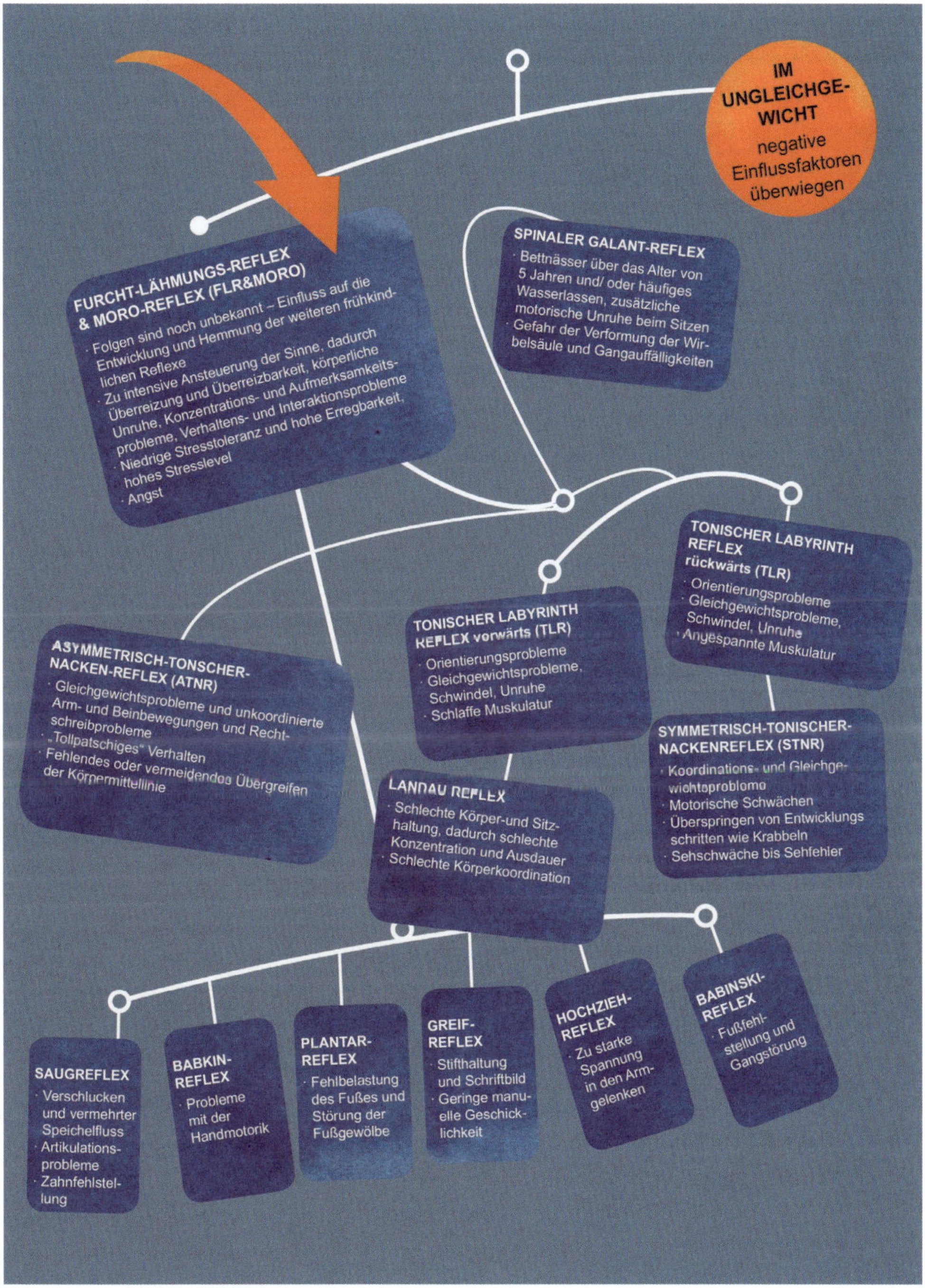

▶ Aktive Stressschutzreflexe und Restreflexe im Ungleichgewicht (mit Hauptsymptomen)

schwer erträglich. Denn schon das tägliche Pensum bedeutet für sie Belastung pur.

Weiterhin reagieren »Moro-Kinder« empfindlicher auf Berührungen. Beim Kleinkind kann ein aktiver Moro-Reflex dazu führen, dass es eine fürsorgliche Unterstützung beim Zähneputzen schreiend ablehnt, ebenso erleben die Kinder es als unangenehm oder schmerzhaft, wenn man ihnen die Nägel schneidet und die Haare kämmt. Sie machen insgesamt einen empfindlichen und »quengeligen« Eindruck und haben keinerlei Einsicht in das eigene (ungewöhnliche) Verhalten.

Schulkinder reagieren mit Kampf- oder Fluchtverhalten. In der Fluchtvariante sind die Kinder oftmals sehr ängstlich, sie ziehen sich zurück, knüpfen ganz schwer Kontakte oder werden durch die Stimmungsschwankungen für andere sehr anstrengend. Die Kampfvariante ist gekennzeichnet durch ein sehr aktives und angriffslustiges Verhalten. Bei dieser Art der Reaktion vermitteln die Kinder den Eindruck, sie hätten ein geringes Einfühlungsvermögen. Solch ein Kind wirkt, als wäre es ein Pulverfass. Es kann jederzeit explodieren! Oft legen diese Kinder starre Verhaltensmuster an den Tag, die sich fast schon penetrant wiederholen. Das bietet in einer gefühlten Angstsituation eine Art Kontrolle.

Mit beiden Varianten suchen die Kinder eine Möglichkeit, ihre Angst und Unsicherheit in den Griff zu bekommen. Das hat wiederum zur Folge, dass es ihnen sehr schwerfällt, Kritik anzunehmen, denn wie gesagt sind Veränderungen bedrohlich, und jede noch so gut gemeinte Belehrung oder Zurechtweisung können sie als »Weltuntergang« wahrnehmen. Das Lernen wird für sie in gewisser Weise gänzlich nebensächlich, und die Konzentration auf Wesentliches ist nicht möglich. Auch zeigt sich bei diesen Kindern oft auch eine fehlende Ausdauer beim Spielen oder beim Lernen, denn sie sind sehr leicht abzulenken.

Der Moro-Reflex ist überlebensnotwendig und wichtig für die Entwicklung des Neugeborenen. Er hat aber gravierend schäd-

Leben ohne Angst – geht das?

Oftmals werden wir gefragt, ob Angst nicht wichtig sei, da sie doch eine wichtige Reaktion sei und uns vor Schlimmerem bewahre. Das stimmt natürlich. Es kommt aber darauf an, dass wir eine »reife« Angstreaktion an den Tag legen. Eine »reife« Angstreaktion zeichnet sich dadurch aus, dass man sich kurz erschreckt, einen Moment innehält und dann die Situation bewusst bewertet. Durch die Rückmeldungen der Sinne nimmt man wahr und ordnet, was passiert ist, und daraufhin überlegt man, ob und was zu tun ist und was nicht. Das ist ein gravierender Unterschied zu einer Überlebensreaktion aus dem Stammhirn heraus, wo eben nicht überlegt werden kann.

liche Einflüsse auf das Lernen, Verhalten und die Gesundheit des Kindes, wenn er nicht rechtzeitig gehemmt wird. Alles wird als gefährlich und lebensbedrohlich wahrgenommen. Fatalerweise ist es aber meist keine reale Bedrohung, sondern auch in völlig harmlosen Situationen – wie beim Einschalten eines Staubsaugers – die Aktivierung eines Überlebensmusters, das unbewusst und damit nicht steuerbar abläuft. Die gute Nachricht ist in der Tat, dass sich ein noch aktiver Moro-Reflex erfolgreich integrieren lässt. Es kommt dann zu erstaunlich positiven Veränderungen bei den Kindern. Sie können sich plötzlich konzentrieren, fangen an, Kontakte herzustellen, brauchen die Hand der Mutter nicht mehr, werden selbstsicherer und umgänglicher (mehr über die Reflexintegration erfahren Sie im Kapitel »Grundsätze und Lösungen, die Mut machen«).

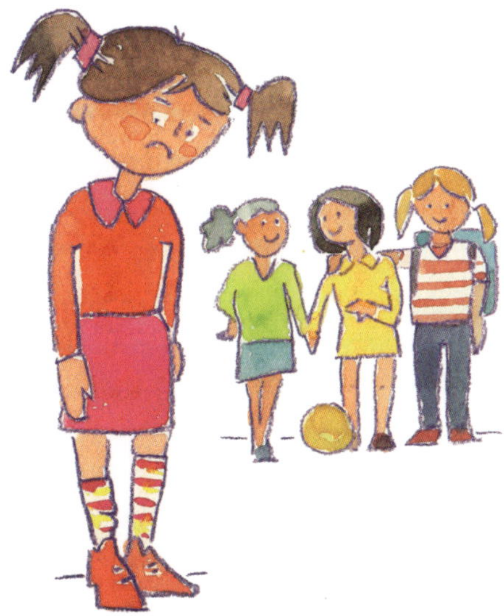

▶ Anna allein

Anna und ihre Ängstlichkeit

Anna fällt immer wieder durch ihre Ängstlichkeit auf. Wenn sie mit der Mutter zur Schule kommt, möchte sie noch deren Hand halten. Kommt die Lehrerin dazu, versteckt sie sich hinter der Mutter und lugt nur vorsichtig hervor. Oft fällt ihr der Abschied sehr schwer, und in der Klasse ist sie ganz ruhig und steht immer abseits der Gruppe. Sie findet keinen Anschluss und hat keine Freunde, die mit ihr spielen. Mit großen Augen betrachtet sie das Treiben der anderen, schreckt oft zusammen und ist eher ein weinerliches Kind. Wenn man mit ihr spricht, fällt es ihr auffallend schwer, Augenkontakt herzustellen, was ihr von den Erwachsenen oft als Unhöflichkeit ausgelegt wird und angemahnt wird.

Anna ist behütet und in liebevoller Umgebung aufgewachsen. Es gibt keine schlimmen Erlebnisse in ihrem jungen Leben, und es besteht eine gewisse Ratlosigkeit sowohl bei den Eltern als auch bei den Lehrern.

Aufgrund dieser Auffälligkeiten wurde Anna beim Kinderarzt vorstellig. Dieser hatte sich in einem Termin am Ende der Sprechstunde viel Zeit genommen und sich die Probleme angehört. Er hatte viel gefragt, ob etwas passiert sei, wobei Anna große Angst gehabt hätte, ob solche Symptome auch bei anderen Familienmitgliedern schon mal aufgetreten seien und ob es auch in einem anderen Umfeld auftritt, zum Beispiel im Sportverein. Er hatte sich Annas Vorgeschichte in seinen Unterlagen angeschaut und Anna körperlich untersucht. Sie musste einige Übungen machen wie einen Liniengang und einen »Hampelmann«, sie musste einen Mann zeichnen, ihren Namen schreiben und kleine Bausteine stapeln. Anna machte dies nach anfänglichem Zögern mit, wollte aber immer auf Mutters Schoß sitzen oder deren Hand halten.

Abschließend erklärte der Kinderarzt, dass er bei Anna bis auf eine leichte Entwicklungsstörung der motorischen Fertigkeiten keine Auffälligkeiten gefunden hätte und sie zur weiteren Abklärung an einen Kinder- und Jugendpsychiater überweisen möchte. Dieser müsse mithilfe von Testungen herausfinden, ob es sich um eine Angststörung handelt. Den Eltern gab er an die Hand, dass sie »auch mal Grenzen setzen müssten« und Anna mit ihrem Verhalten »nicht überall durchkommen« dürfe.

Max und seine Wut

In der Klasse sitzt Max zwei Plätze neben Anna. Er wird oft als »aggressiv« und »wütend« bezeichnet. Wenn er liest, kneift er häufig die Augen zusammen, denn er empfindet die Lampen im Klassenzimmer als sehr hell. Leider ist er nicht sehr gut im Lesen, obwohl der Augenarzt keine Probleme bei der Sehfähigkeit gefunden hat. Ganz im Gegenteil, er hat gesagt, dass Max sehen könne »wie ein Luchs«. Andererseits blickt Max ständig in der Gegend herum und scheint von allen Dingen im Klassenzimmer abgelenkt zu werden. Wenn es etwas lauter wird, hält er sich mit den Händen beide Ohren zu. Und er schaut häufig durchs Fenster, denn er hört, wenn in der etwas entfernten Straße ein Motorrad aufheult oder das Müllauto beim Rückwärtsfahren Pieptöne von sich gibt. Auch die an der nächsten Straßenecke liegende Baustelle zieht seine Aufmerksamkeit oft auf sich, insbesondere der Kran, der immer mal wieder wundersame Geräusche macht oder seinen Arm in diese oder jene Richtung dreht.

Max fällt unangenehm auf, weil er immer wieder sagt, es »stinke« im Klassenraum. Keiner der anderen Schüler empfindet das so. Max aber riecht noch die Spuren des neuen Bodenputzmittels, das sei ihm unangenehm und brenne in der Nase.

Beim Elternsprechtag heißt es, dass Max sich leicht ablenken lasse und sich nur sehr schwer auf das Wesentliche konzentrieren könne. Im Schulessen stochere er herum und habe trotz großen Hungers keinen Appetit.

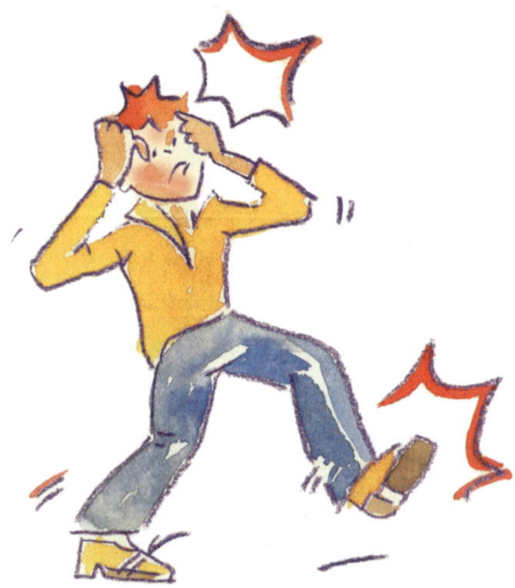

▶ Max, wütend

Spricht man Max auf all diese Dinge an, wird er ganz schnell sehr wütend, und manche Mitschüler leiden dann unter seinem aggressiven Verhalten. Die Lehrer überlegen, ob das wohl an einer schlechten Erziehung liege, und die Eltern sind ratlos.

Erfolgreich aktiv werden – aber wie?

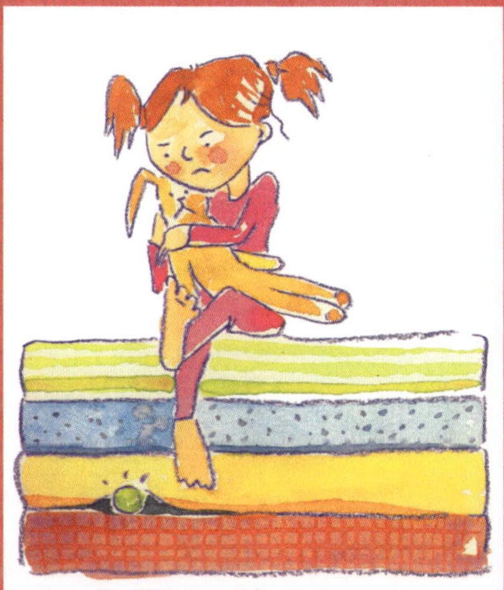

Vielleicht war das Vorbild für das Märchen »Die Prinzessin auf der Erbse« ein Kind mit einem aktiven Moro-Reflex.

Die Eltern sind sozusagen fast am Ende mit ihrem Latein. Es gibt schon häufig Krach zwischen ihnen, weil Max so anstrengend ist und der Vater andere Vorstellungen hat, wie damit umzugehen sei, als die Mutter, die nicht auf Grenzen und Strafen setzen möchte.

Während eines Termins beim Kinderarzt, der eigentlich wegen einer Erkältung anberaumt worden war, brachen bei der Mutter plötzlich alle Dämme. Auf einmal flossen die Tränen, und sie brauchte einige Minuten, um sich wieder zu sammeln. Trotz des vollen Wartezimmers hörte sich der Kinderarzt geduldig an, was die Ursache dieses Ausbruchs war.

Max saß die ganze Zeit scheinbar teilnahmslos auf der Liege, und in seiner Mimik konnte man keine Regung erkennen. Die Mama brachte alles zur Sprache, was in den letzten Wochen und Monaten vorgefallen war, und berichtete, wie viel Angst sie vor dem nächsten Tag, vor dem nächsten Ausraster und den nächsten Rückmeldungen der Lehrer und der anderen Eltern hatte. Sie gab auch zu, wie verzweifelt und hilflos sie dem Ganzen gegenüberstand und dass der Haussegen deswegen häufig schief hing.

Der Kinderarzt meinte, dass die Fülle und Stärke dieser Auffälligkeiten die Vorstellung in einem sozialpädiatrischen Zentrum (SPZ) nahelege und dass dort eine Einordnung möglich sei, er aber stark von einem Aufmerksamkeitsdefizit-Hyperaktivitätssyndrom (ADHS) ausgehe. Dieses Syndrom mache meist eine medikamentöse Therapie erforderlich. Für eine erste Unterstützung würde er aber, da schulisch und familiär so viele Probleme vorliegen und die Wartezeiten im SPZ zwischen drei und sechs Monaten lägen, eine Ergotherapie verordnen. Dort könnten schon mal Konzentration und Ausdauer gesteigert, das Verhalten in Stresssituationen geübt und die niedrige Frustrationsschwelle bearbeitet werden.

Mit diesen Informationen verließen Max und seine Mutter die Praxis. Auf dem Nach-

hauseweg war die Mutter überrascht, dass Max sehr viel von dem Gespräch wiedergeben konnte, obwohl er die ganze Zeit wie abwesend erschienen war.

Um ein Gefühl dafür zu bekommen, wie ein Kind mit einem aktiven Stressschutzreflex die Welt erlebt, halten Sie einmal so lange die Augen weit offen, wie Sie es aushalten, und schauen Sie, was passiert. Weit geöffnete Augen sind ein wichtiges Merkmal der Angstreaktion. Das Gehirn wird auch beim gewollten Aufreißen der Augen die gleichen Abläufe stattfinden lassen. Sie werden merken, dass Sie in eine Habachtstellung kommen. Jede Bewegung in Ihrem Umfeld werden Sie intensiver registrieren, die Atmung und der Herzschlag werden schneller, die Haut empfindlicher – oder bekommen Sie sogar eine Gänsehaut? Sie werden lauter hören, mehr riechen, intensiver fühlen. Dies ist kurzzeitig schon nicht schön, aber bei den beschriebenen Kindern vom Aufwachen bis zum meist schwierigen Einschlafen extrem belastend.

Der tonische Labyrinthreflex vorwärts und rückwärts

Fast alle Kinder mit einem noch aktiven tonischen Labyrinthreflex, ob vorwärts oder rückwärts, zeigen auffallende Gleichgewichts- und Orientierungsprobleme. Sie können Entfernungen und Geschwindigkeiten schwer abschätzen und laufen unsicher. Sie können links und rechts nicht eindeutig zuordnen, auch mit der Folge, die analoge Uhr schwer lesen zu können. Als Folge der Orientierungsprobleme, also des Nichtwissens, wo man sich im Raum oder zum Beispiel auch auf Sportplätzen gerade aufhält, kommt es nicht nur zu Problemen des Körpers in der Umgebung. Es ergibt sich auch eine fehlende Orientierung auf einem Blatt Papier. Die Einteilung dort beim Schreiben gelingt nicht wirklich, und die Ausrichtung der Buchstaben ist unsicher. So kann ein b auch mal ein d sein, ein w auch mal ein m – je nach Schriftart, die es zu entziffern gilt. Eine weitere Folge sind Zahlendreher, somit könnte eine 43 auch eine 34 sein, und das mit den entsprechenden Folgen im Rechnen. Beim Lesen fällt das Verfolgen einer Zeile ohne Hilfe eines Fingers schwer.

Wenn die Logik der Orientierung fehlt, fehlt sie auch in jeder anderen Form, wo sie gefragt ist. Und sie ist gerade im schulischen Bereich häufig erforderlich. Zu nennen ist zum Beispiel die logische Reihenfolge von Zahlen, die grammatikalische Reihenfolge sowie das Lesen von Wörtern.

Auswirkungen bei Restreaktionen

- Orientierungsprobleme.
- Gleichgewichtsprobleme, Schwindel, Unruhe.
- Schlaffe (TLR vorwärts) oder angespannte (TLR rückwärts) Muskulatur.

Leicht kann hier aus einem »ein« ein »nie« werden. Weiterhin neigen Kinder mit einem noch aktiven TLR vorwärts oft zu einer schlaffen Muskulatur, wohingegen diese beim TLR rückwärts sehr angespannt ist. Die Bewegungen oder der Gang des Kindes können dann einen abgehackten, roboterähnlichen Charakter haben, während er beim TLR vorwärts »schlurfig« ist. Zu guter Letzt wirkt die Aktivität des Reflexes bis hin zur Beeinträchtigung des Sehvermögens, da unter anderem eine Anpassung des Sehens in die Ferne und die Nähe schlecht funktioniert.

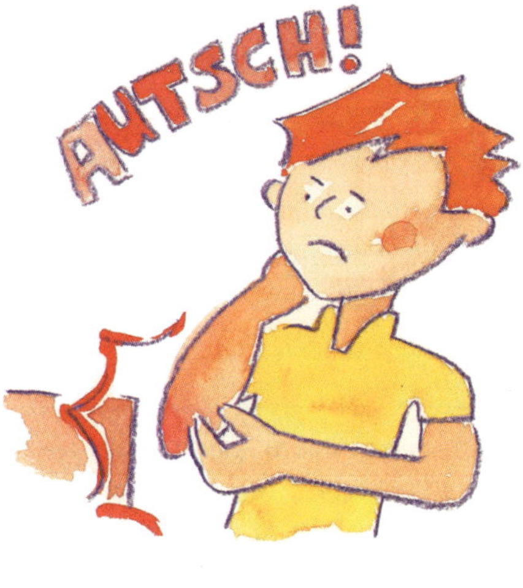

▶ Max mit blauen Flecken

Max und seine blauen Flecken

Max ist schon bekannt für seine blauen Flecken, die er sich ständig zuzieht, weil er immer wieder an Möbelstücken oder Mauerkanten anstößt. Beim Treppensteigen muss er sich festhalten, denn es wird ihm leicht schwindelig. Im Sportunterricht ist er sich häufig nicht sicher, wohin er laufen soll, wenn der Lehrer ruft: »Alle laufen in die linke Ecke.« Es wäre einfacher für ihn, wenn der Lehrer sagte, alle sollten in die Ecke mit dem Barren laufen. Auch beim Fußballtraining gibt es dadurch Probleme, denn der Coach setzt ihn einfach nicht beim Spiel ein. Solange Max seine Anweisungen, wohin er laufen soll, nicht umsetzt oder selbst bemerkt, wohin er laufen muss, um seine Aufgaben im Team zu erfüllen, kann er ihn einfach nicht einsetzen.

Probleme hat Max ebenfalls, wenn die Mutter sagt, er solle um Viertel nach eins zum Essen kommen. Da ist er sich nicht immer sicher, an welcher Stelle der Zeiger nun »nach« anzeigt. Die ganzen Erklärungen, dass der große Zeiger dann rechts hinzeigt, helfen ihm auch nicht, da er doch links und rechts ohnehin immer verwechselt. Das merken auch die Lehrer, denn Max kann ein Blatt nicht richtig einteilen. Ziemlich unangenehm wird es, wenn die Familie im Auto unterwegs ist, denn Max wird es auf längeren Fahrten oft so schlecht, dass er sich übergeben muss.

Beim Kinderarzt wird Max wegen der Reiseübelkeit und des häufigen Anstoßens und Stolperns vorgestellt. Eine Überprüfung der Grobmotorik erbringt aber bis auf einen recht steif wirkenden Gang und eine etwas erhöhte Muskelspannung keine Auffälligkeiten. Hinter diesen beiden Auffälligkeiten sei nichts zu vermuten, erklärt der, es sei eine Typsache, und mit ein bisschen Sport und

Übung werde es »sich auswachsen«. Ein orientierender Sehtest erbringt ebenfalls keine Auffälligkeiten, trotzdem soll Max bei solchen Symptomen auf jeden Fall einen Augenarzt aufsuchen. Und eine Vorstellung beim Hals-Nasen-Ohren-Arzt wird empfohlen, da die Symptome auch vom Gleichgewichtsorgan kommen könnten.

Wenn Sie andeutungsweise nachvollziehen wollen, wie Kinder mit aktivem tonischem Labyrinthreflex die Welt erleben, können Sie einerseits den »weichen Teddy« oder den »Spargel« nachmachen. Beim »weichen Teddy« wird der TLR vorwärts simuliert. Nehmen Sie in allen Gelenken eine leichte Beugestellung ein. Der Mund ist ganz entspannt und leicht geöffnet, der Kopf nach vorn gebeugt. Alles ist entspannt und »fluffig« an Ihrem Körper. Sie bewegen sich, wie ein großer Teddybär gehen würde, ganz gemächlich, ohne Anspannung. Spüren Sie, wie sich Ihr Atem verlangsamt, wie Sie irgendwie schlapp und müde werden und vielleicht auch Hunger bekommen? Dann kann Ihnen bewusst werden, dass diese Kinder keine Lust auf Sport haben, alles irgendwie anstrengend ist und sie »nicht aus dem Quark« kommen. Durch die entspannte Bauchhaltung haben diese Kinder erst spät oder kein Sättigungsgefühl und neigen zu Übergewicht, weil sie zu viel essen und sich zu wenig bewegen.

Beim TLR rückwärts streckt man den ganzen Körper. Alles erscheint unter Spannung, der Kopf ist leicht nach hinten gebeugt, die Gesichtsmuskulatur ist angespannt. Dies macht die Mimik sehr starr. Die Bewegungen wirken steif und abgehackt, da der Streckzustand einen angemessenen Einsatz der Gelenke verhindert. Sie werden spüren, dass Sie in dieser Haltung auch innerlich unter Spannung geraten. Sie wollen sich bewegen, und still zu sitzen ist nicht zu ertragen. Und versuchen Sie in diesem Zustand einmal, eine Treppe hochzugehen. Das »Erklimmen« jeder Stufe wird zum Ereignis, meist versucht man, die Auswirkungen des Streckzustands zu minimieren, indem man die Beine seitlich wegkippt. Diese Kinder essen häufig auch nicht genug, und mit der Bewegungsunruhe entwickelt sich meist ein drahtig-schlankes Äußeres.

Bei beiden TLR-Formen ist das Nah- und Fernsehen beeinträchtigt, gerade auch der Übergang vom Schauen in die Ferne zum Nahsehen und umgekehrt. Sie könnten vielleicht denken, dass das ja nicht so viel ausmache? Nun, nehmen Sie mal ein möglichst schwaches Fernglas, halten Sie es vor die Augen, und gehen Sie so ein paar Schritte. Das können Sie mit beiden Seiten des Fernglases probieren. Sie können so nicht abschätzen, ob etwas schon im Bewegungsbereich ist, und werden häufig irgendwo anstoßen.

Oder setzen Sie sich an einen Tisch, und schlagen Sie ein Buch auf. Wenn Sie sich über das offene Buch beugen, nehmen Sie das Fernglas erst weg, wenn Sie die Zeilen gefunden haben, die Sie lesen möchten.

Dann fangen Sie an zu lesen. Jetzt schauen Sie kurz hoch, nehmen das Fernglas und beugen sich wieder über das Buch; suchen Sie die Zeile, bei der Sie aufgehört haben zu lesen, und nehmen Sie das Fernglas erneut weg. Sie sehen, wie zeitaufwendig und kräftezehrend das ist …

Das Beispiel eines Zeichentests (Tansley-Figurentests)

Mit sechs Jahren sollten solch einfache Figuren wie nach dem sogenannten Tansley-Test recht genau abgemalt werden können. Werden die Kinder aufgefordert, sie möglichst gleich nachzuzeichnen – »So, wie es ein Kopierer macht« –, nehmen die meisten diese Aufforderung gern an. Liegen andere Faktoren wie große Angst, starke Übermüdung oder eine akute Krankheit nicht vor (in solchen Fällen sollte man ohnehin nicht testen), versuchen die Kinder, diese Aufgabe bestmöglich zu erledigen.

Ein Reflex kommt selten allein

Wir müssen hier noch einmal darauf hinweisen, dass ein frühkindlicher Reflex nicht oder selten allein auftritt und entsprechende Auswirkungen hat. Meist sind die Symptome und Testergebnisse, die Bewegungsmuster und Auffälligkeiten eine Kombination aus verschiedenen frühkindlichen Reflexen.

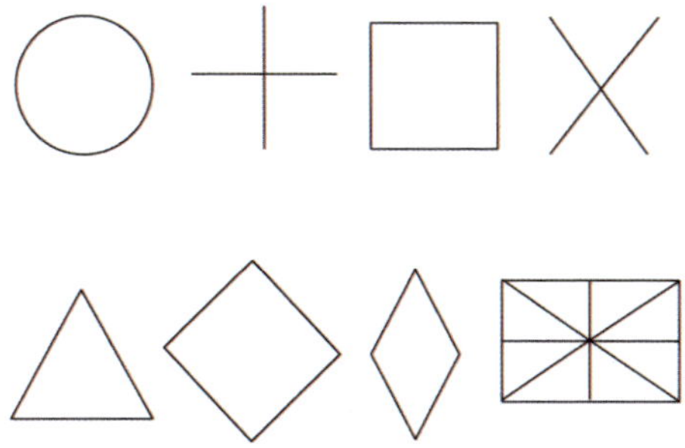

▶ Das Vorlagenblatt des Tansley-Tests

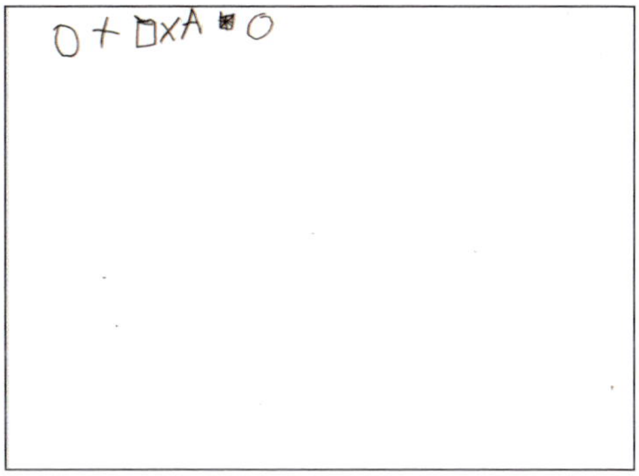

▶ Zeichnung eines sechsjährigen Jungen nach der Vorlage

Bei dem hier dargestellten Ergebnis zeigen sich deutliche Zeichen für einen noch aktiven tonischen Labyrinthreflex, der über bestimmte Maßnahmen kompensiert wird, aber auch erhebliche Auswirkungen hat. Um sich im Raum des Zettels nicht zu verlieren, was beim TLR schnell passiert, hat der Junge die Zeichen sehr klein und am oberen Rand gemalt. Weiterhin führte es dazu, dass er die Symbole nur in einer Reihe gezeichnet hat. Durch die schlechte Anpassung an Nähe und Ferne hat er nur sieben Zeichen gezeichnet, wobei mit dem Kreis eins sogar doppelt vorkommt.

Stellen Sie sich jetzt bitte einmal vor, wie es so einem Kind in der Schulklasse ergeht, wenn es von einer Tafel abschreiben soll! Durch die größere Entfernung sind die Auswirkungen dann noch gravierender.

Annas Rechenprobleme

Anna ist schlecht in Mathe und übt abends immer mit dem Vater noch die Aufgaben. Besonders schwer fällt ihr das Kopfrechnen. Der Papa kann das nicht verstehen und wird schon etwas ungeduldig. Braucht Anna doch besser eine professionelle Nachhilfe?

Das mit der Richtung links und rechts ist teuflisch für Anna, weil sie, ohne es zu merken, die Zahlen verdreht, also wird aus einer 18 plötzlich im Kopf eine 81. Dann stimmt natürlich das Ergebnis wieder nicht. Logisch kann sie es sich nicht erklären, dass der Zahlendreher etwas anderes ergibt, nur weil man die Ziffern vertauscht. Wenn sie den Vater anschaut, egal, aus welcher Richtung, sogar wenn sie oben auf der Treppe steht und wenn sie sich auf den Boden legen würde, der Papa bleibt immer der Papa, der ändert sich doch auch nicht. Warum soll das bei Zahlen anders sein?

Das Problem taucht leider auch beim Schreiben auf, und die Lehrer runzeln schon die Stirn. Für Anna gibt es keinen ersichtlichen Unterschied zwischen einem b und einem d oder einem w und einem m. Bei Anna ist das Wort »nie« manchmal auch ein anderes Wort, nämlich »ein«. Sie kann nicht sehen und nicht verstehen, wo und warum sie diese Fehler macht. Und noch so viel Übung ändert nichts daran. Langsam werden alle in der Familie nervös, wenn es wieder ums Lernen mit Anna geht. Und Anna bekommt immer mehr Angst, Fehler zu machen, und sie versteht einfach nicht, was sie ändern muss.

Als Anna mit diesen Problemen beim Kinderarzt vorstellig wird, meint dieser, dass dringend eine Testung auf Lese-Rechtschreib-(Legasthenie-) und Matheschwäche (Dyskalkulie) erfolgen müsse.

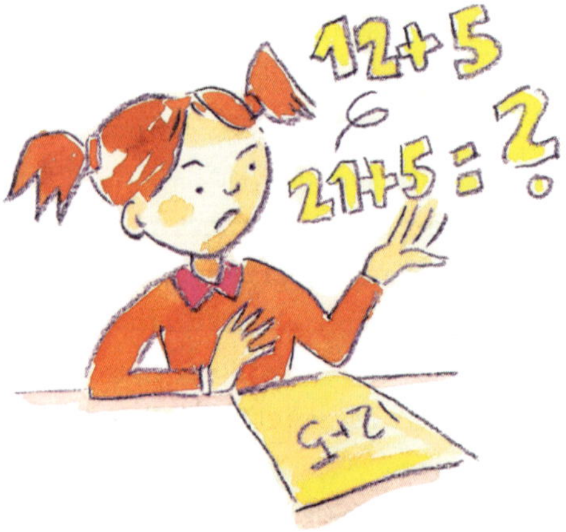

▶ Anna hat Rechenprobleme

Der asymmetrisch-tonische Nackenreflex

Unsere Erfahrung zeigt, dass alle Kinder, die zum Reflexintegrationstraining kommen, noch einen aktiven asymmetrisch-tonischen Nackenreflex (ATNR) aufweisen. Und das ist eine richtige, nicht bewältigbare Herausforderung für die betroffenen Kinder. Ausgelöst durch die Drehung des Kopfs, kommt es zu unbewussten Arm- und Beinbewegungen. Da dadurch das

Auswirkungen bei Restreaktionen
- Gleichgewichtsprobleme und unkoordinierte Arm- und Beinbewegungen.
- Verständnis-, Lese- und Rechtschreibprobleme.
- »Tollpatschiges« Verhalten.
- Fehlendes oder vermeidendes Übergreifen der Mittellinie.

Gewicht unkontrolliert verlagert wird, ist das mit Gleichgewichtsproblemen verbunden. Die Armbewegungen sorgen für versehentliche »Unglücke« bei Tisch, weswegen das Kind schnell als »Tollpatsch« abgestempelt wird. Da das Übergreifen der Mittellinie beim aktiven ATNR nur mühsam oder gar nicht möglich ist, können sie manche Aufgaben nur schwer erledigen, oder sie brauchen im Vergleich mit anderen Kindern einfach zu lange. In der Schule fallen die Kinder auf, weil sie aufgrund von Verständnisproblemen sehr häufig nachfragen – »Was?« – und zu Lese- und Rechtschreibproblemen neigen.

Max und seine Ungeschicklichkeit

Max ist sehr ungeschickt, er gilt als ein bisschen »tollpatschig«. Am Tisch beim Essen wird es besonders gefährlich, weil er schon mal versehentlich ein Glas oder eine Tasse mit dem Arm umstößt. Die anderen regen sich dann immer ziemlich auf und ermahnen ihn, er solle »doch endlich mal aufpassen«. Max kennt das auch von der Schule. Da wirft er zwar nichts auf dem Tisch um, aber wenn er zu seinem Nachbarn hinüberschaut, geht sein Arm automatisch mit, und er schubst seinen Freund dann unabsichtlich. Er weiß gar nicht, wie ihm geschieht, bekommt aber doch immer wieder Ärger, weil sein Freund meint, er mache das vorsätzlich. Wenn es seine Schreibhand ist, passiert es schon mal, dass der Stift dann durch die Gegend fliegt. Die Lehrer sind jedes Mal ziemlich verärgert, denn es sorgt für eine gewisse Unruhe, bis er den Stift dann wiederfindet. Jetzt hat er sich angewöhnt, den Stift in der Schreibhand immer besonders fest und mit so vielen Fingern wie möglich zu halten. Dafür muss er nun den ordentlichen Haltegriff trainieren, da seine Lehrerin sagt, so würde man keinen Stift halten. Die Mutter hat ihm schon so ein Gummiteil gekauft, bei dem er drei Finger in die Mulden legen soll. Leider klappt das trotzdem nicht so, dass die Erwachsenen zufrieden sind.

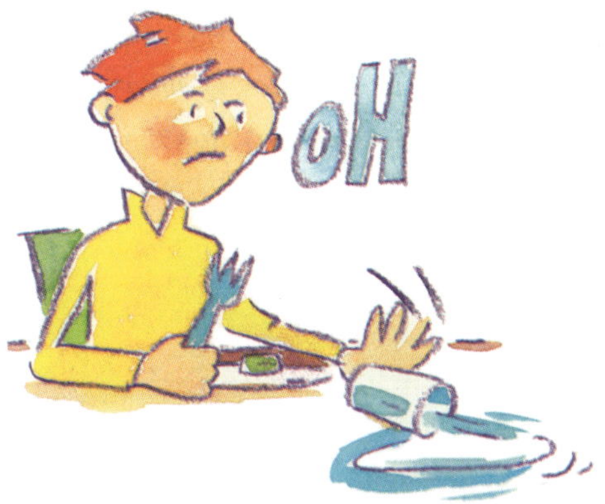

▶ Max' Glas fällt um

Beim Kinderarzt bekam Max einen Termin zur motorischen Abklärung, als sein Vater dort wegen der Probleme mit der Stifthaltung, mit dem Umwerfen von Gläsern und dem Anrempeln seines Klassenkameraden anrief. Letzteres hatte er von der Mutter erfahren. Bei der Austestung fällt eine Gleichgewichtsschwäche auf. Auf einem Bein zu stehen, gestaltet sich als sehr wackelige Angelegenheit und ist ihm nur wenige Sekunden möglich. Der Liniengang ist unsicher, und mit geschlossenen Augen zu stehen hält Max nur kurz aus, bevor er die Augen wieder öffnet. Bei der Schriftprobe fällt auf, dass er den Stift sehr verkrampft hält und hohen Druck ausübt, wobei er sich beim Schreiben fast auf den Tisch legt. Aufgrund dieser Befunde erklärt der Kinderarzt, eine ergotherapeutische Behandlung wäre sehr sinnvoll, um die Auffälligkeiten anzugehen.

Anna und das Schreiben

Im Schulalltag kämpft Anna beim Schreiben mit den Linien. Gern fängt sie in der Mitte des Blatts an zu schreiben, das geht gut. Jetzt macht ihr Lehrer schon immer Punkte am linken Rand der Zeile, damit sie sich merkt, dass sie stattdessen dort anfangen muss.

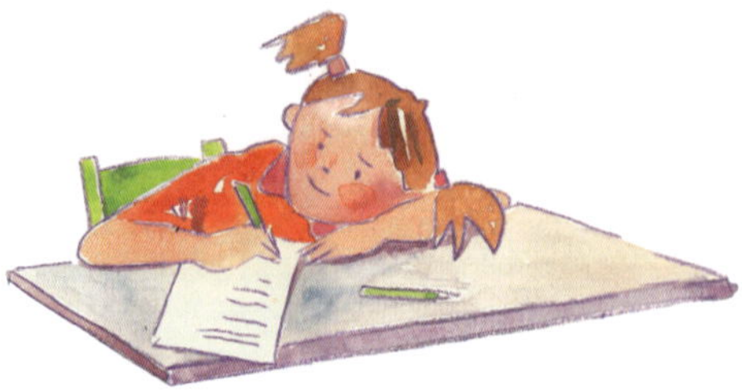

▶ Annas Blattlage beim Schreiben

Leider klappt das oft nur zwei- bis dreimal, dann nimmt sie einfach wieder die Blattmitte als Beginn.

Obwohl sie sich wirklich bemüht, bleiben die Zeilen nicht gerade. Je mehr sie nach rechts schreibt, umso mehr geht ihre Hand nach unten. Sie hat keinen Einfluss darauf und bekommt dafür auch noch immer Einträge ins Heft. Jetzt hat sie schon mal ausprobiert, das Blatt einfach hochkant vor sich zu legen und von unten nach oben zu schreiben. Das klappt viel besser, sie kann am Anfang der Zeile, also ganz unten, anfangen zu schreiben und ganz gerade nach oben. Leider darf sie das Blatt in der Schule so nicht hinlegen. Schade!

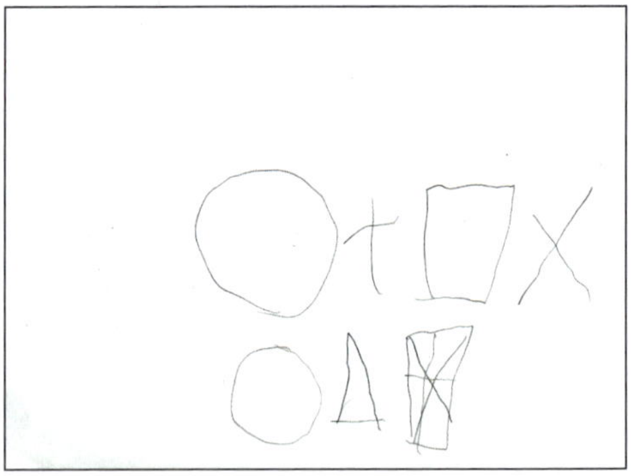

▶ Der Tansley-Test beim ATNR

In der Zeichnung eines sechsjährigen Jungen mit einem aktiven asymmetrisch-tonischen Nackenreflex kann man unter anderem deutlich den Hinweis darauf sehen, da die Mittellinie des Blatts nach links nicht überschritten wird. Auch die Hefte des Jungen zeugen von diesem Mechanismus, die Seite wird nur rechts von der Mittellinie beschrieben. Auch wenn die Lehrer als Hilfestellung links am Zeilenanfang einen roten Punkt machen, wird das Kind sich maximal drei bis vier Zeilen lang daran orientieren können. Dann rutscht der Anfang wieder immer mehr zur Mittellinie. Ein anderes Schriftbild kann auch sein, dass die Zeilen nach rechts immer mehr nach unten abfallen oder bei einem Linkshänder die Schrift rechts von der Blattmittellinie immer kleiner wird.

Der spinale Galant-Reflex

Der spinale Galant-Reflex ist die Ursache für »zappeliges«, unruhiges Verhalten, vor allem beim Sitzen. Da der Reflex durch den Druck auf die Lendenwirbelsäule mit einer seitlichen Beugung des Körpers ausgelöst wird, ist alles, was diesen Bereich des Rückens »drückt«, für ein Kind unangenehm. Es wird mit einem Hohlkreuz am Stuhl sitzen, um dem Druck der Lehne zu entgehen, oder sich mit dem Po an den Rand des Stuhls setzen. Es wird ständig hin und her rutschen, wenn es bei einer richtigen Sitzhaltung mit dem Rücken an der Lehne sitzt, und es wird enge Kleidungsstücke oder Gürtel vermeiden. Der aktive spinale Galant-Reflex ist verantwortlich für eine schlechte Blasenkontrolle oder das Einnässen über das Alter von fünf Jahren hinaus. Er kann beidseitig, aber auch nur einseitig aktiv bleiben. Ist er nur einseitig aktiv, gehen die Kinder oft auffällig, und es besteht die Gefahr, dass sich die Wirbelsäule durch die starke einseitige Muskelfehlspannung verformt.

Auswirkungen bei Restreaktionen

- Bettnässen über das Alter von fünf Jahren und/oder häufiges Wasserlassen.
- Motorische Unruhe beim Sitzen.
- Gefahr der Verformung der Wirbelsäule und Gangauffälligkeiten.

Anna sitzt mit Hohlkreuz und »muss« ständig

Annas Sitzhaltung (Hohlkreuz) ist unbequem und ungewöhnlich. Sie ist schon bei allen Lehrern dafür bekannt, dass sie ständig zur Toilette muss. Die Lehrer empfinden das als sehr störend und unterstellen ihr, der häufige Gang zur Toilette sei nur eine Taktik, den Unterricht zu verlassen, sooft es eben geht.

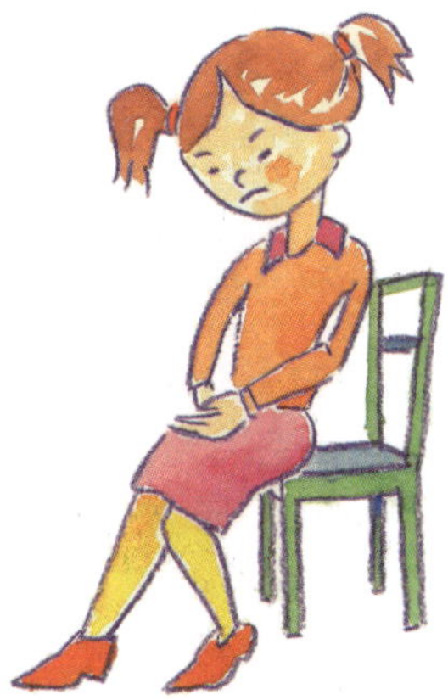

▶ Anna mit Hohlkreuz

Auch zu Hause fällt auf, dass Anna immer sehr unruhig am Tisch ist und bei jeder Mahlzeit mindestens einmal aufs Klo geht. Beim Kinderarzt haben die Eltern dies auch schon abklären lassen. Eine Sonografie der Blase und Nieren war aber ebenso unauffällig wie eine Urinuntersuchung.

Zur Sitzunruhe bemerkte der Arzt zum Leidwesen der Eltern, dass es nur eine Erziehungsfrage sei und sie doch mit mehr Nachdruck einfordern müssten, dass Anna ruhig sitzen und auch die Toilettengänge auf die Zeit vor oder nach dem Essen legen solle.

Max und seine Unruhe

Max ist ein regelrechter »Zappelphilipp«: Er kann sich nicht ruhig halten, rutscht ständig auf seinem Stuhl hin und her und fällt dabei auch schon mal herunter. Er wird so häufig ermahnt, und er würde es gern auch ändern, aber er kann »das komische Gefühl im Rücken« sonst nicht aushalten.

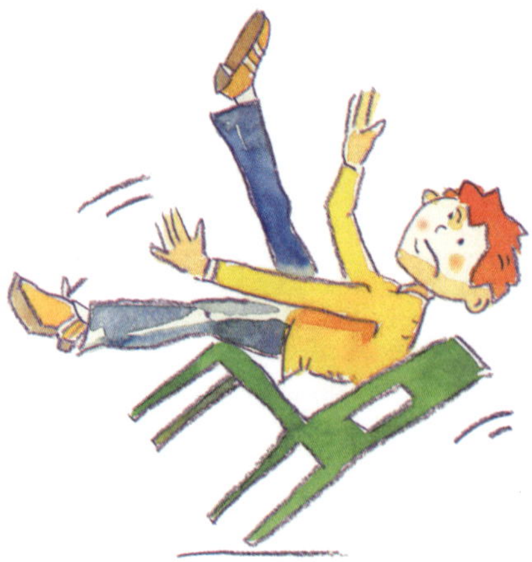

▶ Max, der »Zappelphilipp«

Außerdem nässt er nachts immer noch ein, sodass er mit seinen acht Jahren im Bett eine Windel trägt. Sonst würde ja die Matratze wegschwimmen, wie die Mutter immer sagt. Das findet er natürlich »total doof«, und es darf niemand erfahren. Deshalb schläft er auch nicht bei seinem Freund, obwohl er das so gern einmal täte.

Max wurde wegen des nächtlichen Einnässens schon »auf den Kopf gestellt«. Aber alle Untersuchungen beim Kinderarzt, beim Urologen und sogar im Krankenhaus, wobei ein Rückfluss aus der Blase hin zur Niere ausgeschlossen wurde, brachten kein Ergebnis, woran das liegen könnte. Auch die Behandlungsversuche, zuerst mit einer Klingelhose, dann mit Medikamenten, brachten überhaupt keine Besserung.

Der Landau-Reflex

Ein »aktiver Landau« zeigt sich meist in einer schlechten Körperkoordination und -haltung. Infolge einer unzureichend starken Rücken- und Halsmuskulatur stützen die betroffenen Kinder beim Sitzen den Kopf in eine Hand und liegen mit dem Oberkörper fast auf dem Tisch. Damit verhindern sie eine ausreichend tiefe Atmung, wodurch das Gehirn mit weniger Sauerstoff versorgt wird und die Konzentration leidet.

Ein »klassisches« Symptom eines aktiven Landau-Reflexes ist es, dass die Kinder nicht oder nur sehr schwer das Brustschwimmen lernen. Die Logik dahinter ist bestechend

Auswirkungen bei Restreaktionen
- Schlechte Körper- und Sitzhaltung.
- Dadurch mangelnde Konzentration und Ausdauer.
- Fehlerhafte Körperkoordination.

– wenn der Kopf aus dem Wasser gehoben wird, gehen die Beine auch nach oben, genau dem Reflexmuster folgend.

Anna und ihre Sitzhaltung

Typischerweise stützt Anna ihren Kopf auf die Hände, sobald sie sitzt. Es ist ihr einfach zu anstrengend, immer so lange aufrecht sitzen zu müssen. Dass sie dabei etwas müde und unkonzentriert wird, fällt ihr nicht so auf, aber ihre Lehrer ermahnen sie deswegen immer häufiger. Wenn sie mit ihren Freunden Hüpfspiele machen oder sie mit dem Springseil spielen will, hat sie große Probleme. Sie ist traurig, weil andere Kinder sie oft verspotten, da sie »wie ein Roboter« gehe.

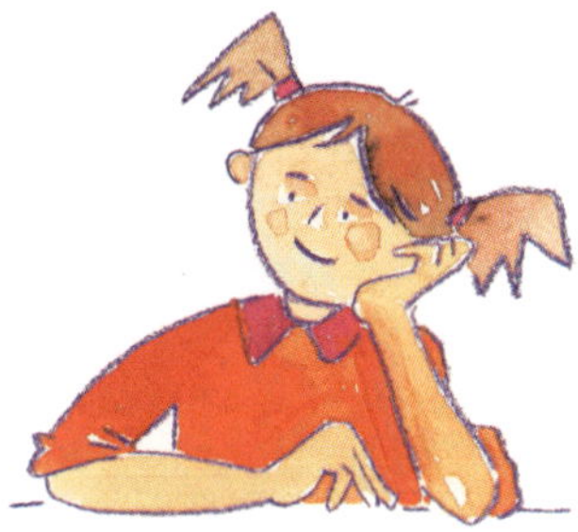

▶ Anna stützt den Kopf.

In der letzten Woche rief eine Lehrerin Annas Mutter an und berichtete ihr, wie müde Anna immer sei und wie sehr ihre Konzentration nachlasse. Sie fragte, ob in der Familie »alles in Ordnung« sei und Anna auch genug Schlaf bekäme. Die Mutter konnte sich das Ganze gar nicht erklären. So vereinbarte sie einen Termin beim Kinderarzt. Dieser fragte ebenfalls nach dem Schlafverhalten, aber auch nach der Ernährung. Beides konnte die Mutter nur als unverändert und weitgehend normal bezeichnen. Auch die Fragen nach dem Appetit, der Ausscheidung und dem allgemeinem Befinden brachten keine Auffälligkeiten.

Der Kinderarzt nahm Blut ab, um einen Eisenmangel und eine Schilddrüsenunterfunktion auszuschließen. Darüber hinaus untersuchte er Annas Urin. Beide Checks wie auch die körperliche Untersuchung erbrachten lediglich »Normalbefunde«. Zur weiteren Abklärung stellte der Arzt eine Überweisung zum Hals-Nasen-Ohren-Arzt aus, um eine Schlafstörung durch Polypen auszuschließen. Auf die Nachfrage der Mutter, ob er noch einen Tipp hätte, wie Anna ihren Freischwimmer schaffen könnte, zuckte er nur die Achseln und meinte eher fragend: »Üben, üben, üben …!«

Max und das Brustschwimmen

Max ist zu einem Schwimmkurs angemeldet. Da die ganze Familie im Sommerurlaub ans Meer fahren wird, möchte er richtig gut schwimmen können und hat sich fest vorgenommen, das Seepferdchen zu machen. Er hat sich sehr auf den Kurs gefreut, um endlich das Brustschwimmen zu lernen. Nach

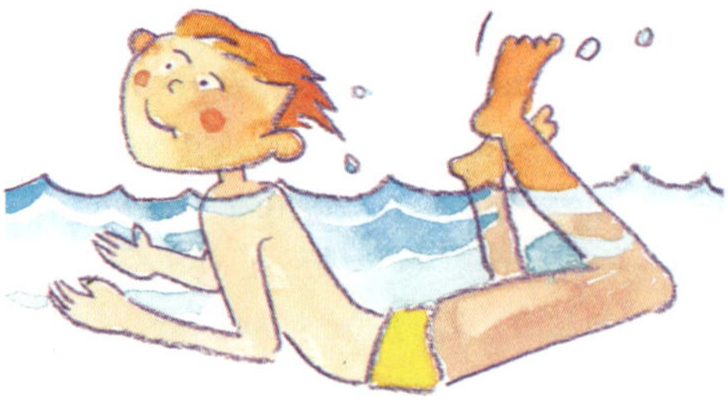

▶ Max beim Brustschwimmen

und nach verliert er aber die Lust, denn irgendwie kann er nicht nachmachen, was die Trainerin von ihm will. Er geht immer wieder unter, und jedes Mal strecken sich die Beine automatisch aus dem Wasser. Wie soll er denn da die Schwimmbewegungen machen? Zu tauchen gelingt ihm aber gut. Sobald der Kopf unter Wasser ist, kann er sehr gut schwimmen. Jetzt muss er zu Hause Trockenübungen machen, das ist ja »megablöd«, denn ohne Wasser macht das keinen Spaß. Obwohl er daheim dennoch sehr ehrgeizig übt, wird und wird es nicht besser. Er muss jetzt wohl noch einen weiteren Schwimmkurs besuchen?

Der symmetrisch-tonische Nackenreflex

Diesem Reflex wird nachgesagt, dass er bei 75 Prozent der Kinder mit Lese-Rechtschreib-Problemen aktiv ist. Aus unserer Praxis heraus können wir das nur bestätigen. Bespricht man die Biografie der Kinder, erfährt man sehr häufig, dass sie den wichtigen Entwicklungsschritt des Krabbelns ausgelassen haben. Als Folge davon entstehen auch Sehfehler bis hin zu Sehschwächen. Diese resultieren aus einem Defizit in der Arbeit und Koordination der Augenmuskulatur, die sonst durch diesen Entwicklungsschritt trainiert worden wären. Ein Umschalten von einem klaren Sehen in die Ferne wieder zu einem klaren Sehen in der Nähe dauert viel zu lange. Ebenso ist die Arbeit der Augenmuskulatur, die für die notwendige Steuerung der Augäpfel in jede Richtung gebraucht wird, nicht synchron. Als Folge davon entstehen Doppelbilder, obwohl die Kinder gut sehen können. Bei Problemen in der vertikalen Augenbewegung zeigen sie eine Schwäche im Rechnen.

Restmuster des symmetrisch-tonische Nackenreflexes zeigen sich auch in Koordinations- oder Gleichgewichtsproblemen. Generell kämpfen diese Kinder mit motorischen Schwächen, was sich besonders im Sportunterricht beobachten lässt.

Auswirkungen bei Restreaktionen

- Koordinations- und Gleichgewichtsprobleme.
- Motorische Schwächen.
- Überspringen von Entwicklungsschritten wie Krabbeln.
- Sehschwäche bis -fehler.

Max sieht doppelt

Max hat ein großes Problem mit der Rechtschreibung, vor allem wenn er von der Tafel abschreiben muss. Es dauert immer mehrere

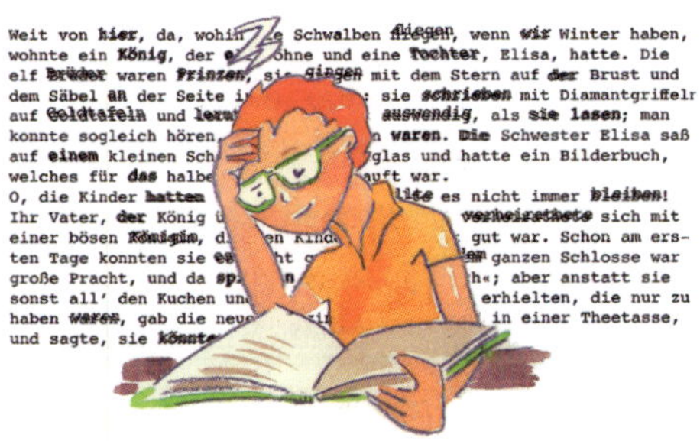
Weit von hier, da, wohin
Schwalben fliegen, wenn wir Winter haben,
wohnte ein König, der
öhne und eine Tochter, Elisa, hatte. Die
elf Brüder waren Prinzen, sie gingen mit dem Stern auf der Brust und
dem Säbel an der Seite
sie schrieben mit Diamantgriffeln
auf Goldtafeln und
auswendig, als sie lasen; man
konnte sogleich hören,
waren. Die Schwester Elisa saß
auf einem kleinen Sch
glas und hatte ein Bilderbuch,
welches für das halbe
auft war.
O, die Kinder hatten
es nicht immer bleiben!
Ihr Vater, der König
verheiratete sich mit
einer bösen Königin,
gut war. Schon am ers-
ten Tage konnten sie
ganzen Schlosse war
große Pracht, und da
aber anstatt sie
sonst all' den Kuchen un
erhielten, die nur zu
haben waren, gab die neu
in einer Theetasse,
und sagte, sie

▶ Max' Doppelbilder

Sekunden, bis er die Buchstaben klar sehen kann, und manchmal klappt das in der Eile gar nicht. Dann schreibt er einfach das hin, was er zu sehen glaubt. Außerdem schreibt er ohnehin nicht gern, denn sein Handgelenk schmerzt dabei sehr schnell. Dann hört er einfach auf und gibt schon mal eine Probe viel zu früh ab. Eigentlich wüsste er ja viel mehr, aber das Schreiben ist einfach zu mühsam.

Er hat auch immer das Gefühl, dass seine Beine machen, was sie wollen, sie zappeln ständig herum. Damit ihn das nicht mehr stört, setzt er sich einfach darauf. Auch wenn er in der Schule deswegen Ärger bekommt, weil man ja »richtig« sitzen soll. Zu Hause ist es einfacher: Da legt er sich auf den Boden, wenn er lesen und Hausaufgaben machen will, so funktioniert auch das Schreiben viel besser.

Mit dem Arztbrief vom Augenarzt, der Max ein gutes Sehvermögen bescheinigt, kommt Max mit seinem Vater zum Kinderarzt. Zum Augenarzt waren sie gegangen, weil Max berichtet hatte, das Geschriebene an der Tafel nicht gut zu sehen. Der Papa stellt ihn hier auch deshalb vor, weil Max nicht still sitzen kann, seine Hausaufgaben im Liegen macht und in der Schule eigentlich viel besser sein müsste. Zu Hause jedenfalls könne er alles, und er verstehe nicht, warum er einen Teil der Klassenarbeiten nicht bearbeitet.

Der Kinderarzt hört sich das an und liest auch den Befund des Augenarztes. Er untersucht Max gründlich und überprüft seine Motorik. Er findet aber nichts Auffälliges. Zur Überprüfung der Intelligenz und Austestung einer Hyperaktivität empfiehlt er eine Vorstellung beim Kinder- und Jugendpsychiater. Wegen der Probleme mit dem Sitzen und den im Liegen ausgeführten Hausaufgaben empfiehlt er einen Versuch mit einem speziellen Stuhl, zum Beispiel einem Gestell mit einem Sitzball.

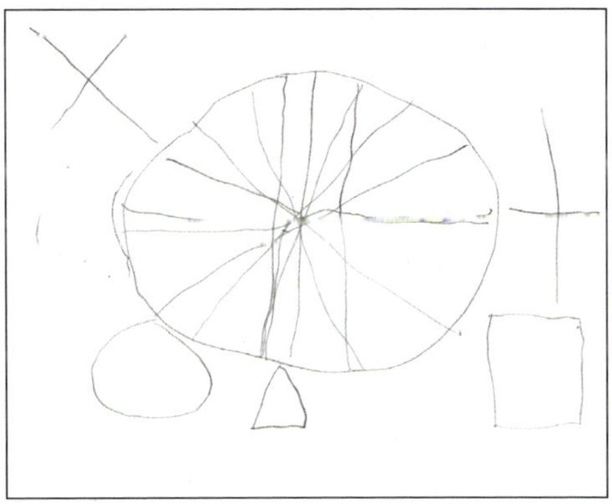

▶ Eine Doppelbildzeichnung

Die Doppelbildzeichnung zeigt deutlich, was ein Kind wahrnimmt, wenn der symmetrisch-tonische Nackenreflex aktiv ist. Die Flagge des Tansley-Tests wurde hier mit vielen Linien in diversen Richtungen wahrgenommen.

Der Reflex wirkt auch sehr störend auf die herkömmliche Sitz- und Schreibhaltung. Ausgelöst von der Kopfbewegung nach vorn oder nach hinten, reagieren Ober- und Unterkörper mit einem komplexen Bewegungsablauf. Es beugen sich die Arme, was gut fürs Schreiben ist, aber die Beine strecken sich zeitgleich in der Hüfte oder in den Knien. Streckt das Kind den Kopf leicht nach hinten über, wenn es an die Tafel schaut, strecken sich die Arme und die Hüfte, und die Knie beugen sich.

Wenn Sie das einmal selbst ausprobieren, werden Sie merken, wie störend solche Situationen sind und zulasten von Aufmerksamkeit und Lernen gehen. Die betroffenen Kinder scheinen sehr unruhig zu sein und versuchen ständig, die Muskelspannungen durch »Herumgehampel« zu kompensieren. Gut bewährt haben sich unterschiedliche Sitzhaltungen, um die unruhigen Beine besser zu kontrollieren: Die Kinder können die Beine um die Stuhlbeine schlingen, sie weit unter den Tisch schieben oder sich einfach daraufsetzen.

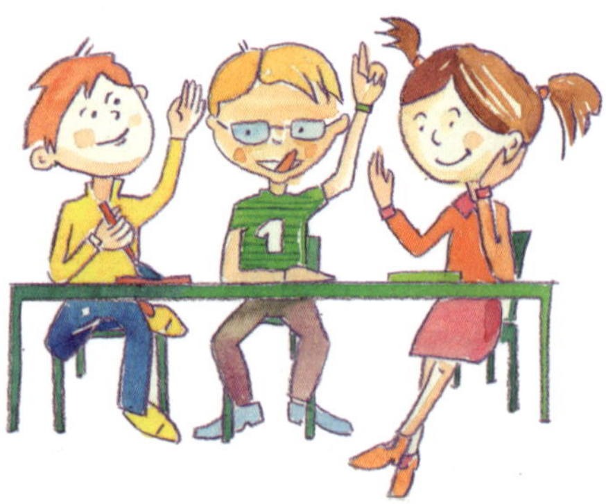

▶ Verschiedene Sitzpositionen bei einem aktiven STNR

Max und der Purzelbaum

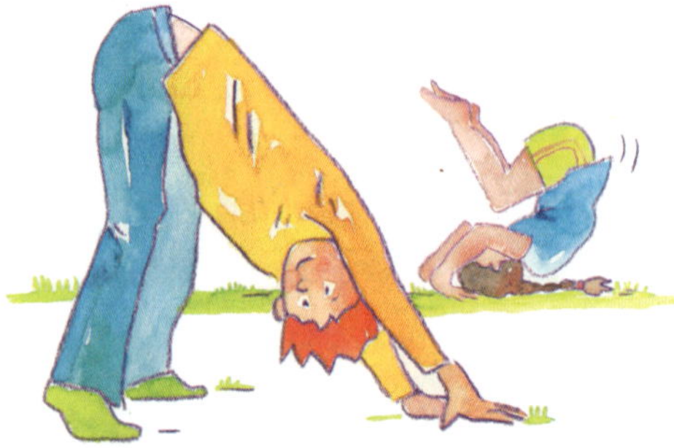

▶ Max' Purzelbaum

Max ist echt sauer. Wieder hat er sich im Sportunterricht eine schlechte Note eingeheimst, weil er den »blöden Purzelbaum« nicht hinbekam. Er hat keine Idee, was er denn noch versuchen soll. Immer wenn er anfängt, über den Kopf nach vorn abzurollen, machen seine Beine einfach nicht mit, und er kippt seitlich weg. Wie peinlich ist das denn!

Der Babinski-Reflex

Ein über seine Zeit aktiver Babinski-Reflex hat Einfluss auf die Fußstellung. Der hochgestreckte große Zeh erlaubt nicht die Übernahme des Körpergewichts im Schreitprozess, das vom großen und dem »Zeigefingerzeh« in der letzten Schritt-

Auswirkungen bei Restreaktionen

- Fußfehlstellung.
- Gangstörung.

> ***Hinweis***
> An dieser Stelle ist es wichtig, noch einmal darauf hinzuweisen, dass wir nicht über den pathologischen Babinski-Reflex sprechen, der einer neurologischen Abklärung bedarf. Hier handelt es sich um die *Restmuskelbewegung* des frühkindlichen Babinski-Reflexes.

phase übernommen werden muss. Da das Kind ja trotzdem geht, sucht sich die Natur einen Ersatzweg, um die Balance mit der Schwerkraft herstellen zu können. Fußfehlstellungen und Gangstörungen sind die unweigerlichen Folgen.

Max' und Annas Beinfehlstellungen

Ein Schultag geht zu Ende, und Max und Anna treffen sich auf dem Nachhauseweg. Schon von hinten betrachtet, kann man bei den beiden einen aktiven Babinski-Reflex vermuten: Max' Füße zeigen nach außen, daher neigt er zu sogenannten X-Beinen. Annas Füße dagegen zeigen nach innen, die Absätze sind schief abgelaufen, und sie neigt zu O-Beinen.

Diese Beinanomalien haben belastende Fehlstellungen der Gelenke vom Fußgelenk über das Knie bis zum Hüftgelenk zur Folge. Das führt fast zwangsläufig zu späteren Problemen oder Schäden.

Aber nicht nur bei den Füßen erkennt man Parallelen. Sie haben beide ein Problem mit den Augen. Sehen können sie gut, aber sie lesen nicht gern, denn die Augen werden zu schnell müde und fangen an zu brennen. Max hält sich einfach ein Auge zu, damit geht es dann besser. Anna neigt beim Lesen den Kopf, damit das für sie angenehmere Auge den Text auf längere Zeit besser fixieren kann.

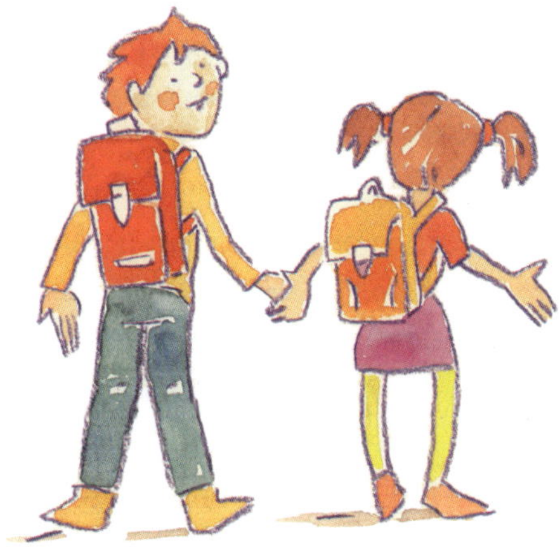

▶ Annas O- und Max' X-Beine

Der Saugreflex

Kinder mit einem noch aktiven Saugreflex sind oftmals bereits anhand ihrer Ausspracheprobleme zu erkennen. Die Zunge liegt nicht an der richtigen Stelle, nämlich zu weit vorn an den Zähnen. Sie nuscheln oder lispeln, und der Druck der kräftigen Zunge schiebt die Zähne nach vorn. Es entsteht ein offener Biss, bei dem die Zähne nicht mehr aufeinander liegen. Es kann sich auch ein sogenannter gotischer Gaumen entwickeln, also eine extreme Wöl-

Auswirkungen bei Restreaktionen

- Verschlucken und vermehrter Speichelfluss.
- Artikulationsprobleme.
- Zahnfehlstellung.

bung der Gaumenplatte nach oben. Es kommt zu verstärktem Speichelfluss, was wiederum dazu führt, dass sich die Kinder häufiger verschlucken. Der noch vorhandene Saugimpuls, der durch Berührungen an den Wangen oder bei einem Impuls in den Handinnenflächen durch die Babkin-Reaktion ausgelöst wird, verführt dann oft zu Aktionen, die in unkontrollierten Lippen- und Mundbewegungen resultieren. Dies kann auch beim Essen Probleme bereiten.

Max und die Zahnfehlstellung

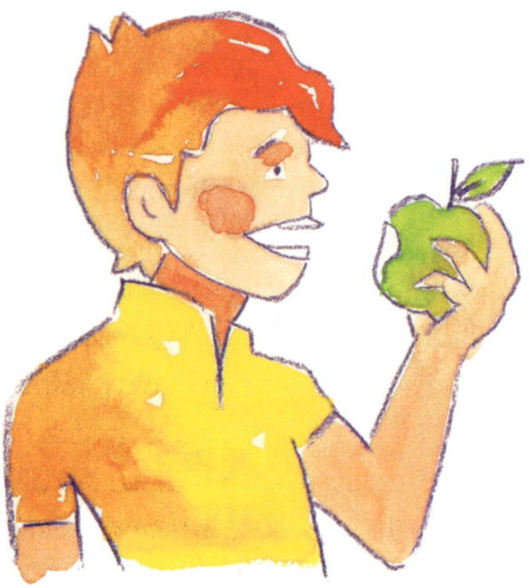

▶ Max' Fehlstellung der Zähne

Max wundert sich immer, warum seine Zähne so anders sind als bei seinen Freunden. Sie stehen irgendwie nach vorn heraus, was es schwierig macht, in einen Apfel zu beißen. Außerdem wird er in der Pause immer öfter gehänselt, weil er sich so oft verschluckt; und seine Mutter meint, das käme vom gierigen Essen. Dabei isst er gar nicht so schnell, aber verschlucken muss er sich trotzdem.

Max hat auch schon viele Stunden Logopädie hinter sich. Die haben zwar geholfen, aber wegen der Zahnstellung riet die Sprachheiltherapeutin zur Vorstellung beim Kieferorthopäden. Denn mit einem offenen Biss sei es nicht möglich, die Mundmuskulatur und eine korrekte Aussprache von vielen Lauten und Buchstaben richtig zu trainieren. Weitere Hilfe könne sie so nicht leisten.

Die Kieferchirurgin bestätigte zwar den ausgeprägten Befund, wollte ihn aber erst korrigieren, wenn alle Milchzähne ausgefallen seien. Aufgrund des Leidensdrucks gingen die Eltern mit Max noch zu einem anderen Kieferchirurgen. Dieser meinte, dass unbedingt gleich etwas getan werden müsse. Das hörte sich für die Eltern plausibler an, sodass sie der kieferorthopädischen Behandlung zustimmten.

Anna und die zerkauten Stifte

Anna geht jetzt schon in die dritte Klasse und lispelt immer noch wie ein ganz kleines Mädchen. Sie schämt sich ein bisschen deswegen, weiß aber nicht, wie sie das abstellen könnte. Wenn man in ihr Federmäppchen schaut, wird man keinen Stift finden, der

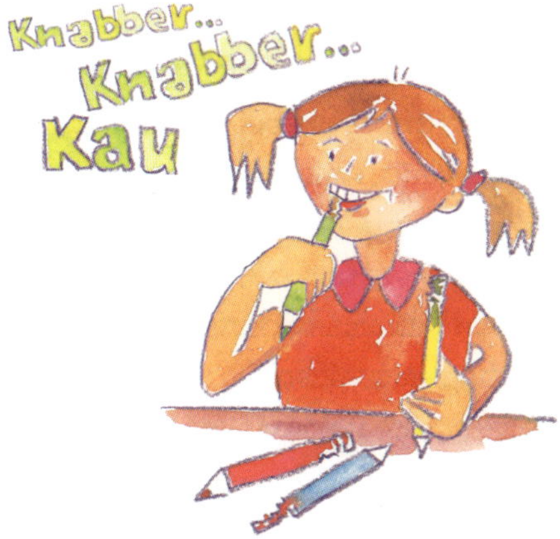

▶ Anna knabbert am Stift

nicht am oberen Ende angebissen wäre. An den Stiften zu kauen »fühlt sich total gut an« für Anna. Die Stifte leiden natürlich sichtlich darunter, und die Mutter meint, sie solle sich das endlich abgewöhnen, weil das giftig sei. Dazu haben sie schon mal gemeinsam versucht, eine bittere Substanz auf die Stifte zu schmieren, aber Anna kaut trotzdem automatisch weiter, auch wenn es scheußlich schmeckt. Alle hoffen, dass sich diese Angewohnheit »verwächst«, wenn Anna älter wird.

Wegen des Lispelns gehen Anna und die Mutter zum Kinderarzt. Er führt einen Sprach- und Hörtest mit Anna durch. Zufällig kommt das Gespräch doch noch aufs Stiftekauen. Dazu hat er einen Tipp: Auf die Enden der Stifte sollten die Eltern eine kleine Figur stecken, die Anna gern mag. Sofort fällt Anna die Heldin einer Zeichentrickserie ein, und sie weiß auch, dass es diese als Stiftaufsatz zu kaufen gibt. Auf ihr wird sie bestimmt nicht herumkauen.

Da der Hörtest unauffällig ist und sich das Lispeln bestätigt, stellt der Doktor ihr eine Überweisung zum Hals-Nasen-Ohren-Arzt aus. Dieser soll sich den Hals, die Ohren und den Mund noch einmal ganz genau anschauen, einen genaueren Hörtest machen und auch seine Meinung zur Notwendigkeit einer Sprachtherapie äußern. Bei der Vorstellung dort finden sich keine weiteren Auffälligkeiten, und der Arzt verordnet Anna eine Logopädie-Maßnahme.

Palmar-Reflex/Babkin-Reaktion und Plantar-Reflex

Der Palmar-Reflex beziehungsweise die Babkin-Reaktion wird durch einen Impuls, eine Berührung oder einen leichten Druck in der Handinnenfläche ausgelöst. Dann fangen die Finger reflexartig an, Greifbewegungen auszuführen, und sie formen sich zu »Pfotchen«. Daraus ergeben sich im Schulalltag für die Kinder generelle Probleme mit der Handmotorik. Der Babkin-Reflex hängt eng mit dem Saugreflex und den Greifbewegungen des Fußes zusammen, dem Plantar-Reflex. Unabhängig davon, wo in diesem Dreiergespann der Auslöser aktiviert wird, ist meist bei dem einen oder

Auswirkungen bei Restreaktionen

- Probleme mit der Handmotorik.
- Fehlbelastung des Fußes und Störung der Fußgewölbe.

bei beiden anderen Reflexen eine Muskelbewegung zu sehen.

Palmar- und Saugreflex bei Anna und Max

Wenn man Max und Anna beim Basteln beobachtet, hat es den Anschein, sie müssten eine ganz schwierige Aufgabe erledigen. Während Anna mit der Schere etwas ausschneidet, arbeitet ihre Zunge im Mund ganz wild mit und beult einmal die rechte und einmal die linke Backe stark aus.

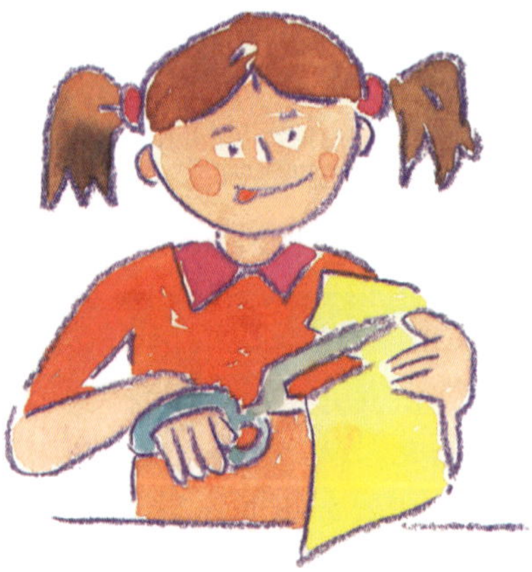

▶ Der Saugreflex bei Anna und Max

Max will mit dem Hammer Nägel einschlagen. Es sieht so aus, als wolle er mit der Zunge zielen. Er streckt sie heraus und rollt sie wie zu einem Rohr zusammen, dabei sabbert er ganz arg. Dem Hinweis der Lehrerin, doch den Mund geschlossen zu halten, kann er gut nachkommen, solange er den Hammer aus der Hand legt. Aber wenn es wieder ans Arbeiten geht, macht die Zunge erneut die gleichen Bewegungen.

Ist der Plantar-Reflex nicht gehemmt, hören die Zehen mit der automatischen Greifbewegung nicht auf, die bei jeder Berührung des Zehenballens ausgelöst wird. Bei jedem Schritt »schießt« der Reflex ein, wodurch eine richtige Fußbewegung unmöglich wird. Den Fuß »korrekt« zu benutzen und ihn richtig abzurollen ist aber ungemein wichtig, um den Körper möglichst wenig zu belasten. Durch den Reflex kommt es jedoch zu einer Fehlbelastung der Füße beim Gehen und Laufen und damit zu einer Fehlbelastung des ganzen Körpers.
Dies ist vergleichbar mit dem Abrollen des ganzen Körpers, wenn man aus einer größeren Höhe springen muss. Durch eine Abrollbewegung lassen sich auch hier schwerere Belastungen und eventuelle Verletzungen vermeiden. Durch die fehlerhafte Benutzung entwickelt sich sehr häufig dann eine Störung der Fußgewölbe, die auch die wichtige Aufgabe haben, den Druck und die Belastung des aufrechten Gangs möglichst niedrig zu halten.
Manche Kinder vermeiden die Auslösung des Plantar-Reflexes, indem sie auf den Zehen gehen. Dies kann auf Dauer zu einer Verkürzung der Achillessehne führen, da diese beim Gehen dann nicht gedehnt wird.

Max und seine Fehlstellung des Fußes

Max spielt für sein Leben gern Fußball, und er ist wie gesagt auch in einem Verein. Er trainiert engagiert und wartet sehnsüchtig darauf, irgendwann bei einem Spiel einge-

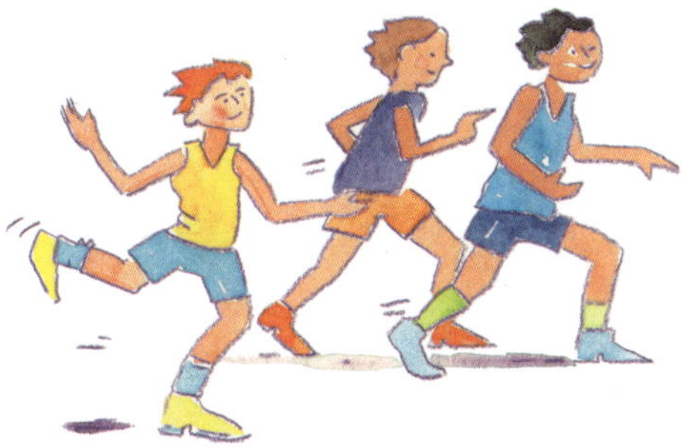

▶ Max' Fußfehlstellung beim Laufen

setzt zu werden. Der Trainer ist sich unsicher, wenn er Max auf dem Feld zuschaut. Es sieht zwar irgendwie niedlich aus, wenn er so »tollpatschig« läuft, das ist aber für ein strategisch schnelles Spiel alles andere als zuträglich. Er hat keine Ahnung, was er noch tun könnte, um ihm beizubringen, wie man »richtig« läuft. Max kann keine der Übungen wirklich nachhaltig umsetzen, obwohl er sich sehr bemüht. Max ist sehr traurig, dass er beim letzten Spiel wieder nicht eingesetzt wurde.

Im Rahmen einer Vorsorgeuntersuchung fallen dem Kinderarzt der ungewöhnliche Gang und die Fußfehlstellung auf. Eine verbindlich richtige Ursache dafür kann er nicht finden, denn sonst scheint alles in Ordnung zu sein. Er empfiehlt Max ein Übungsprogramm für die Füße, um die Fußmuskulatur zu stärken. Bei einer Kontrolle nach drei Monaten hat sich aber keine Besserung eingestellt, obwohl Max sehr fleißig war. Nun stellt der Kinderarzt eine Überweisung zum Orthopäden aus. Dieser entscheidet sich dafür, Max mit Einlagen zu versorgen – die Max aber nur dreimal benutzt, weil er davon Fußschmerzen bekommt.

Der Greif- und Hochziehreflex

Ein aktiver Greifreflex lässt die Hand bei einem Reiz in der Innenfläche wie eine Mausefalle zuschnappen und nur mit viel Muskeleinsatz wieder öffnen. Wenn dieser entsprechende Reiz durch einen Stift kommt, der beim Schreiben in der Hand liegt, ist eine differenzierte Bewegung der Finger nur schwer möglich. Der Klammergriff verursacht nun logischerweise eine falsche, viel zu feste Stifthaltung. Mit einer fast verkrampften Hand schön und entspannt zu schreiben ist ein Widerspruch in sich und nicht möglich. Jede Arbeit, bei der eine gewisse manuelle Geschicklichkeit erforderlich ist, wird genauso anstrengend wie erfolglos.

Wenn der Greifreflex gehemmt ist, lösen dieselben Impulse das Hochziehen des Arms aus dem Ellbogen heraus aus. Bleibt dieser Reflex aktiv, hat das Kind mit zu starken Spannungen in den Arm-, also Hand- und Ellbogengelenken zu kämpfen. Eine direkte Auswirkung sind unleserliche Schriftbilder.

Auswirkungen bei Restreaktionen

- Probleme mit der Stifthaltung und schlechtes Schriftbild.
- Geringe manuelle Geschicklichkeit.
- Zu starke Spannung in den Armgelenken.

Annas Stifthaltung

Heute wird ein Diktat geschrieben. Anna hat jetzt schon Sorge, denn sie weiß, dass ihr immer das Handgelenk oder der Arm wehtut, wenn sie zu lange schreiben muss. Bevor sie beginnen, bittet der Lehrer manche Kinder, darunter auch Anna, an eine korrekte Stifthaltung zu denken, damit der Text gut lesbar ist und der Lehrer das Diktat leichter korrigieren kann. Er ist sehr freundlich und macht mit der ganzen Klasse zusammen noch Lockerungsübungen für die Hände.

Anna ist guter Dinge, heute wird es ihr gelingen. Kaum hat sie den Stift in der Hand, ist es jedoch vorbei mit der Lockerheit. Sie versteht es nicht, es ist, wie wenn ihre Finger von allein aktiv werden. Und während sie zuhört, muss sie gleichzeitig darauf achten, schön zu schreiben, sonst merkt der Lehrer vielleicht nicht, wie viel sie geübt hat. Trotz schmerzender Hand hält sie durch. Der Text

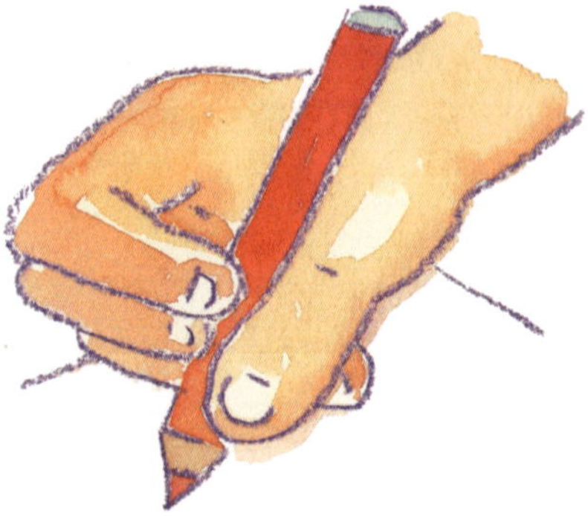

▶ Wie Anna ihren Stift hält

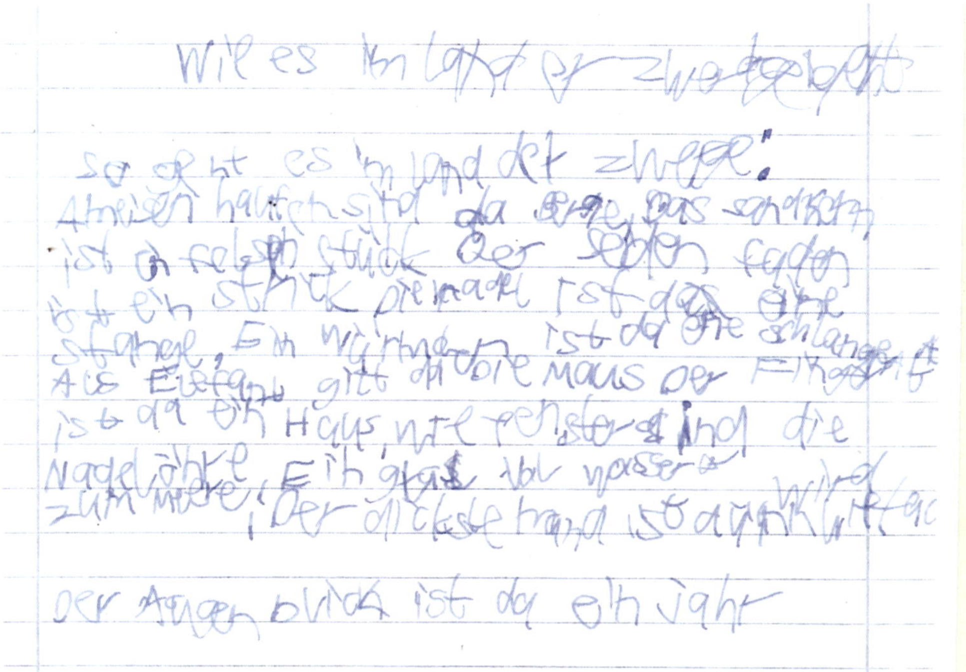

▶ Das Schriftbild bei einem noch aktiven Greif- und/oder Hochziehreflex

konnte aber dennoch wegen Unleserlichkeit nicht korrigiert werden, und ein Elterngespräch wird nun stattfinden müssen.
Als der Kinderarzt das Diktat, das die Mutter zum Termin mitgebracht hatte, in der Hand hält, muss er innerlich schmunzeln. So sehen manche handschriftlichen Befunde seiner Kollegen doch auch aus … Das sagt er der Mutter natürlich nicht. Er lässt Anna auch in der Praxis etwas schreiben, und ihm fällt die verkrampfte Hand- und Armhaltung auf. Bei der körperlichen Untersuchung zeigen sich aber keine Hinweise auf Ursachen, die das erklären würden. Da die Mutter von den schulischen Problemen und vom Leidensdruck ihrer Tochter berichtet, die schon wegen Bauchschmerzen den Schulbesuch zu vermeiden versucht, schlägt er eine Ergotherapie vor.

Erfolgreich aktiv werden – aber wie?

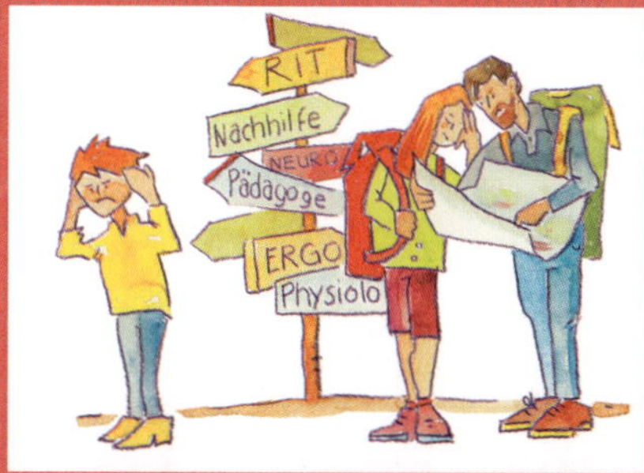

▶ Die Wegkreuzung

Bis jetzt sind Anna und Max aus unseren Beispielen zu Anlaufstellen gegangen, bei denen die frühkindlichen Reflexe nicht berücksichtigt wurden. Darum muss hier ein Umdenken stattfinden, wie wir im Folgenden ausführen wollen.

Kindergesundheit und frühkindliche Reflexe

Aus gemeinsamen Gesprächen und auch Diskussionen mit anderen Kolleginnen und Kollegen aller Altersgruppen lässt sich folgende Aussage treffen: Die Arbeit in einer kinderärztlichen Praxis hat sich in den letzten Jahrzehnten grundsätzlich gewandelt. Während davor noch akute, zum Teil schwerwiegende Erkrankungen mit häufiger Todesfolge sowie schwere Gendefekte und ernsthafte Handicaps, also Behinderungen, sozusagen an der Tagesordnung waren, ist dies heute anders. Durch das Wissen um Hygiene, durch Impfungen, durch Antibiotika und andere Medikamente sind die schwerwiegenden Erkrankungen wie Diphtherie, Kinderlähmung, Masern und so weiter weitgehend zurückgedrängt. Durch das Wissen um schädigende Substanzen in der Schwangerschaft sowie Testungen in der Frühschwangerschaft mit der Möglichkeit eines Abbruchs im Falle eines Gendefekts oder Schädigungen des Ungeborenen kommen deutlich weniger Kinder mit diesen Störungen in die Praxen.

Ein Wandel der Krankheiten

Heute bestimmen Krankheiten und Probleme die Arbeit eines Kinderarztes, die wie gesagt unter dem Begriff der »neuen Morbidität«, des neuen Krankheitsaufkommens, zusammengefasst werden. Es hat ein Wandel stattgefunden von primär körperlichen Krankheiten hin zu komplexen chronischen Störungen in mehreren Funktionsbereichen. Damit sind Störungen des Verhaltens und der Emotionalität ebenso gemeint wie Autismusspektrums-, Wahrnehmungs-, Entwicklungsstörungen der Sprache, der Motorik und des kognitiven Leistungsvermögens. Auch zählen Essstörungen und Substanzmissbrauch sowie Sucht dazu. Weiterhin kommt es zu einem vermehrten Auftreten von Asthma bronchiale, Allergien, Migräne, Diabetes mellitus Typ 1 und Nahrungsmittelunverträglichkeiten. Darüber hinaus treten viele sogenannte funktionelle Störungen auf, etwa Bauch- oder Kopfschmerzen sowie Schlafstörungen ohne eine auffindbare Ursache.

Auch früher traten diese Störungen und Erkrankungen schon auf, jedoch in erheblich geringerem Ausmaß. Erklärungsversuche gibt es viele. Am beliebtesten sind die Versuche, die auftretenden Störungen mit »multifaktoriellen« Ursachen zu erklären. Das heißt, etwas tritt dann auf, wenn eine im Erbgut verankerte Veranlagung vorliegt und dann noch mehrere Erkrankungen oder Probleme wie falsche Ernährung, schlechtes soziales Umfeld und so fort hinzutreten beziehungsweise vorliegen. Und es gibt Äußerungen, die alles auf ganz andere Ursachen zurückführen: Medienkonsum, Erziehungsinkompetenz, bessere Diagnostik und ein besseres und bewussteres Hinsehen. Auch Versuche, den Ursachen durch Studien, die Erhebung von möglichst vielen Daten und deren Auswertung auf die Schliche zu kommen, werden häufig unternommen. Eine solche verglich die Allergierate bei Stadt- und Landkindern. Als Ergebnis zeigte sich, dass Landkinder weniger Allergien haben als Stadtkinder. So kam es – zugespitzt gesagt – zu der Empfehlung, möglichst im Kuhstall aufzuwachsen, um die Chancen auf eine Allergie zu minimieren.

Mein Statistiklehrer an der Uni hätte uns gevierteilt, wenn wir mit solch einem Vorgehen versucht hätten, Ursachen zu erkennen – er pflegte zu sagen, dass so mit dem Rückgang der Storchpopulation und dem zeitgleichen Geburtenrückgang beim Menschen der statistische Beweis erbracht würde, dass der Storch doch die Babys bringe. Zwar wird eine derartige Schlussfolgerung durch Ausschlussverfahren nicht auftreten, Erkenntnisgewinne sind aber ebenso wenig zu erwarten beziehungsweise reine Glückssache. Sinnvoller und beweiserbringend beziehungsweise ursachenerhebend wäre es, eine These zu formulieren und über statistische Erhebungen zu beweisen oder zu verwerfen. Für das ärztliche Handeln ist keiner dieser Erklärungsansätze befriedigend oder sogar nur ausreichend.

Besonders alarmierend fand ich die Ergebnisse der sogenannten KiGGS-Studie des Robert-Koch-Instituts, einer bundesweiten Erhebung zur Gesundheit von Kindern und Jugendlichen. In den Ergebnissen der ersten Untersuchung von 2003 bis 2006 zeigte sich ein verheerendes Bild, das sich mit den subjektiven Erfahrungen in meiner kinderärztlichen Praxis deckte. Bei den Drei- bis Siebzehnjährigen war jeder fünfte Junge und jedes neunte Mädchen als verhaltensauffällig einzustufen, weniger als jeder fünfte Jugendliche zeigte Essstörungen, und jedem zehnten stellte man die Diagnose oder äußerte den Verdacht auf ein Aufmerksamkeitsdefizit-(Hyperaktivitäts)syndrom (AD[H]S). Insgesamt wurden 20 Prozent der Kinder als psychisch auffällig und 10 Prozent als psychisch krank eingeordnet. **Jedes fünfte Kind soll psychisch auffällig oder psychisch krank sein?** Ein so hoher Anteil muss doch jeden aufschrecken lassen!

Durch diese Daten wurde also mein subjektives Empfinden bestätigt. In der Praxis, die ich seit Mitte 2002 führe, fanden sich zunehmend Kinder mit Sprachentwicklungsstörungen, Störungen des Verhaltens und der Motorik ein. Immer mehr Kinder schickte ich zur Logopädie, Ergotherapie oder zur Frühförderung. Oder aber in ein sozialpädiatrisches Zentrum (SPZ) beziehungsweise zwecks Abklärung zum Kinder- und Jugendpsychiater. Immer mehr Kinder erhielten auch Medikamente mit dem Wirkstoff Methylphenidat wie Ritalin, Medikinet und Equasym. Schnell kamen dann auch noch Kinder dazu, denen andere Psychopharmaka verordnet wurden, wie Risperidon, häufig zusätzlich zum Methylphenidat. Die Erklärungen dazu und auch die Therapien erfüllten nicht meine ethischen, moralischen und medizinischen Erwartungen, auch wenn ich sie in Ermangelung von Alternativen verordnet und weitergeführt habe. Aber die Suche nach anderen Optionen beziehungsweise nach auch für mich einleuchtenden Ursachen ließ nicht nach.

Bereits am Ende meiner Facharztausbildung kam ich erstmals in Berührung mit den frühkindlichen Reflexen und den Auswirkungen, wenn diese nicht ausreichend integriert respektive gehemmt werden. Der leitende Krankengymnast meines Ausbildungskrankenhauses hatte eine Fortbildung darüber besucht und stellte die neuen Erkenntnisse, die er bei dieser Fortbildung hatte sammeln dürfen, im Rahmen eines klinikinternen Seminars vor.

Sofort war mein Interesse erwacht, ich versuchte, mehr Informationen zu erhalten, wurde aber aufgrund des anstehenden Wechsels in die kinderärztliche Praxis dabei gebremst. Erst nach und nach fand ich wieder Zugang zu dieser Idee, insbesondere durch die Studien des Institute for Neuro-Physiological Psychology (INPP) in Chester, Vereinigtes Königreich. Seit den Siebzigerjahren wird hier über frühkindliche Reflexe geforscht, ohne dass sich dies in der medizinischen Welt oder der breiten Öffentlichkeit hatte ausbreiten können. Aus heutiger Sicht muss ich das äußerst bedauern, da viele Kinder und Familien davon sehr profitiert hätten.

Frühkindliche Reflexe in der Praxis erkennen

Es stellte sich mir die Frage, warum die frühkindlichen Reflexe, die ich im Rahmen der Vorsorgeuntersuchungen U2 bis U6 untersuchte, immer und bei jedem verschwinden sollten. Durch die Beschäftigung mit diesem Thema und den ersten Kindern, die ich zu Reflexintegrationstrainern in meinem Umfeld schickte, wurde mir die Bedeutung der frühkindlichen Reflexe zunehmend bewusster. Es überzeugte mich einfach, weil es so eindeutig war, die Auswirkungen nichtgehemmter frühkindlicher Reflexe in bestimmten Bewegungsmustern nachzuweisen.

Besonders eindrucksvoll finde ich auch, dass durch den Nachweis solcher Reflexe direkte Hinweise auf Auffälligkeiten in Alltagssituationen zu erbringen sind. Sie können sich vorstellen, wie erstaunt Eltern und auch die Kinder sind, wenn der Doc genau beschreibt, wie das Kind mit Messer und Gabel isst, wie es sich hinsetzt und wie es sich beim Schwimmen anstellt, ohne es jemals dabei beobachtet zu haben. Auch die Verbesserungen unter dem Übungsprogramm bei vielen meiner kleinen Patientinnen und Patienten überzeugten und forderten mich regelrecht zum Umdenken auf. Die frühkindlichen Reflexe mussten einfach etwas mit den veränderten Problemen unserer Kinder zu tun haben.

Als Kinderarzt überprüft man im Rahmen der ersten Vorsorgeuntersuchungen (U1 direkt nach der Geburt bis U6 um den ersten Geburtstag) unter anderem die frühkindlichen Reflexe. Dies geschieht im Rahmen der Beobachtung der Spontanhaltung sowie durch aktive Testung. Während der asymmetrisch-tonische Nackenreflex meist schon in der Spontanbeobachtung zu sehen ist, wird der spinale Galant-Reflex aktiv geprüft. In der Zusammenschau von diesen Beobachtungen und Testungen sowie der weiteren körperlichen Untersuchung und den sogenannten »Lagereaktionen« wird der körperliche und neurologische Entwicklungsstand überprüft. Dies muss unter Berücksichtigung von vielen Faktoren geschehen. Denn neben dem Wissen um die altersgerechte Entwicklung gibt es auch individuelle Unterschiede wie einen Frühentwickler und einen Spätstarter. Kommt es zu Auffälligkeiten, sind je nach Befund dann Zuwarten und Kontrolle, weitergehende Untersuchungen oder die Einleitung einer Maßnahme wie Physiotherapie erforderlich. Nach dem ersten Lebensjahr sind weitere Kontrollen zum Vorhandensein von frühkindlichen Reflexen nach der gängigen Lehrmeinung nicht mehr vorgesehen. Dies erklärt sich daraus, dass angenommen wird, die frühkindlichen Reflexe bestünden nur dann weiter oder kämen wieder, wenn schwere

Störungen im Gehirn vorlägen oder neu auftreten.

Dies ist aber ein großer Irrtum! Denn das genaue Gegenteil trifft zu. Wenn ich die Kinder in der Praxis untersuche, gibt es heute kaum noch welche, bei denen sich nicht unterschiedlich starke Restzustände von frühkindlichen Reflexen nachweisen ließen. Das muss nicht immer angegangen werden, aber das Wissen darum und die Möglichkeiten, dies zu erkennen, sind meines Erachtens nach unbedingt erforderlich, um den Kindern vieles zu ersparen – sei es, um das Weiterbestehen von Problemen zu verhindern, sei es zur Vorbeugung.

Prävention bereits im Kindergarten

Wir sind Verfechter von präventiv wirkenden Kindergartenprogrammen zur Reflexintegration, wovon die Kinder auf spielerische Weise im Gruppenverbund viel profitieren können, ganz gleich, welche Reflexe wie stark vorliegen. Diese Kindergartenprogramme fördern die Motorik, die Sensorik und die Wahrnehmung. Sie vermitteln die Freude an der Bewegung und am eigenen Körper und stärken den Gemeinschaftssinn, da sie in der Gruppe durchgeführt werden. Dazu sind sie einfach zu erlernen, leicht durchzuführen und problemlos in den täglichen Ablauf einzubauen. Was will man mehr?

In der Zeit vom zweiten bis zum Ende des vierten Lebensjahrs ist eine Überprüfung zum Vorhandensein von frühkindlichen Reflexen nur bedingt möglich und auch nur zum Teil sinnvoll. Einerseits unterscheiden sich die Kinder in diesen Altersgruppen stark in der Ausprägung von Motorik, Sprache und Interaktion. Andererseits ist die Mitarbeit der Kinder in diesem Alter meist noch nicht so gut. Da eine Einzeltherapie oder ein Einzeltraining in diesem Alter auch noch nicht durchführbar ist, würden sich auch keine Konsequenzen daraus ergeben.

Bei der Beobachtung des Kindes ergeben sich aber schon häufig Hinweise auf nicht ausreichend integrierte frühkindliche Reflexe. Hier ist zuallererst die Körperspannung zu nennen. Ist der Muskeltonus sehr schlapp, ist die Haltung eher gebeugt und wirkt das Kind daher eher wie ein weicher Teddybär, sind dies Hinweise auf einen aktiven tonischen Labyrinthreflex vorwärts. Ist der Muskeltonus erhöht, geht das Kind auf Zehenspitzen und wirkt es irgendwie immer unter Spannung, deutet dies auf den TLR rückwärts hin. Setzt sich das Kind in den W-Sitz (das Kind sitzt auf dem Po, die Knie sind vorn, und die Füße liegen neben der Hüfte), kann ein persistierender symmetrisch-tonischer Nackenreflex vermutet werden. Hält sich das Kind vehement fest, wenn es sich auf die Untersuchungsliege begeben soll, häufig mit starrer Mimik und großen Pupillen, wäre dies ein Hinweis auf einen persistierenden Moro-Reflex. Des

Weiteren können auch Hinweise aus der Vorgeschichte des Kindes sowie den Erzählungen der Eltern den Verdacht auf nicht ausreichend integrierte Reflexe verstärken.

Hinweise auf einen noch aktiven Moro-Reflex

Beim nichtintegriertem Moro-Reflex finden sich in der Vorgeschichte häufig vermehrte Infekte, vergrößerte Polypen (Adenoide), die teilweise schon operativ entfernt wurden, Allergien oder eine stark ausgeprägte Trotzphase. Des Öfteren verweigern die Kinder Handlungen, die für andere ganz normal sind. Beispielsweise gibt es sehr häufig heftige Gegenwehr, wenn sie sich die Zähne putzen, die Haare kämmen und die Fingernägel schneiden sollen beziehungsweise wir diese Hygienemaßnahmen bei ihnen durchführen. Erklären kann man sich dies durch die häufig ungebremste Reizweiterleitung, da der aktive Moro-Reflex eine Schreck- und Angstsituation simuliert, wodurch alle Sinne (auch das Berührungsempfinden) auf »volle Intensität« gestellt sind. Dadurch wird ein normaler Reiz massiv stärker wahrgenommen, als es sinnvoll wäre.
Dies erklärt auch, warum sich die Kinder massiv aufregen, anfangen zu weinen oder aggressiv werden, wenn sie in normalen Alltagssituationen von jemandem angerempelt werden. Den Eltern in meiner Praxis versuche ich dies durch Eigenerleben begreiflich zu machen. Wie gesagt: Sie sollen einfach fünf Minuten mit weit aufgerissenen Augen dasitzen. Dies simuliert die Angstreaktion. Auch ohne weitere Reize wie stärkerer Eigenbewegung, anderen Menschen oder Veränderungen im Raum erlebt man auf solche Weise, wie der Herzschlag schneller wird, die Haut anfängt zu kribbeln und alles auf »Habt acht!« gestellt ist. Damit werden viele Verhaltensweisen der betroffenen Kinder begreiflich, die so etwas vom Aufwachen bis zum Einschlafen durchleben müssen. Die Eltern, die den Test am eigenen Leib ausführen, hören meist schon nach 30 Sekunden auf und verstehen plötzlich vieles, was ihre Kinder machen und warum sie es tun.

Hinweise ab der Vorsorgeuntersuchung U9

Ab der Vorsorgeuntersuchung U9 mit circa fünf Jahren und insbesondere bei Hinweisen auf Entwicklungsstörungen kann man im Rahmen von einfachen Testungen, die zum Teil ohnehin in die Untersuchungsschemata gehören, deutliche bis eindeutige Hinweise auf persistierende frühkindliche Reflexe finden.
Beim Liniengang, dem Balancieren auf einer Linie, bei dem man die Ferse des einen Fußes direkt vor die Zehen des anderen setzt, zeigen sich durch das Einwirken verschiedener Reflexe (TLR, ATNR, STNR) sehr unterschiedliche Zeichen: unsichere, zum Teil nur mit deutlichem Abstand voreinander gesetzte Füße, schwankende

Körperbewegungen, verkrampft gehaltene Arme, heftige Zungenbewegungen (am häufigsten zu beobachten).

Bei der gleichen Übung rückwärts auf der Linie gehen zu müssen steigert diese Auffälligkeiten noch. Beim Gehen auf den Fußaußenkanten lässt sich vor allem der symmetrisch-tonische Nackenreflex sehr deutlich zeigen, wenn er denn vorhanden ist. Da zur eigenen Rücksicherung der Kopf gebeugt ist, strecken sich die Beine einschließlich der Sprunggelenke. Damit ist es kaum oder gar nicht möglich, auf den Außenkanten zu laufen. Die Arme einschließlich der Handgelenke werden gebeugt, was zu einer sehr verkrampften Haltung der oberen Extremitäten führt.

Um einzuschätzen, ob ein asymmetrisch-tonischer Nackenreflex noch aktiv ist, lässt man die Kinder abwechselnd das rechte Knie mit der linken Hand und das linke Knie mit der rechten Hand schlagen. Kinder mit aktivem ATNR brauchen eine relativ lange Zeit des Überlegens. Obwohl eine solche Übung automatisiert ablaufen könnte, ohne dass man groß darüber nachdenken müsste, schlagen viele Kinder seitengleich die Knie, oder sie schlagen zwar über Kreuz, aber sie treffen mal den Unterschenkel, mal das Knie und mal den Oberschenkel.

Zur Bestätigung kann man die Kinder noch im Wechsel die Ohrläppchen auf der jeweils anderen Seite anfassen lassen. Es zeigt sich das gleiche Bild: Nach zu langer Überlegung (Handlungsplanung) greifen sie entweder seitengleich ans Ohr oder irgendwo in der Nähe der Ohrläppchen. Natürlich müssen alle Übungen vorher gut erklärt und den Kindern am besten auch vorgemacht werden. Es darf kein Fehlverhalten aus einem Verständnisproblem heraus entstehen, sondern es soll ein Problem der Motorik durch die persistierenden Reflexe sichtbar werden.

Aber nicht nur bei den Untersuchungen, sondern schon in der normalen Kontaktsituation zeigen sich Hinweise. Bei, für die Lichtverhältnisse, deutlich übergroßen Pupillen kann man ebenso an das Vorhandensein des Moro-Reflexes denken wie bei altersinadäquater Ängstlichkeit, wie zum Beispiel bei einer Neunjährigen, die sich

Alle Faktoren bewerten

Bei allen Maßnahmen sollte man bedenken, dass es einerseits auch andere Ursachen als frühkindliche Reflexe gibt, die es zu berücksichtigen oder weiter abzuklären gilt. Andererseits sind die einzelnen Bewegungen niemals für sich allein beweiskräftig für die Nichtintegration des Reflexes beziehungsweise einer Störung. Immer muss eine Bewertung aller Faktoren erfolgen. Dennoch geben sie Hinweise darauf. Sie lassen sich in mehreren Sitzungen erneut belegen, und sie sind nach erfolgtem Reflexintegrationstraining nicht mehr da!

Indizien und Hinweise aus dem Alltag

Wie gesagt: Natürlich gibt es für alle diese Zeichen andere Ursachen, die Reflexe sind nie die einzige Möglichkeit, bestimmte körperliche Auffälligkeiten zu entwickeln. Nach Ausschluss anderer Ursachen und in der Zusammenschau mehrerer Hinweise ergibt sich aus ihnen aber ein plausibles, sich erklärendes Bild, das noch gefestigt werden kann, wenn man spezifisch nach Alltagssituationen fragt: Ein Kind, bei dem man einen persistierenden symmetrisch-tonischen Nackenreflex vermutet, schwimmt gern mit dem Kopf unter Wasser, wenn es aber Luft holt, geht der Körper steil nach unten. Bei dem Landau-Reflex schwimmen die Kinder auch gut unter Wasser, beim Luftholen kommen aber die Beine heraus. Ein Kind mit einem asymmetrisch-tonischen Nackenreflex setzt sich beim Malen und Schreiben gern schräg und legt das Blatt ebenso diagonal, damit es die Überkreuzung der Mittellinie und damit das Einschießen des Reflexes kompensiert. Weigert sich ein Kind, Gürtel und enge Hosen zu tragen, liegt die Vermutung eines noch aktiven spinalen Galant-Reflexes nahe.

die ganze Zeit hinter der Mutter versteckt oder die Mutter panikartig umkrallt, wenn sie sich auf die Untersuchungsliege begeben soll.

Bei der Begrüßung können auch viele wertvolle Hinweise gesammelt werden: Gibt das Kind die linke Hand, ist der Händedruck zu schlapp oder sehr fest, wird der Daumen nicht abgespreizt (ein Hinweis auf den ATNR, TLR und STNR), schaut das Kind auf den Boden und nicht in die Augen des Gegenübers (Moro-Reflex)?

Die Muskelspannung wurde schon erwähnt, zeigt aber sehr gut eventuell vorhandene frühkindliche Reflexe. Wenn sich das zu untersuchende Kind auf einen Stuhl setzt, ist das Vermeiden eines Kontaktes der Lendenwirbelsäule mit der Stuhllehne ein Hinweis für einen persistierenden spinalen Galant-Reflex. Und das Einschlagen der Beine um die Stuhlbeine kann ein Hinweis auf den symmetrisch-tonischen Nackenreflex sein.

Der bewährte Tansley-Zeichentest

Ergänzende Informationen liefert auch das Zeichnen des bereits erwähnten Tansley-Tests. Ein Kind wird gebeten, geometrische Figuren abzuzeichnen. Anhand der Ausführung der einzelnen Zeichen, des Linienschlusses und vor allem der Raumeinteilung des Blatts lassen sich Hinweise auf noch aktive frühkindliche Reflexe finden.

Während die Kinder dieses Blatt zeichnen, kann auch die Reife der Feinmotorik durch die Art der Stifthaltung und ein noch aktiver Saugreflex durch die begleitende Mitarbeit der Zunge beobachtet werden. Die Liste ließe sich beliebig fortführen. Allerdings zeigen sich nie alle Eigenheiten – je nach Potenzial des Kindes, nach Anreiz und nach Kombination und Stärke der persistierenden Reflexe ergeben sich unterschiedliche Stärken und Auswirkungen.

Hinweis
Man kann es nicht oft genug betonen: Die Miteinbeziehung der Lehre und das Wissen um die Folgen für Kinder mit nichtintegrierten frühkindlichen Reflexen muss zukünftig einen großen Raum in der kinderärztlichen Praxis einnehmen.

Macht man sich klar, warum die frühkindlichen Reflexe in Schwangerschaft, Geburtszeitraum und vor allem in den ersten zwölf Lebensmonaten auftreten, und kombiniert man damit die Auswirkungen auf das Leben des Einzelnen hinsichtlich ihres chronischen Stresses, liegt die Lösung auf der Hand: Sehr viele, wenn nicht gar alle Auffälligkeiten und Krankheiten, die unter der sogenannten »neuen Morbidität« zusammengefasst werden, lassen sich damit direkt oder indirekt erklären.

Stress – Auswirkungen auf die Gesundheit

Aufgrund der gravierenden Auswirkungen und der Allgegenwärtigkeit von Stress in unserem heutigen Leben gehen wir hier etwas detaillierter auf dieses Phänomen ein. Vor dem Hintergrund der Evolution gesehen, sind wir Menschen für große Stressmomente ausgelegt. In der Zeit, in der wir noch Jäger und Sammler waren, mussten wir regelmäßig für Nahrung sorgen und des Öfteren Großtiere erlegen, oder wir wurden vom viel zitierten Säbelzahntiger bedroht. Diese Situationen erforderten eine stark erhöhte Aufmerksamkeit, um Gefahren zu erkennen und schnell handeln zu können, damit das Überleben gewährleistet war. Stress im Sinne von erhöhter Aufmerksamkeit ist an sich etwas Positives, Lebensnotwendiges. Definieren wir ihn also im Sinne der Urzeit, lassen sich mit ihm Aufgaben lösen und schwierige Situationen bewältigen.

Es gibt Experten, die Stress mit Angst gleichsetzen. In gewisser Weise ist jede Situation, die mit Stress verbunden ist, auch durch Angst zu erklären. Kennen Sie das vielleicht auch, dass es plötzlich mit der Vorbereitung eines Vortrags funktioniert, je näher der Termin rückt, während man vorher kaum vorangekommen ist? Es entsteht ein Druck, es ist eine Angst, die uns antreibt, den Vortrag rechtzeitig fertigzustellen. Es ist die Angst, Fehler zu machen, etwas zu vergessen, sich zu blamieren, nicht gut genug zu sein.

Hier zeigt sich, dass es eine subjektive Bewertung gibt, die die Situation mit Angst respektive Stress besetzt. Findet der eine es nur positiv, etwas Neues zu beginnen, kann ein anderer es kaum ertragen, wenn es zu kleinen Veränderungen im Umfeld kommt. Immer fließen persönliche Einstellungen und Erfahrungen ein und bestimmen mit, ob etwas angst- und damit stressauslösend ist. Wie groß das Ausmaß der Angst des Einzelnen ist, resultiert aus vielen Faktoren wie Erfahrungen und Vorbildern, Familienkonstellationen, Reaktionen der Umwelt, wahrscheinlich sogar auch aus dem genetischen Einfluss.

Grundformen von Stress

Auf den Menschen wirken zu jeder Zeit vier Kräfte ein. Diese Kräfte sind normalerweise ungefähr gleich stark, wobei jeder einer Kombination verschiedener Stärken ausgesetzt ist. Dies kann man mit dem Spannungsfeld der Erde verdeutlichen. Auch hier wirken vier Kräfte: die Fliehkraft und die Schwerkraft, die Drehung um die eigene Achse und die Drehung um die Sonne.

Um bei diesem Bild zu bleiben, wäre die erste Kraft beim Menschen die Fliehkraft, also die Tendenz, Vertrautes aufzugeben, Neues zu probieren und Gewohntes zu verlassen. Dem gegenüber stünde die Schwerkraft mit dem Willen, auf Dauerhaftes und Bekanntes zu setzen. Die Drehung um sich selbst wäre die Kraft, ein eigenständiges Individuum zu sein, während die Drehung um die Sonne die symbolhafte Darstellung des Sichöffnens für die Welt ist. Je nach Stärke der immer und bei allen wirkenden Kräfte ergeben sich bestimmte Typen, besagte Grundformen*:

- *Die Angst vor der Endgültigkeit – der hysterische Typ (sinnbildlich die Fliehkraft):* Hier strebt die Kraft nach Veränderung, Neuem und Unbekanntem. Freiheit ist ein sehr wichtiges Gut. Zustände wie Ordnung, Notwendigkeit, Regeln und Festlegungen machen Angst. Es entsteht ein Streben nach Abenteuer, Unternehmungen, Show und Unterhaltung. Kreativität und Ideenreichtum zeichnen diese Menschen aus, sie stehen gern im Mittelpunkt und sind Neuem gegenüber sehr aufgeschlossen. Häufig findet man Menschen mit dieser Grundform bei Künstlern, Artisten, Models und im Hotel-, Schmuck- und Verschönerungsgewerbe.
- *Die Angst vor der Veränderung – der zwanghafte Typ (sinnbildlich die Schwerkraft):* Hier strebt die Kraft nach Dauer, Verlässlichkeit und Planbarkeit. Es herrscht Angst vor Veränderungen. Daher besteht das Bestreben nach Macht, Perfektion und Kontrolle. Der Mensch mit dieser Grundform wird konservativ denken, auf Sauberkeit, Recht und Ord-

* (modifiziert nach Fritz Riemann: Grundformen der Angst, Reinhardt Verlag, München/Basel, 39. Aufl. 2009)

nung bedacht sein. Beruflich ist er häufig unter Polizisten, Politikern, Pädagogen und Juristen zu finden.

- *Die Angst vor Nähe – der schizoide Typ (sinnbildlich die Erdumdrehung):* Hier strebt die Kraft um den Menschen selbst. Es herrscht Angst vor der Selbstaufgabe, vor dem »Ich-Verlust«. Wer überwiegend von dieser Kraft angezogen wird, strebt nach Autonomie, Selbstbestimmung und Individualität. Er wird seine Gefühle beherrschen, konsequent handeln und rational und logisch denken. Als Mathematiker, Physiker oder Ingenieur finden diese Menschen beruflich ihr Betätigungsfeld.
- *Die Angst vor der Selbstwerdung – der depressive Typ (sinnbildlich die Fliehkraft):* Hier strebt die Kraft nach anderen Menschen und nach Gruppenzugehörigkeit. Es herrscht Angst vor der Selbstwerdung, der Isolation und der Ungeborgenheit. Der Mensch mit dieser Grundform strebt nach Anerkennung, Geborgenheit, Harmonie und Liebe. Er ist kooperationsbereit, warmherzig, anteilnehmend und treu. Häufig findet man ihn in Berufen, die helfend und fürsorglich sind. Zu nennen sind Pfleger und Ärzte, Pädagogen und Geistliche.

Wie gesagt, sind alle Menschen immer diesen vier Kräften ausgesetzt, ausbalanciert in einer individuellen Konstellation. Auf der einen Seite wird durch chronischen Stress, wie er bei aktiven frühkindlichen Reflexen vorkommt, die Ausrichtung zu einer Grundform gesteigert. Je mehr Stress herrscht, umso mehr hält man sich an das Streben nach den durch die vorherrschende Grundform festgelegten Eigenschaften und Verhaltensweisen. Auf der anderen Seite wirken auch einzelne Faktoren sehr unterschiedlich. Während für den sich über die Umwelt definierenden depressiven Typus der Wegzug einer Bezugsperson ein massiv belastendes Ereignis sein kann, ist es beim schizoiden, um sich selbst kreisenden Typus eventuell nur eine Randnotiz. Und wenn der zwanghafte, auf Dauer ausgelegte Typus seine Arbeitsstelle verliert, kann für ihn die Welt zusammenbrechen, während der hysterische, Veränderungen liebende dies als Chance wahrnimmt, neue Wege zu gehen. Kommen nun chronischer Stress und für den einzelnen Typus belastende Situationen zusammen, kann aus einer Grundform eine Erkrankung werden.

Gas und Bremse – Das körpereigene Stresssystem reguliert

Häufig ist Stress zwar etwas Gutes, ja Notwendiges. Dazu darf er aber nicht zu stark oder auch zu lang anhaltend sein. Er sollte nur bei nachweisbaren und nachvollziehbaren Auslösern auftreten. (Wenn schon der morgendliche Gang zur Toilette als Stress empfunden wird, kann dies nichts Gutes bedeuten.) Und er sollte von einer stressfreien Erholungsphase abgelöst werden. Unter solchen Voraussetzungen und Abläufen trägt dies zu positiver Entwicklung, Erfolg und Gesundheit bei. Anders bei zu starken (Angst-)Reaktionen, bei chronischem Stress (bei fehlenden Erholungsphasen) und bei fehlender psychischer Verarbeitungsmöglichkeit. Bei Angst sorgt das Stammhirn dafür, dass der Körper auf schützende Reaktionen vorbereitet wird. Das ist die Wahl, zu flüchten, zu kämpfen oder sich tot zu stellen. Besonders Kinder, die bei Stress oder Angst nicht mit Kampf oder Flucht reagieren können, gehen in diesen Zustand der Starre. Bei der Kampf-oder-Flucht-Reaktion werden Körperfunktionen, die in solch einem Moment nebensächlich sind, »heruntergefahren«. Das bringt einen Überlebensvorteil: Die Sinneswahrnehmungen werden gestärkt (zum Beispiel durch Pupillenerweiterung), die Herztätigkeit nimmt zu, damit mehr Sauerstoff und Nährstoffe zu den Körperzellen gelangen, die Atmung wird zur höheren Sauerstoffaufnahme beschleunigt, und die Leber wird zu einer vermehrten Bildung von Blutzucker als Energielieferant für die aktivierten Körperzellen angeregt. Demgegenüber werden die Funktionen von Blase und Darm sowie der Geschlechtsorgane gehemmt. In einer Situation, in der man von einem wilden Tier angegriffen wurde, musste man schnell reagieren können, die Umgebung und den Angreifer intensiv wahrnehmen sowie genügend Energie und alle Stoffe, die zu einer intensiven Muskeltätigkeit notwendig sind, in ausreichendem Maße zur Verfügung haben.

Die Aktivierung dieses Schutzmechanismus erfolgt über zwei große Nervenstränge, die unser System maßgeblich regulieren, den Sympathikus und den Parasympathikus. Der Sympathikus wirkt wie ein Gaspedal, der Parasympathikus dagegen wie eine Bremse. Bewertet das limbische System – ein zentraler tief liegender Teil des Gehirns – die Lage, in der wir uns befinden, innerhalb von Millisekunden als Stress/Angst-Situation, wird über eine Struktur im Mittelhirn (den Hypothalamus) der Sympathikus aktiviert, also aufs Gaspedal getreten. Der Sympathikus sorgt nun neben der direkten Beeinflussung über die Nervenleitung für die Ausschüttung der Hormone Adrenalin und Noradrenalin sowie Cortisol über die Nebennieren. Nach der Flucht, dem Kampf oder der Starre, also nach der stressauslösenden Situation, werden alle Stresssysteme heruntergefahren, und in der Erholungsphase kommt es zu Reparatur- und »Auffüllmaßnahmen«. Wenn wir das wieder mit der Zeit als Jäger und Sammler vergleichen, waren dies die Wochen zwischen den großen Jagden, die in der Höhle mit der Gruppe am Lagerfeuer verbracht wurden.

Anders stellt sich die Situation bei chronischem Stress dar, also wenn es zu keiner Erholungsphase kommt und die Stressreaktionen ununterbrochen weitergehen. Bei chronischem Stress wird eine Abwärtsspirale in Gang gesetzt: Über die ständige Aktivierung des Stresssystems kommt es zu einem erhöhten Verbrauch und Verlust von

Nährstoffen, Spurenelementen, Vitaminen und auch den beteiligten Hormonen und Botenstoffen. Dies kann zu Mangelerkrankungen und Regulationsstörungen auf allen Ebenen führen. Ein Teufelskreis mit erneutem chronischem Stress entsteht. Zeichen sind erhöhte Infektanfälligkeit, Veränderungen des Ess- und Schlafrhythmus, Konzentrationsstörungen, vermehrter Schmerz und vieles mehr.
Der Körper versucht, gegen diesen »Raubbau« mit mannigfaltigen, zum Teil unglaublichen Maßnahmen anzukommen: über die Aktivierung von bestimmten Genen, über Veränderungen der Darmflora, im Zusammenspiel mit bestimmten Zellorganellen (zum Beispiel Mitochondrien) und durch Verschiebung von Vitaminen, Spurenelementen und Mineralstoffen in »Lagerstätten« bis hin zur Aktivierung und Aufnahme von Erregern. Dies geschieht eventuell sogar über die Mobilisierung von Schwermetallen und anderen Körpergiften. Dabei ist nicht immer klar, was nun direkte Folge von Stress und was eine Gegenmaßnahme ist. Dies wird wahrscheinlich auch immer eine situative und individuelle Kombination sein.

Primärer und sekundärer Stress

Bleiben frühkindliche Reflexe mit Restreaktionen über ihre von der Natur aus festgelegte Zeit aktiv, sind sie ein häufiger Faktor bei der Entstehung von chronischem primärem Stress, sowohl bei Kindern als auch bei Erwachsenen. Am deutlichsten zeigt sich der Zusammenhang von persistierenden Reflexen und Stress beim Furchtlähmungs- und beim Moro-Reflex. Sie werden auch als »Rückzugsreflexe« bezeichnet. Der Furchtlähmungsreflex spricht mit seinem Namen schon für die Starre, den »Freeze«-Zustand, den er erzeugt, und der Moro-Reflex ist der Initiator der Flucht-oder-Kampf-Reaktion. Nahezu bei jedem von uns wird, wenn er im Wald von einem Wildschwein angegriffen wird, der Moro- beziehungsweise Strauss-Reflex ausgelöst, um dann blitzschnell unbewusst zu entscheiden, wegzulaufen oder sich dem Kampf zu stellen. Ein Kind wird in der Situation eher wie das Kaninchen vor der Schlange vor Angst erstarren. Dies ist eine reelle Angstsituation. Wird diese Reaktion aber immerzu oder bei kleinsten Reizen (wenn ein Vogel am Fenster vorbeifliegt oder ein Stift auf den Boden fällt) ausgelöst, beginnt schnell der oben beschriebene »Raubbau« mit allen genannten Konsequenzen. Kinder mit noch aktivem Furchtlähmungs- und Moro-Reflex sind sensorisch hochsensibel. Sie sind im evolutionären Sinn wachsam, um Bedrohungen schnell wahrzunehmen. Das System fährt ständig mit durchgedrücktem Gaspedal mit der unausweichlichen Folge, dem »Raubbau« ausgeliefert zu sein.
Unserer Erfahrung nach zeigen nahezu alle »Problemkinder« diese noch aktiven Stressschutz- oder Rückzugsreflexe. Ein Teil reagiert mit »Kampf«, also mit aggres-

Unruhiges Sitzen verstehen

Restmuskelspannungen des spinalen Galant-Reflexes führen zu unruhigem Sitzen. Wenn Sie dies nachempfinden wollen, simulieren Sie einmal die Schulsituation eines Kindes mit aktivem Galant-Reflex. Setzen Sie sich auf einen Stuhl an einen Tisch, den Rücken fest an die Lehne gedrückt. »Spielen« Sie jetzt die Folgen des Galant-Reflexes: Bewegen Sie Ihre Hüfte immer wieder in leichten Rechts-und-links-Bewegungen an der Rückenlehne entlang. Wenn das noch nicht ausreicht, versuchen Sie gleichzeitig, etwas zu schreiben. Die nächste Schwierigkeitsstufe ist, jetzt noch etwas aus einem Buch abzuschreiben, das am anderen Ende des Tischs liegt. Wenn Sie immer noch mögen, blicken Sie ab und zu mal in die eine, mal in die andere Richtung Ihres Zimmers, denn in der Schulsituation muss man auch mal zum Lehrer schauen.

sivem Verhalten, manche können ihre Impulse nicht kontrollieren. Wieder andere Kinder reagieren mit Flucht. Sie sitzen tatsächlich abseits oder sind in sich zurückgezogen. Kinder im Starrezustand können in jeder Form unbeweglich werden, körperlich wie auch geistig.

Auch die anderen frühkindlichen Reflexe können durch ihre Restaktivität indirekt an der Stressaktivierung verantwortlich sein: Über deren Auswirkungen auf das Gleichgewichtssystem, durch Muskelfehlspannungen und daraus resultierende Fehlhaltungen kommt es zu unterschiedlichsten Falschbelastungen des Körpers. Um die Auswirkungen einer schlechten Gleichgewichtsreaktion nachempfinden zu können, laufen Sie mal für einige Zeit auf einer weichen Matratze, die Sie auf den Boden gelegt haben. Sie werden bald spüren, wie der ganze Körper unter Anspannung gerät und Sie beginnen, Stress zu empfinden.

Wir sehen Folgen in der Veränderung der Motorik, in der fehlenden Möglichkeit der Automatisierung von häufig auszuführenden Bewegungen und Handlungen wie Schreiben oder Fahrradfahren, in der nicht synchron arbeitenden Feinmuskulatur der Augen oder der gestörten Motorik von Lippen und Zunge. All dies macht Stress. Und auch die Veränderung der Muskelspannung und die veränderten Bewegungen führen zu Belastungen am Muskel- und Skelettsystem. Zum einen über den vermehrten Druck, da der aufrechte Gang nur in einem sehr gut aufeinander abgestimmten Bewegungs- und Spannungsmuster das Gewicht des Körpers bestmöglich abfängt und verteilt. Und dieses ist nicht mehr gegeben. Zum anderen durch die dadurch nötigen Kompensationsmechanismen. Der Körper versucht durch Wirbelblockaden, Faszienverklebungen und andere Veränderungen am Muskel-Skelett-System, die Auswirkungen gering zu halten. Dies wiederum bewirkt Belastungen an anderen Stellen.

Restmuster der frühkindlichen Reflexe erzeugen nicht nur primären Stress, sondern auch sekundären über die Auswirkungen des inadäquaten Verhaltens, der Veränderung der Sensorik, der Wahrnehmung und der Reizverarbeitung sowie Veränderungen im Schlaf- und Ernährungsverhalten. Dieser Teufelskreis schließt sich durch die daraus folgenden, dem Kind gegenüber ungerechten Reaktionen aus der Umwelt wegen schlechter Schulnoten, Strafen bei Fehlverhalten oder auch schlechter Stimmung in der Familie. Häufig reicht es aber schon, wenn die Kinder selbst merken, dass sie anders sind. Oder dass sie bestimmte Dinge nicht so gut machen können wie ihre Freunde. Es entstehen Druck, Angst und daraus folgende weitere Stressbelastungen auf der psychischen Ebene.

Individuelle Stresspolster

Jeder Mensch verfügt über ein individuelles Stresspolster. Besser bekannt ist dies unter dem Begriff »Resilienz«, das ist die Fähigkeit, mit Stress, Krisen, Misserfolgen und seelischen Belastungen umzugehen (vom lateinischen Verb *resilire* für »abprallen, zurückspringen«). Diese seelische Widerstandskraft ist veränderlich und abhängig von inneren und äußeren Faktoren. Zu den stärkenden Faktoren zählen bei Kindern unter anderem Wertschätzung durch andere und Momente, die positive Emotionen verursachen. Auch Situationen, die die Kinder Selbstwirksamkeit erleben lassen, und das Gefühl der sicheren Bindung zählen dazu. Erfolge beim Sport und die Zusammensetzung des sozialen Netzwerks wirken ebenso hinein wie genetische Faktoren und die aus alledem entstehende Art der Selbstwahrnehmung.

Abbaufaktoren des Stresspolsters können (häufige) Misserfolge, fehlende Anerkennung, zu ehrgeizige Förderung beziehungsweise Überforderung der Kinder, Verluste von geliebten Menschen oder Haustieren sein. Aber auch der Wegzug von Freunden, Traumata durch verbale, emotionale, körperliche oder sexuelle Gewalt zehren am Polster ebenso wie Überreizung oder auch Unterforderung.

In aller Klarheit muss hier noch einmal erwähnt werden, dass Restreaktionen frühkindlicher Reflexe maßgeblich zu den Abbaufaktoren des kindlichen Stresspolsters führen. Kommt es dazu, dass zu viele Belastungen bei zu wenig stressabbauenden Handlungen und Gegebenheiten vorliegen, resultieren daraus Störungen im Verhalten, in der Lebensbewältigung, im Körperlichen und im Seelischem. Ist ein Stressauslöser zu groß oder liegt eine deutlich zu große Stressbelastung vor, entwickeln sich über viele Faktoren (Hormone, Mineral- und Vitaminstoffe, Membran- und Zellorganellstörungen) körperliche (somatische), psychische und/oder psychosomatische Krankheiten.

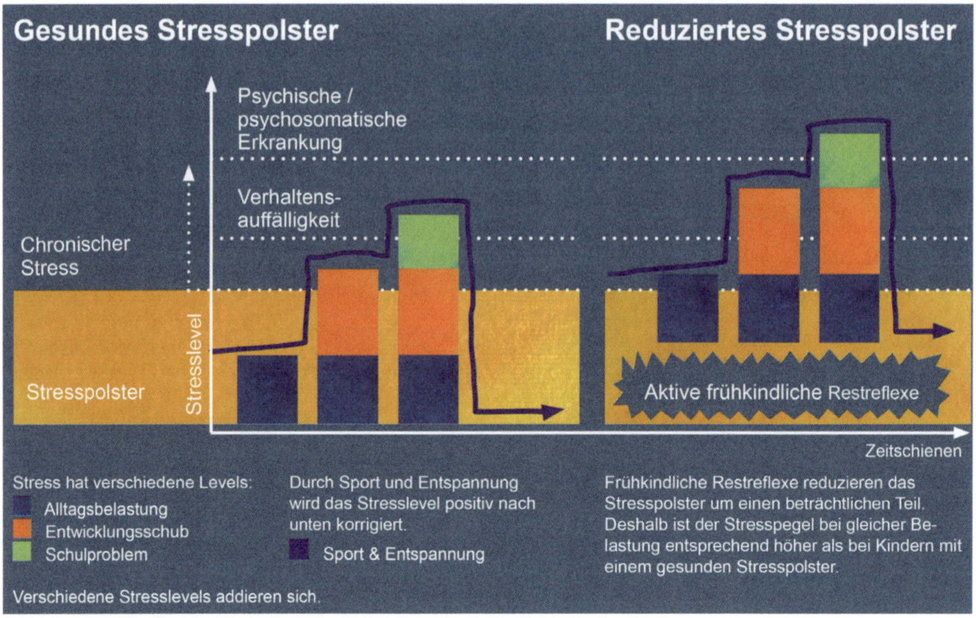

▶ Gesundes und reduziertes Stresspolster

Zusammenhang von Stress und nichtintegrierten Reflexen

Fassen wir das Wichtigste noch einmal zusammen, so geben wir schon mal einen kleinen Ausblick auf die Konsequenzen all dieser Zusammenhänge. Wie beschrieben, verbinden die frühkindlichen Reflexe (und die weiteren Bewegungen wie die General Movements) das Gehirn mit dem Körper, helfen, ein Abbild des Körpers im Gehirn zu entwerfen, und weisen den Nervenzellen gewissermaßen den Weg, wohin sie wie stark aussprossen und wie sie sich miteinander verbinden müssen. In der Entwicklung des Ungeborenen werden durch die den ganzen Körper erfassenden General Movements in den durch Reflexe veränderten Positionen die einzelnen Körperteile als erst grobes, dann immer feiner werdendes Körperschema abgebildet. Durch die frühkindlichen Reflexe passiert dies durch schrittweises »Präsentieren«: erst in Beugung (FLR), dann in Streckung (Moro-Reflex), dann als Abfolge Streckung und Beugung (Moro-Reflex, erste und zweite Phase). Dann werden diese durch Kopfbewegungen ausgelösten Reflexe in eine Rechts-links-Bewegung (asymmetrisch-tonischer Nackenreflex) sowie eine Oben-unten-Bewegung (tonischer Labyrinthreflex vorwärts, dann auch rückwärts) vorgenommen. Der Geburtsvorgang selbst wird durch die Reflexe massiv unterstützt (wahrscheinlich auch ausgelöst), indem über den asymmetrisch-tonischen Nackenreflex und den spinalen Galant-Reflex der Geburtskanal »durchwunden« wird. Zuletzt forciert der tonische Labyrinthreflex rückwärts den Austritt, und der Moro-Reflex initiiert das erste tiefe Luftholen, um den Rippenbogen zu weiten, damit sich die Lungenbläschen mit Luft füllen können.

In seiner folgenden zweiten Phase kommt es dann zum ersten Schrei. Bei diesem Ablauf wird auch das Reflexsystem »neu gestartet«, um einen ganz ähnlichen Ablauf unter Schwerkraftbedingungen zu nehmen. Allein dies alles zeigt schon die Wichtigkeit eines normalen Reflexablaufs für die Entwicklung des Menschen – seiner Motorik, Sensorik, Wahrnehmung, Reizverarbeitung, seines Körperschemas und von vielem mehr, da dies alles von der Versorgung mit Nerven und ihrer Verknüpfung abhängt.

Was heute die Auswirkungen eines fehlerhaften Reflexablaufs so gravierend werden lässt, ist die in diesem Programm implizierte Vorbereitung auf eine mehr oder weniger gefährliche Umwelt. Die Häufigkeit und eventuell die Stärke der Auslösung von Furchtlähmungs- und Moro-Reflex zeigt dem Ungeborenen wie gesagt schon, in welches Gefahrenniveau es hineingeborenen wird. Dies ist ein sehr sinnvolles Geschehen. In einer von natürlichen Feinden geprägten Umwelt müssen die Reflexe, die für sehr schnelles Reagieren bei Situationen, die Flucht oder Angriff erforderlich machen, schnell die »Führung« übernehmen, während dies in friedvollen Umwelten nur in Ausnahmesituationen nötig ist.

Wie so vieles ist auch dieses »Programm« auf das Leben der frühen Menschheit zugeschnitten, sodass es heute auf unsere Umwelt nur noch bedingt passt. Durch chronischen Stress, Veränderungen in unseren gesamten Lebensbedingungen, die nicht mehr von Großfamilie, Leben in und mit der Natur sowie dem Nomadentum geprägt sind, wird dem Ungeborenen »vorgegaukelt«, dass es in einen stark von Gefahren bestimmten Lebensraum geboren wird. Durch die zu aktiv bleibenden Reflexe wird der Pegel der Aufmerksamkeit zu hochgehalten, und es kann nicht zu den notwendigen Ruhephasen kommen. Die indirekte Folge von Problemen in Motorik, Sensorik, Reizaufnahme et cetera sind Probleme in allen Bereichen des Lebens, was weiter zu chronischem Stress führt, die direkte Folge durch den ständig zu hohen Aufmerksamkeitsgrad ist ebenso chronischer Stress.

Die wichtigsten Auswirkungen persistierender Reflexe

Als Folge von persistierenden frühkindlichen Reflexen kommt es also zu Stress, körperlichen Fehlbelastungen, verminderter Leistungsfähigkeit und mangelndem Selbstvertrauen. Diese vier Faktoren verstärken sich gegenseitig. Traue ich mir aufgrund geringen Selbstvertrauens beispielsweise nicht zu, Holz klein zu hacken, werde ich mit zu wenig Spannung (»Ich kann das ja eh nicht«) oder mit zu viel davon darangehen (»Ich muss es irgendwie doch schaffen«).

Reflex	Symptome beim Lernen	Symptome im Verhalten	Gesundheitliche Probleme
Furchtlähmungs- und Moro-Reflex	Leseprobleme auf weißem Papier; Konzentration auf das Wesentliche nicht möglich; wenig Ausdauer; schlechte Nahsicht	Ängstlichkeit ohne Grund, wenig Stresstoleranz Abneigung gegen Veränderungen Behält gern die Kontrolle, Unsicherheit, wenig Augenkontakt, Stimmungsschwankungen, geringes Selbstwertgefühl, Aggression	Muskelpanzer, Immunschwäche, Allergien, Reiseübelkeit, Bauch- und Kopfweh, Pseudokrupp, Asthma bronchiale, Verstopfung, Blutzuckerprobleme
Tonischer Labyrinthreflex vorwärts und rückwärts	Zahlendreher, Buchstabendreher, fehlende Blatteinteilung, Rechen- und Schreibprobleme, regelhafte Abläufe können nicht erkannt und eingehalten werden	Orientierungs- und Gleichgewichtsprobleme, Unruhe, schlaffe oder angespannte Muskulatur, Vergesslichkeit, lange Schnuller- und Daumennuckelphase, Schwimmen schwierig, Stehen ermüdet, kein Zeitgefühl	Übelkeit, Schwindel, Fußfehlstellungen, Atemprobleme, Sehprobleme, Höhenangst, Rückenprobleme, Probleme der Muskelspannung, motorische Probleme, Gleichgewichtsprobleme
Asymmetrisch-tonischer Nackenreflex	Ungeschickt und rempelt Sitznachbarn oft an, verkrampfte Stifthaltung, fester Stiftdruck, Blatt wird nur zu einer Hälfte beschrieben, Blatt liegt falsch auf dem Tisch, Schuhe binden dauert sehr lange	Unkoordinierte Arm- und Beinbewegungen, instabiles Gleichgewicht, tollpatschiges Verhalten und vermeidendes Übergreifen der Mittellinie, fehlende Seitendominanz	Sehstörung/Schielen, motorische Probleme, Gleichgewichtsprobleme
Spinaler Galant-Reflex	Zappelt ständig herum und muss dauernd auf die Toilette, Kurzzeitgedächtnis beeinträchtigt	Häufiges Wasserlassen und nächtliches Einnässen über das Alter von fünf Jahren hinaus, ungleiches Gangbild	Skoliose, Einnässen, Konzentrationsstörungen, Hüftprobleme, Gangstörung

Landau-Reflex	Schlechte Konzentration, Sportunterricht macht wenig Spaß, Brustschwimmen nicht möglich	Schlechte Körper- und Sitzhaltung, falsche Atmung, dadurch kurze Konzentration und wenig Ausdauer, roboterähnliche Bewegungen	Rückenprobleme, motorische Probleme, Gleichgewichtsprobleme
Symmetrisch-tonischer Nackenreflex	Doppelbilder, langsames Abschreiben von der Tafel, liegt über dem Tisch beim Schreiben, kann sich nicht ruhig halten, Aufmerksamkeitsprobleme	Problematische Körperkoordination, motorische Schwächen, Sehschwäche bis Sehfehler, schlechte Haltung, W-Haltung der Beine beim Sitzen auf dem Boden, Kleckern beim Essen, Schwimmen schwierig	Motorische Probleme, Gleichgewichtsprobleme, Probleme der Augenmotorik, insbesondere Nahsicht und Akkommodation, Probleme der Raum- und Tiefenwahrnehmung
Babinski-Reflex	Sportunterricht ist anstrengend, Augenstellung verhindert flüssiges und längeres Lesen	Neigung zu X- oder O-Beinen, Laufen ist unbeliebt, wird vermieden, Einfluss auf Augenstellung	Fußfehlstellung
Saug-, Babkin-, Plantar-Reflex	Bastelarbeiten, Malen und Zeichnen fallen schwer, wenig Ausdauer, Sportunterricht kann anstrengen, lispeln, häufig offener Mund beim Arbeiten	Vermehrtes Verschlucken und starkes Sabbern, Artikulationsprobleme und Zahnfehlstellungen, schwierige Handmotorik	Fehlbelastung des Fußes und Störung der Fußgewölbe, Zahnfehlstellung, Sprach- und Artikulationsstörung, Ernährungsprobleme
Greif- und Hochziehreflex	Falsche Stifthaltung und schlecht leserliches Schriftbild	Geringe manuelle Geschicklichkeit	»Tennis-Ellenbogen«

▶ Gesamtübersicht der wichtigsten Symptome von bleibenden frühkindlichen Reflexen und ihre tiefgreifenden Auswirkungen

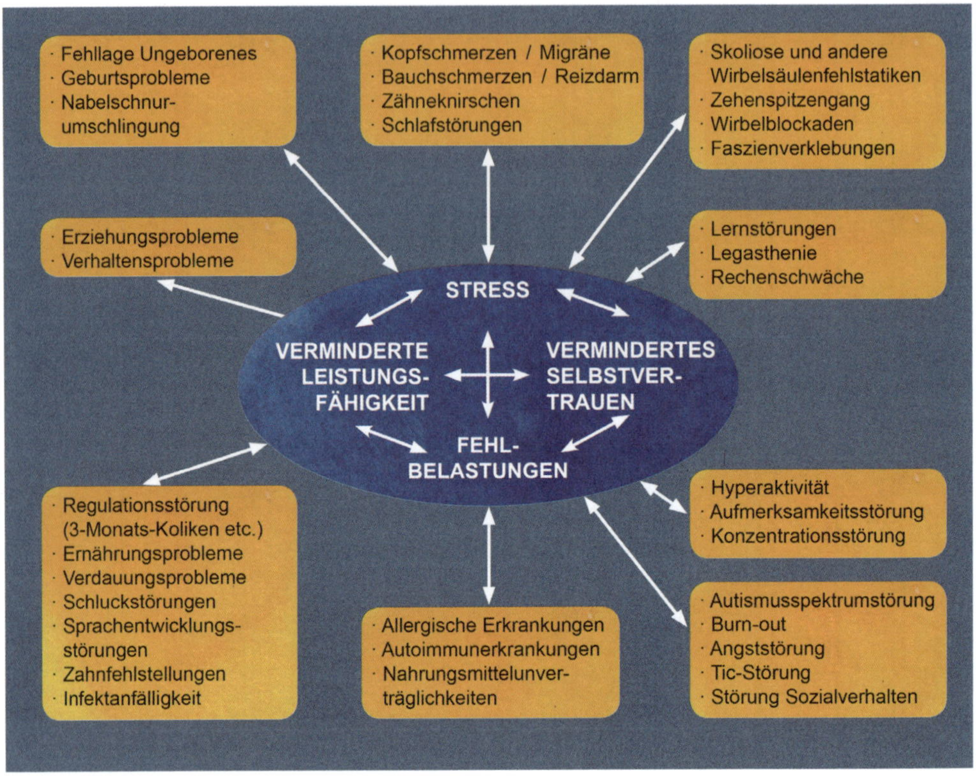

▶ Folgen von aktiven frühkindlichen Reflexen

So kommt es zu Fehlbelastungen. Diese bewirken, dass ich nicht allzu viel schaffe, weil ich wegen der Schmerzen dadurch früher aufhören muss.

Die erniedrigte Leistungsfähigkeit wirkt sich wieder negativ auf das Selbstvertrauen aus. Über die Schmerzen und die Selbstvorwürfe gibt es weiteren Stress. Natürlich sind nicht bei jeder Handlung alle Faktoren regelhaft beteiligt, was auch nicht notwendig ist, um die in der Grafik »Entstehung und Auswirkung von Stress« dargestellten Vorgänge zu initiieren. Darin zeigt sich der gesamte Entstehungsmechanismus. Auch hier sind aus Gründen der Übersichtlichkeit nicht alle Einflussfaktoren, nicht alle Interaktionen und nicht alle Punkte aufgeführt. Durch die frühkindlichen Reflexe wird direkt oder auch indirekt über andere Faktoren wie Schulprobleme oder Wirbelblockaden chronischer Stress ausgelöst. Zusammen mit weiteren Faktoren, die unabhängig von den frühkindlichen Reflexen auch chronischen Stress zur Folge haben, kommt direkt oder auch indirekt über den Verbrauch von Vitaminen und Mineralstoffen sowie eine Zunahme der Durchlässigkeit der Blut-Hirn- und der Darm-Blut-

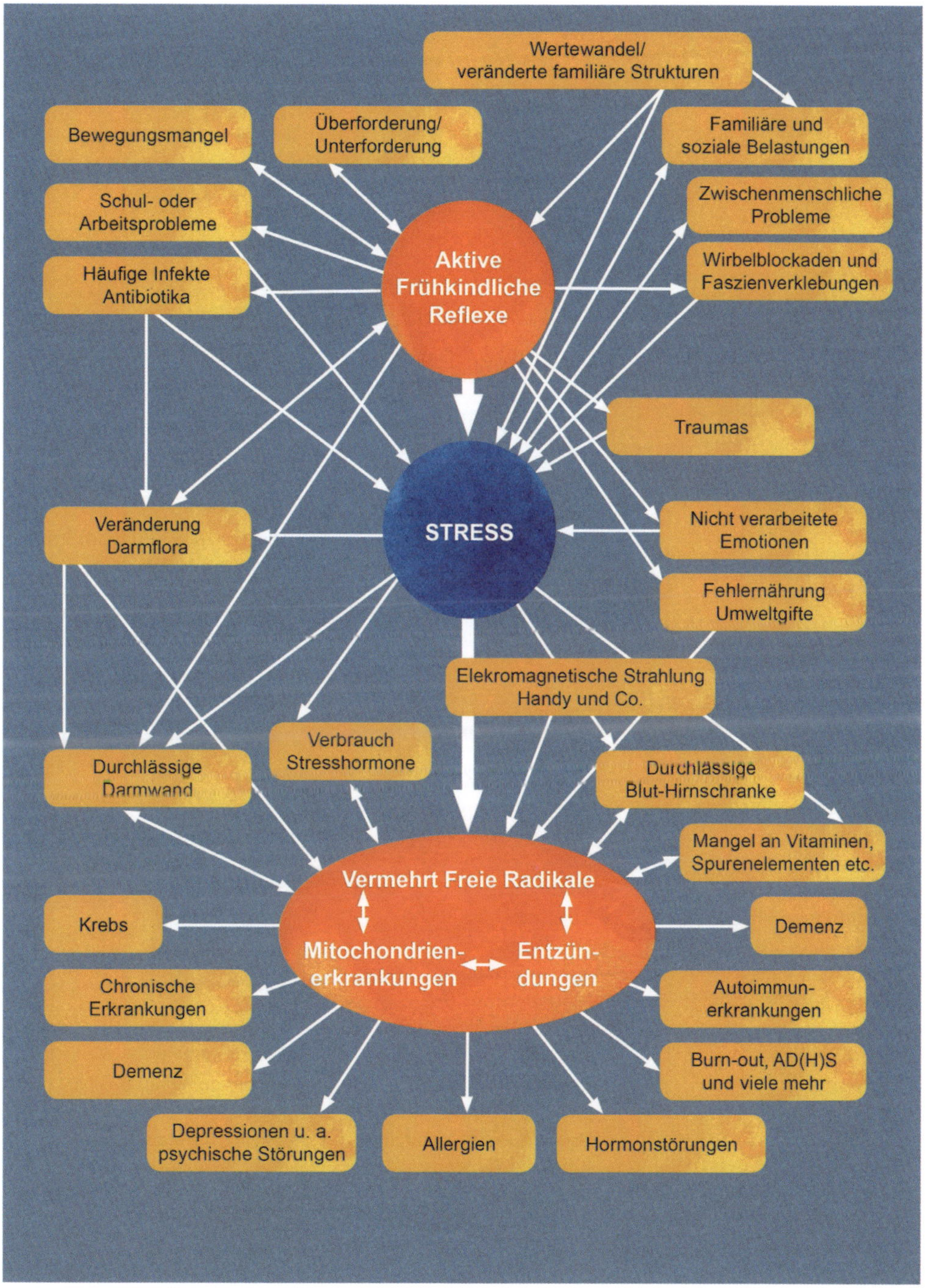

▶ Entstehung und Auswirkung von Stress

Mitochondrien

Mitochondrien sind die Kraftwerke der Zellen. In ihnen wird aus der Nahrungsenergie unter Verbrauch von Sauerstoff Zellenergie, das ATP (Adenosintriphosphat), gebildet. Nach der derzeit gängigen Theorie handelt es sich um Bakterien, die vor Millionen von Jahren in andere Einzeller eingewandert sind. Je mehr diese durch oxidativen Stress (Sauerstoffradikale) oder durch nitrosativen Stress (Stickstoffmonoxid/Peroxinitrit) geschädigt werden, desto weniger Energie hat der Körper zur Verfügung. Und diese Energie ist für so vieles notwendig!

Schranke ein »Teufelskreis« in Gang, der sich aus dem vermehrten Auftreten von Sauerstoffradikalen und Stickstoffmonoxid/Peroxinitrit aus Entzündungsreaktionen und aus Schädigungen der Mitochondrien zusammensetzt.

Da sich diese gegenseitig bedingen oder in Gang bringen, kommt es zu zunehmenden Problemen, vor allem wenn die diesen Mechanismus bremsenden Faktoren, wie zum Beispiel Vitamin C und E sowie Glutathion, fehlen. Die immer mehr auftretenden Schädigungen in und an der Zelle, der zunehmende Verlust an Mineralstoffen und Vitaminen sowie die abnehmende Zahl an Mitochondrien bewirken eine Vielzahl von Störungen und Krankheiten. In der Tabelle »Störungen und Krankhei-

- AD(H)S
- Allergien
- Anfallsleiden
- Angststörung/Phobien
- Asthma
- Augenfolgestörung
- Autismusspektrum
- Autoimmunerkrankung
- Bewegungsstörungen
- Bindungsstörungen
- Bluthochdruck
- chronische Darmerkrankungen
- Depression
- Drei-Monats-Koliken
- Durchfall
- Dyskalkulie
- Einkoten/Einnässen
- Essstörung
- Faszienverklebungen
- Frühgeburt
- Gangstörung
- Geburtsprobleme
- Infektanfälligkeit
- Krebs
- Legasthenie
- Magenschleimhautentzündung
- Migräne
- Nägelkauen
- Nahrungmittelintoleranzen
- Neurodermitis
- Ohnmachtsanfälle
- Pavor nocturnus/Schlafwandeln
- plötzlicher Kindstod
- Polypen, große Mandeln
- Regulationsstörung
- Reizdarm
- Restless-Legs-Syndrom
- Rheuma
- Schlafstörungen
- Schluckstörung
- Schmerzkrankheiten
- Schuppenflechte
- Sehfehler/-schwäche
- Sehnenverkürzungen
- selbstverletzendes Verhalten
- Skoliose
- Sprachstörung
- Strabismus
- Sucht
- Tic-Störung
- Tinnitus
- Verstopfung
- vorzeitige Pubertät
- vorzeitige Wehen
- Wahrnehmungsstörungen
- Wirbelblockade
- Zähneknirschen
- Zahnfehlstellung
- Zehenspitzengang

▶ Störungen und Krankheiten infolge mehrerer Einflüsse

ten infolge mehrerer Einflüsse« sind diese zusammen mit den direkt aus den Auswirkungen der aktiven frühkindlichen Reflexe entstehenden Störungen und Krankheiten aufgeführt.

Einflüsse auf den Reflexablauf aus der Sicht eines Kinderarztes

Wie kann es nun sein, dass sich der vorgegebene Ablauf der frühkindlichen Reflexe in der Phase der Schwangerschaft und in den ersten Lebensjahren nicht so vollzieht, wie es für das Leben des Kindes am sinnvollsten ist? Um diese Frage zu beantworten, ist es wichtig, sich noch einmal die zwei Hauptfunktionen vor Augen zu führen, für die die frühkindlichen Reflexe eigentlich notwendig sind: Auf der einen Seite sind die regelhaften Abläufe dafür zuständig, ein immer feineres Gerüst an Nervenverbindungen und eine immer bessere Abbildung des Körpers mit all seinen verschiedenen Faktoren im Gehirn zu etablieren. Dies geschieht durch den Furchtlähmungs- und Moro-Reflex beim Ganzkörperbild, durch den asymmetrisch-tonischen Nackenreflex über eine Unterscheidung von rechter und linker Körperhälfte, gefolgt von einer Unterscheidung von oben und unten durch den Landau-Reflex und von Körperrück- und -vorderseite durch den tonischen Labyrinthreflex, immer unterstützt von den sogenannten General Movements. Dies passiert während der Entwicklung im Mutterleib sowie in zeitlich ganz ähnlichem Rahmen nach der Geburt, um die so geschaffenen Verbindungen und Abbildungen gegen die Schwerkraft neu zu »formatieren«.

Auf der anderen Seite bewirken diese Abläufe, dass der Mensch auf eine mehr oder weniger feindliche Umwelt vorbereitet wird. Werden vor allem Furchtlähmungs- und Moro-Reflex während der Schwangerschaft zu häufig ausgelöst, ist dies eine Art Signal, die anderen Reflexe immer unter dem Motto »Vorsicht, wir kommen in eine feindliche Welt mit vielen Gefahren!« nur so ablaufen zu lassen, dass die Reflexe im weiteren Leben schnell die Führung übernehmen können. Dies ist, wie schon mehrfach erwähnt, wichtig, um in Gefahrensituationen sehr schnell reagieren zu können. Gerade dieser zweite Punkt in der Funktion der Reflexe bewirkt, dass heutzutage immer mehr Kinder durch nicht ausreichend integrierte Reflexe Probleme der verschiedensten Art haben und sich dadurch sehr häufig nah am chronischen Stresspegel befinden. Der Furchtlähmungs- und der Moro-Reflex werden deshalb so häufig ausgelöst, weil die Welt *scheinbar* sehr gefährlich ist, in der heutigen Wirklichkeit aber in der Regel nicht von Gefahren wie wilden Tieren oder durch Stammeskriege wie in der Urzeit beherrscht wird. Und durch Fehlverhalten, das auf Expertenratschlägen nach bestem Wissen und Gewissen beruht, wird das alles leider noch verstärkt.

Zeitspanne	Einflussfaktoren
Schwangerschaft	• Alle Faktoren, die das heranwachsende Kind negativ beeinflussen (Alkohol, Drogen, Krankheit der Mutter etc.) • Darüber hinaus sind die Einflussfaktoren auf das Reflexsystem: – Bewegungsmangel – Inadäquate Bewegung • Vermehrtes Stress- oder Angsterleben • Mangel an für das heranwachsende Kind dringenden Nährstoffen aufgrund von Figurbewusstsein oder gesellschaftlichen Zwängen • Eigene aktive Stressschutzreflexe
Geburt	• (Wunsch-)Kaiserschnitt • Wehen hemmende/-fördernde Mittel • Zu schneller, zu langer Geburtsvorgang • Zangen- oder Saugglockengeburt
Erstes Lebensjahr	• Unachtsames »Handling« des Neugeborenen • Bewegungseinschränkungen (ausschließliche Rückenlage, Wippe und dergleichen, Tragetuch ohne Weglegeoption) • Die kindlichen eigenen Bewegungsmuster durch moderne Spielzeuge reduzieren oder verhindern • Falsch verstandene Förderung durch zu ehrgeizige und zu ungeduldige Eltern • Nichtwissen um die vorgegebenen Meilensteine der Entwicklung jedes Kindes
Bis zum sechsten Lebensjahr	• Nichtzulassen adäquater Reize (klettern, balancieren, wild sein, sich drehen oder am Drehstuhl drehen, hüpfen, runterhüpfen, barfuß laufen, auch auf unebenen Untergründen, im Wald und der Natur laufen, schaukeln) • Falsch verstandene Fürsorge (Gefahrenvermeidung) • Nicht-entwicklungsgerechte Anforderungen • Überreizung und/oder Unterforderung

▶ Negative Einflussfaktoren auf die Entwicklung und Hemmung der frühkindlichen Reflexe in den vier bedeutenden Zeitfenstern

Eingriffe in sensible Entwicklungsphasen

In den vier Zeitabschnitten Schwangerschaft, Geburt, erstes Lebensjahr, zweites bis sechstes Lebensjahr gibt es sensible Phasen, also äußerst wichtige Momente in der Entwicklung eines Kindes, in denen der genetische Bewegungscode entscheidende Aufgaben erfüllt. Wir sind uns alle bewusst, wie empfindlich die ersten Wochen in der Entwicklung des Embryos sind, in denen er sich von der befruchteten Eizelle bis hin zum Fötus entwickeln kann. Dann sind alle Systeme grundlegend angelegt, und er muss »nur« noch reifen und wachsen. Eine Störung in der Phase des genetischen Zellteilungscodes kann dramatische Folgen haben. Nun ist es wichtig zu berücksichtigen, dass es auch einen genetischen Bewegungscode gibt: ebenjene frühkindlichen Reflexe, deren Ablauf auch nicht gestört werden darf, da sie viele Aufgaben zu erfüllen haben. Sie laufen, wie gesagt, gesetzesmäßig ab. In unserer Arbeit zeigt sich allerdings, dass dieses Bewusstsein weitestgehend nicht vorhanden ist.

Negative Einflussfaktoren auf die Entwicklung und Hemmung der frühkindlichen Reflexe in den vier bedeutenden Zeitfenstern finden Sie in dieser Tabelle. Bitte bekommen Sie beim Lesen dieser Tabelle und den weiteren Ausführungen nicht den Eindruck, »alles verkehrt gemacht« zu haben. Es geht keineswegs um Schuld oder Fehler! Viele Erkenntnisse sind neu, und viele der als ursächlich genannten abträglichen Verhaltensweisen sind zeitweise stark propagiert worden. Wir wollen niemanden anklagen, sondern akut und auf Dauer helfen und eine Entwicklung aufhalten, die mit einem »Immer mehr« an Medikamenten und Therapien das Wichtigste überziehen, was wir haben – unsere Kinder.

Der Vorgang der natürlichen Geburt stellt eine der wichtigsten Phasen dar, und ab der Geburt gibt es dann viele Möglichkeit, aus Unwissenheit in diese Gesetzmäßigkeit einzugreifen und damit den Gesamtverlauf massiv zu stören. An dieser Stelle ist es – wie gesagt – wichtig zu verstehen, dass hier keine Schuld zugeteilt werden soll. Das ist weder beabsichtigt, noch wäre es sachdienlich. Denn das Problem ist nur, dass der richtige Weg nicht bekannt ist. Um es noch einmal zu betonen: Unsere Absicht ist es, hier ein klares und neues Bewusstsein zu schaffen, indem wir diesen Weg aufzeigen. Wir möchten einen positiven Einfluss auf die Entwicklung aller Kinder nehmen, indem wir den festgelegten Ablauf der natürlichen Entwicklung nicht stören wollen. Durch das Vermeiden von störenden und ein Mehr an positiven Einflüssen ist ein Leben unserer Kinder in bestmöglicher Entwicklung, Gesundheit und Potenzialentfaltung möglich. Lassen wir der Natur, die diesen Prozess selbstständig durchführt, ihren freien Lauf, und unterstützen wir unsere Kinder nur dort, wo er nicht gestört werden kann.

Stress als Erbe

Während der Entwicklung des Ungeborenen bewirkt Stress über zwei Wege einen fehlerhaften Reflexablauf. Wie schon erläutert wurde, führen nichtintegrierte Reflexe zu ausgeprägtem chronischem Stress, der durch viele andere Einflüsse wie Verluste oder Traumata noch gesteigert wird.

In den heute lebenden Generationen sind die frühkindlichen Reflexe schon sehr aktiv. Unsere Vermutung, warum dies so ist, geht dahin, dass dies Auswirkungen der beiden Weltkriege sind (inklusive der Zeit zwischen diesen beiden Kriegen, die durch die Weltwirtschaftskrise belastet war). Mit den über Jahre dauernden Gefahren und Ängsten über weite Gebiete der Welt hat dies alles wohl bewirkt, dass die nachkommenden Generationen auf ebendieses gefahrvolle Leben vorbereitet werden sollten. Das wird als »transgenerationaler Stress« bezeichnet. Eine Art von Erbschaft, die wir nicht ablehnen können. Dieser »geerbte« Stress der Mutter durch die eigenen noch aktiven Reflexe überträgt sich auf das Ungeborene, denn die veränderte Hormonlage bei Stress sowie die körperlichen Auswirkungen der Mutter wie schnellerer Herzschlag bewirken, dass das Ungeborene auf eine Umwelt voller Gefahren vorbereitet werden muss. Als ob das nicht genug wäre, steigert sich dies noch durch die weiteren Veränderungen, die sich in der westlichen Welt in den letzten sechzig bis siebzig Jahren vollzogen haben. Durch die Veränderungen in unserer Gesellschaft hin zur Klein- und Kleinstfamilie hat kaum jemand mehr Gelegenheit, den Umgang mit Säuglingen und Kleinkindern durch das Vorbild der anderen zu »erlernen«. Folglich können die jungen Mütter und Väter die so wichtigen und angstabbauenden eigenen Erlebnisse und Erfahrungen durch Anschauung nicht sammeln. Die schier unendliche Flut an Büchern, Heften und Online-Plattformen zeugen davon, wie sehr man versucht, sich dieses fehlende Wissen durch Anlesen anzueignen. Doch kein Ratgeber, kein Medium der Welt ersetzt das mit den Urinstinkten und auf das eigene Wesen abgestimmte persönliche Erleben.

Durch das Fehlen der Großfamilie kommt noch hinzu, dass schon in dieser Phase häufig das »großelterliche Regulativ« nicht vorhanden ist. Das nämlich könnte durch die Vorerfahrungen dieser Generation einen beruhigenden Einfluss übernehmen. Die Großeltern könnten durch ein schlichtes »Bei dir war das auch so« oder »Das ist normal« bei den frischgebackenen Müttern und Vätern tausendmal mehr Beruhigung bewirken als die stundenlange Konsultation von Dr. Google & Co.

Vorsorge- und Abklärungsuntersuchungen

Kritisch zu hinterfragen bleibt auch die zunehmende Flut an Vorsorge- und Abklärungsuntersuchungen. Neben dem unbestreitbaren Nutzen, drohende Gefahren für Mutter und Kind rechtzeitig zu erkennen, muss wieder mehr berücksichtigt werden, welche Ängste und welchen Stress solche Termine auch auslösen. Bedenken wie »Hoffentlich ist nichts Schlimmes«, »Was ist, wenn etwas Krankhaftes vorliegt?« sind Belastungen, die beachtet werden müssen. Und wenn dann weitere Untersuchungen anberaumt werden, um Auffälligkeiten näher abzuklären oder noch mehr Sicherheit zu haben, lässt dies gerade bei Schwangeren »innere Filme ablaufen«, die in höchstem Maße Stress bedeuten und sich damit negativ auf das Ungeborene auswirken können. Fraglich und ungeklärt ist zum Beispiel, ob die häufigen Ultraschalluntersuchungen ein entsprechender Störfaktor für die Reflexe sind. Es ist alles eng miteinander verwoben, wenn zum Teil auch auf subtile Weise, und es ist wichtig, überall genau hinzuschauen, alles zu hinterfragen und nichts als der Weisheit letzten Schluss zu akzeptieren.

Das »neue« unbekannte Leben mit Kind

Durch Probleme in der Partnerschaft werden gerade während einer Schwangerschaft verschiedene Veränderungen und Belastungen ausgelöst oder verstärkt. Diffuse Ängste, wie das weitere Leben beruflich, finanziell und sozial weitergeht, spielen ebenfalls mit hinein. Auch wenn das nun etwas unromantisch ist, aber das Idealbild, dass sich die werdenden Eltern beide »wie Bolle« auf das Kind freuen, liegt leider nur sehr selten vor. Und dass sich beide keine Sorgen um die Zukunft in allen Sparten des Lebens zu machen brauchen und die Veränderungen, die eine Schwangerschaft im Wesen und im Körperlichen mit sich bringt, ohne jegliche Einschränkung toll finden, ist eher bei einer Minderheit der Fall.

Stress in allen seinen Facetten ist unserer Meinung nach der Hauptgrund für einen nichtadäquaten Reflexablauf. So steigert sich das Vorkommen von Generation zu Generation wie bei einer Spirale. Höchste Zeit also, etwas dagegen zu tun.

Andere Einflussfaktoren können genetische Veränderungen sein. Besonders ist dies bei der Trisomie 21 bekannt, dem Down-Syndrom, bei dem die General Movements und die primitiven Reflexe so verändert sind, dass ihre Beobachtung in der Ultraschalluntersuchung einen Hinweis darauf geben kann, dass dieses Syndrom vorliegt. Wahrscheinlich können auch deutlich kleinere Veränderungen im Erbgut zu Veränderungen im Reflexablauf führen, schließlich ist dieser Vorgang dort gespeichert.

Inadäquate Bewegungen und Krankheiten der Mutter

Wie schon angedeutet wurde, können zu viele Erschütterungen mit zu häufiger Aktivierung der Stressschutzreflexe den Reflexablauf direkt beeinflussen. Nicht umsonst ist das Ungeborene von Wasser umgeben, nicht umsonst ist der Gang der Schwangeren normalerweise sehr weich und federnd. Durch das Wasser in der Gebärmutter werden Stöße und Erschütterungen abgemildert, durch die leichte Rückneigung des Oberkörpers und eine ausgedehnte Abrollbewegung des gesamten Fußes die Belastungen hinsichtlich Erschütterungen minimiert.

Täuscht unser Eindruck, dass dieser »Wolkengang« bei Schwangeren nicht mehr regelhaft vorkommt? Ein Fehlen dieses wertvollen Abfederungsmechanismus weist aber wiederum auf fehlerhaft integrierte Reflexe bei der Mutter hin, nämlich des tonischen Labyrinth- und des symmetrisch-tonischen Nackenreflexes.

In diesem Zusammenhang müssen auch Sportarten genannt werden, die von manchen Schwangeren noch lange Zeit ausgeführt werden. Die starken Erschütterungen durch Sprünge oder abruptes Abbremsen oder Drehen wirken auf den Körper und damit auf das Ungeborene ein.

Eine andere Gruppe von Einflussfaktoren sind mütterliche Erkrankungen, akute wie chronische – einerseits über die Veränderungen bei Erkrankungen, andererseits über dann notwendige Medikamente.

Aber auch Mehrlingsschwangerschaften, zu wenig Fruchtwasser und Fehllagen des Ungeborenen können, vor allem zum Ende der Schwangerschaft hin, durch »Platzmangel« und veränderte Bewegungsmöglichkeiten Auswirkungen haben.

Die Geburt als Einflussfaktor

Ein wichtiger Punkt im Reflexablauf ist die Geburt. Bei regelhaftem Geburtsablauf wird das Kind aus der sogenannten »vorderen Hinterhauptslage« entbunden. Um den engen Geburtskanal zu durchwandern, dreht es sich mithilfe des asymmetrisch-tonischen Nacken- und des spinalen Galant-Reflexes durch den Geburtskanal, durch die vom tonischen Labyrinthreflex mit initiierte Streckung nach Durchtritt des Kopfes gelingt die restliche Entbindung.

Der Moro-Reflex regt nun zur tiefen Einatmung an, was neben dem Beginn der Eigenatmung auch Veränderungen im Blutfluss beim Neugeborenen bewirkt. Erst durch diese Umstellungen ist das Baby zu einem Leben außerhalb des Mutterleibs befähigt.

Fehllagen des Ungeborenen sowie fehlerhafte Abläufe während der Geburt, die zum Beispiel eine Saugglockenentbindung notwendig machen, deuten auf einen nicht regelgerechten Reflexablauf schon während der Schwangerschaft hin. Der vor der Geburt ablaufende Reflexverlauf arbeitet auf diesen wichtigen Moment hin. Man kann also davon ausgehen, dass etwas nicht nach Plan gelaufen ist, wenn die Geburt nicht »normal« abläuft.

Auch gibt dieser Ablauf den »Startschuss«, dass das Reflexprogramm jetzt unter Bedingungen außerhalb des schützenden Rahmens der Gebärmutter und unter Schwerkraftbedingungen ablaufen muss. Finden diese Abläufe bei der Geburt nicht statt, wie zum Beispiel bei einer Kaiserschnittentbindung, sind Auswirkungen auf die

»Normale« Geburten

Als »normal« versteht man eine Geburt aus der vorderen Hinterhauptslage spontan zwischen dem 259. und 293. Schwangerschaftstag durch vaginale Entbindung. Die Geburtsdauer sollte bei Erstgebärenden drei bis zwölf Stunden bei einer Pressperiodendauer von dreißig Minuten dauern. Bei weiteren Geburten sollte die Geburtsdauer zwischen zwei und acht Stunden betragen, bei einer Pressperiodendauer von zwanzig Minuten. Die Fruchtblase sollte während der Eröffnungsphase springen, der Blutverlust weniger als 500 Milliliter betragen und die Gesundheit der Mutter und des Neugeborenen zu keiner Zeit gefährdet sein.

Ein Leben in der Großfamilie

Der junge Mensch ist auf ein Leben in der Großfamilie ausgelegt. Besonders im frühkindlichen Alter sind die Auswirkungen der Unsicherheiten und Ängste, die durch den bereits genannten Verlust der Großfamilie entstehen, sehr groß. Ohne oder mit nur einem kleinen Erfahrungsschatz in Hinblick auf Babys ausgestattet, wird für die auf sich gestellten Mütter alles zu einem riesigen Berg an Fragezeichen: Ist grünlicher Stuhlgang schlimm? Sind 37,2 Grad Körpertemperatur schon Fieber? Muss in jeder Windel Pipi sein? Ist es schlimm, wenn das Baby nur drei Viertel der Flasche austrinkt?

Durch ein Mehr an sachlichen Informationen und professionellen Angeboten wie Babyschwimmen oder Babymassage wird versucht, die fehlende Erfahrung und die damit verbundene Unsicherheit im Umgang mit dem eigenen Kind zu kompensieren. Dies kann aber nur bedingt gelingen, da die Kinder einerseits die Unsicherheit sehr wohl spüren, der Verstand verglichen mit dem Gefühl andererseits nur einen kleinen Anteil an Kommunikation und Verhalten hat. Da das Baby diese verstandesgesteuerten, nicht durch Intuition und eigene Erfahrungen geprägten Handlungsweisen wie gesagt spürt, hat es nur die Möglichkeit, dies über Weinen oder Unruhe zu »spiegeln«, was sehr zur weiteren Verunsicherung der Eltern beiträgt. Schon ist die Spirale hin zum »Schreibaby« in Gang gesetzt, was auf beiden Seiten Stress bedeutet – und damit wieder zum fehlerhaften Ablauf der Reflexe.

Reflexabläufe programmiert. Daher sollte eine Kaiserschnittentbindung nur als letzte Möglichkeit herangezogen werden und ein Wunschkaiserschnitt stark überdacht werden, weil er dem Kind einen wichtigen Entwicklungsschritt vorenthält, der meist nicht von allein aufgeholt werden kann. Wichtig ist zum Beispiel der Kontakt des Neugeborenen mit der Vaginalflora der Mutter, um eine eigene effiziente Immunkompetenz aufzubauen. Eine »gute« Darmflora entwickelt sich unter den Bakterien, die aus dem Geburtskanal aufgenommen werden.

Nach der Geburt

Nach der Geburt ist es sehr wichtig für den Reflexablauf und für die Bindung zwischen Mutter und Kind, dass es auf dem Bauch der Mutter liegt, »hochkrabbelt« und an der mütterlichen Brust antrinkt. Das Prinzip, nach dem unsere Kinder in die Welt geboren werden, ist denkbar einfach: erst *in* der Mutter, dann *an* der Mutter, dann langsam, aber stetig zeitlich und räumlich *von* der Mutter *weg*.

Auch wenn es sicherlich positiv zu werten ist, dass die Väter in den letzten Jahrzehnten (und wirklich erst seit dieser kurzen Zeit) mehr und mehr in die Kinderbetreuung auch schon bei Säuglingen hineinwachsen, und so befriedigend und wundervoll dies auch sein mag – so viel weniger tief kann jedoch das Verhältnis zwischen ihnen und dem Baby sein. Das noch »unfertige« Kind erlebt sich nämlich als *Körperteil der Mutter*. Ein Teil der Mutter ist es in Mamas Bauch ja auch gewesen! Und nun muss es in den ersten zwei bis drei Lebensjahren ein »Selbst« entwickeln. Damit dies gelingt, sind der Aufbau einer guten Bindung und ein regelhafter Reflexablauf nach der Geburt ebenso wichtig wie eine liebevolle Versorgung. Dies zeigt die Bedeutung einer vollzogenen Bindung, dies zeigt die schwerwiegenden Auswirkungen auf das Neugeborene und den Reflexablauf bei fehlender Annahme des Kindes, bei Wochenbettdepression, bei (psychischer) Erkrankung sowie bei stark erhöhtem Stresspegel der Mutter. Dieser kann durch Partnerschafts- oder Familienprobleme, durch finanzielle oder berufliche Risiken oder auch durch frühkindliche Reflexe erhöht sein.

In den ersten 12 bis 24 Lebensmonaten läuft das Reflexprogramm unter normalen Umständen bekanntlich erneut ab, um ein starkes Gerüst für die weitere Entwicklung hin zum freien Stand und Gang zu ermöglichen. Durch das Zusammenspiel von ausgelösten und integrierten Reflexen, durch rhythmische Bewegungen, die den General Movements während der Schwangerschaft ähnlich sind, vollzieht sich die faszinierende Entwicklung vom hilflosen Neugeborenen zum laufenden, schon sehr eigenständigen Kleinkind.

Dank des erneuten Ablaufens dieses Reflexprogramms sind wie gesagt auch »Fehlerkorrekturen« des Schwangerschafts- und Geburtsablaufs möglich. Durch häufiges Tragen am Körper mittels Tragetuch, durch Stillen, durch häufige Kuscheleinheiten und einen zärtlich-liebevollen Umgang zum Beispiel können Reflexe in ihrem Ablauf positiv beeinflusst werden. Auch auf dem Bauch oder auf dem Rücken zu liegen ist für das Baby notwendig, um sich selbst und seine Umgebung kennenzulernen. Bei diesem freien Liegen auf dem Bauch ist natürlich ein wachsames Auge der Eltern erforderlich, und es betrifft auch nur den Wachzustand.

Fehlen diese Reize und Umstände – wie durch Tragehilfen oder Kinderwagen, durch Flaschennahrung, durch Isolation in Kinderzimmern, Kinderbetten, durch »Kinderirgendwas«, durch falsch verstandenen körperlichen Abstand, weil man das Kleine ja angeblich nicht »verwöhnen« darf oder sein Kind nicht auf den Mund küsst –, werden fehlerhafte Reflexabläufe und Stress initiiert. Unter der ambitioniert-irrigen Vorstellung, Kinder möglichst frühzeitig zu »fördern«, kommt es bereits im zartesten Alter zu einer Reizüberflutung, Überforderung und Einengung der Entwicklungsmöglichkeiten.

Dem gegenüber steht das Prinzip, dass alle Sinne und Vorgänge auf eine langsame Steigerung ausgelegt sind. Das Sehvermögen steigert sich in den ersten sechs bis acht

Lebensmonaten hin zu normalem Sehen, und erst danach wird über die Schaukelbewegungen vor Beginn des Krabbelns der Wechsel von Nah- und Fernsehen trainiert. Das Hörvermögen ist durch Fruchtwasser in den Gehörgängen und die noch engen Gehörgänge eingeschränkt. Zwischen den Sinnesorgangen und dem Gehirn bestehen noch nicht alle Verbindungen, und die zwischen den einzelnen Hirnanteilen müssen noch weiter aufgebaut werden.

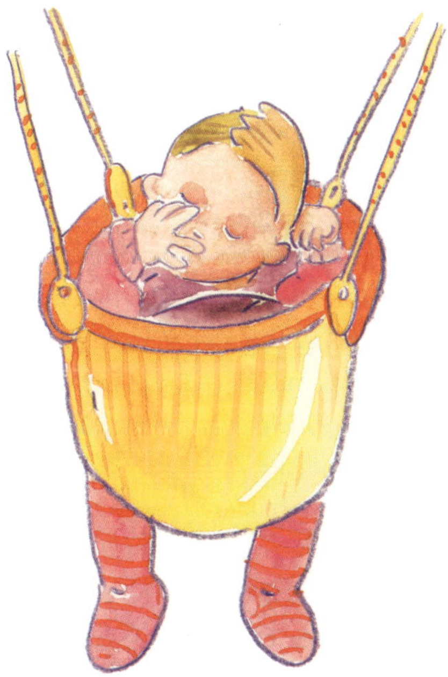

▶ Babyschaukel

Vieles, was gut gemeint ist, wirkt sich nachteilig aus. Heute werden Kinder unter Mobiles, Spieluhren und Spieltrapeze gelegt. Auch Wippen und Tragevorrichtungen sind häufige »Ablageorte«, oft auch die Kombination wie Tragevorrichtung mit Spieluhr. Sogar Fernseher und andere elektronische Geräte finden sich immer häufiger im direkten Umfeld der Neugeborenen und Säuglinge. All dies führt zu einer Überreizung und zu einem veränderten Bewegungsablauf. Schauen Sie sich mal ein Baby an, das auf dem Rücken liegt und »nur« sich hat, und vergleichen Sie es mit einem anderen, das unter einem Spieltrapez liegt. Während unter dem Trapez die Bewegungen abgehackt und unrund erscheinen, sieht man beim Liegen ohne solche Reize runde Bewegungen der Arme und Beine, wie es normale Spontanbewegungen sind. Diese unterstützen das Baby wiederum in der Entwicklung und auch in der Selbstwerdung. Gleiches gilt für die Arm- und Beinbewegungen beim Stillen im Vergleich zur Flaschengabe. Auch hier sind die Bewegungen deutlich harmonischer, wenn das Kind an der Brust trinkt. Diese runden, ausgeglichenen Bewegungen haben eine positive motorische Abspeicherung zur Folge und wirken sich günstig auf die Reflexabläufe und die weitere Entwicklung aus.

Ursachen der Kopfgelenksasymmetrie

In unserer täglichen Praxis hat der überwiegende Teil der Kinder Probleme mit dem Kopfgelenk, ohne dass es jemand weiß oder beachtet. Deshalb scheint an dieser Stelle der Moment passend, über den Zusammenhang zwischen Kopfgelenk und nichtintegrierten Reflexen zu sprechen.

Die Halswirbelsäule – beziehungsweise die Genickgelenke – besteht aus zwei Wirbeln, Atlas und Axis. Diese beiden haben eine besondere Form. Der Atlas bietet an zwei kleinen flachen Stellen die Auflagefläche für den Schädel. Der Atlas ermöglicht uns das Nicken, während der darunterliegende und mit einem kleinen Höcker in den Atlas geschobene Axis die Drehbewegung des Kopfes möglich macht. Somit balanciert der Kopf mit circa einem Achtel des Körpergewichts auf dem Atlas und wird nur über Muskeln und Bänder gehalten. Durch diese beiden Wirbel führen auch Arterien, die das Gehirn mit Blut versorgen. Da Neugeborene noch keine stabile Halsmuskulatur haben, ist die Stabilität des Kopfs noch nicht gewährleistet. Deshalb müssen wir das Köpfchen anfangs gut unterstützen.

Wir sehen nun deutliche Zusammenhänge zwischen der Art der Geburt und der Tatsache, dass das kleine empfindliche Kopfgelenk verschoben und anschließend nicht beachtet oder korrigiert wird. Ein Einfluss auf die verschobene Stellung des Kopfs auf dem Atlas kommt extrem häufig nach Kaiserschnittgeburten vor, bei Kindern, die zu schnell oder zu langsam durch den Geburtskanal kamen oder verkeilt oder als Steißgeburt nicht den normalen Weg nehmen konnten. Die noch instabilen Muskeln können den Kopf nicht halten, also bleibt er »schräg« auf dem Atlas sitzen. Damit wird der Blutdurchfluss durch die Arterien verändert, und sowohl das eine als auch das andere verursachen Unwohlsein oder Schmerzen bei den Babys. Im Liegen fangen sie oft an zu weinen und werden bald als »Schreibaby« etikettiert. Wenn man sie auf den Arm nimmt, beruhigen sie sich allerdings wieder.

Nun wird an dieser Stelle oft geäußert, das Kind sei anscheinend schon jetzt verzogen und wolle nur auf den Arm genommen werden … Das ist bei einer Asymmetrie im Kopfgelenk *keineswegs* der Fall. Das Kind hat definitiv Schmerzen, wenn sich der Kopf im Liegen in der »verrutschten« Stellung befindet! Auf den Arm genommen, hilft die Schwerkraft mit dem Zug nach unten, den Zustand des Kopfgelenks sozusagen zu entlasten. Sobald das Kind wieder abgelegt wird, beginnt es erneut zu weinen. Mit ungefähr fünf bis sechs Monaten hört es dann auf zu schreien, denn bis dahin hat sich die Halsmuskulatur so weit entwickelt, dass es dem Kind möglich ist, eine Schonhaltung einzunehmen. Dieser Kompensationsmechanismus hat aber jetzt zur Folge, dass die Reflexbewegungen nicht mehr richtig ausgeführt werden und sehr häufig Restreflexe sichtbar bleiben – mit den möglichen Folgen, wie wir es in den Abbildungen des Reflexmobiles im Ungleichgewicht dargestellt haben. Wir möchten Sie hier aber auch gleich beruhigen, denn solch eine Asymmetrie lässt sich relativ unkompliziert korrigieren, und die normale Entwicklung kann ihren Lauf wiederaufnehmen.

Hier ist es uns wichtig zu erwähnen, dass ein Kind zu diesem frühen Zeitpunkt des Lebens auf die uneingeschränkte Versorgung und Zuneigung der Eltern angewiesen ist, und damit nicht »verzogen« werden kann.

Auch jenseits der Säuglingsperiode wirken sich die Unsicherheiten und Bindungsprobleme aus. Zum Teil werden diese Punkte zu Störungen der Entwicklung, zu fehlendem oder falschem Durchlaufen von Reifestadien und zu Kommunikations- und Verhaltensproblemen führen. Dies bedeutet – Sie wissen es schon – Stress! Und das behindert wiederum die weitere Integration der Reflexe. Durch die nicht adäquat integrierten Reflexe kommt es zu Störungen der Motorik, der Sensorik und des Verhaltens. Bei dem zunehmend aktiven Kind wird dies auch immer mehr zum Problem. Durch negative Reaktionen aus der Umwelt aufgrund eines auffälligen Bewegungsmusters oder inadäquaten Verhaltens entsteht wiederum Stress. Es ist wie gesagt ein Teufelskreis.

Durch viel Bewegung, am besten in freier Natur, durch Kontakt mit anderen Kindern ohne Einmischung der Erwachsenen sowie durch einen autoritativen Erziehungsstil (dieser ist gekennzeichnet durch viel Freiheit, eindeutige Grenzen, offene Kommunikation und Beachtung des kindlichen Standpunktes) können viele dieser Punkte noch gebessert oder abgearbeitet werden.

Doch kaum ein Kind spielt noch draußen, es finden sich nur selten Kindergruppen, die sich gemeinsam im Freien tummeln. Als Beispiel für eine intakte Kinderwelt können die Erzählungen von Astrid Lindgren zählen, insbesondere die »Geschichten aus Bullerbü«. Hier sind Kinder unterschiedlichen Alters mit Spaß, aber auch Verantwortung für andere unterwegs in der Natur und im Leben. Auch die Kinderkrippe oder der Kindergarten sind da kein adäquater Ersatz, weil diese Institutionen meist zu sehr von Erwachsenen gesteuert sind und auch zu große Gruppen haben.

Gefangen in der Welt der Medien

Ein sehr mächtiger, in seinen Ausmaßen sicher noch zunehmender Faktor mit negativer Auswirkung auf die natürliche Entwicklung der Reflexe und damit auf alle möglichen Krankheiten und Störungen sind auch die digitalen Medien. Durch schnelle Erfolge, illusorische »Kurzweil«, stetes Vorankommen und altersentsprechende Aufmachung können sich Kinder der Faszination dieser Medien kaum entziehen.

Leider hält sie das von wichtigen Erlebnissen in der realen Welt ab! Diese wären zwar fördernd, mehrdimensional und stärkend in Hinblick auf das Verhalten im menschlichen Miteinander, aber gegen die ständige Flut aus Reizen und Erfolgen der digitalen Welt können sie kaum mithalten. Dies ist heute beileibe kein Problem der großen Kinder und der Jugendlichen, sondern schon der Kleinsten. Es kommt immer häufiger vor, dass bereits Vierjährige ihren Eltern auf dem Tablet etwas vormachen und schon im zweiten Lebensjahr die Spielchen auf dem Handy der Mutter selbst öffnen können. Die Folgen davon, nämlich schon früh dabei behindert zu werden, die menschliche Interaktion, das Lesen von Mimik, Gestik, Haltung und Stimmung zu erlernen, sind gravierend und werden sich potenzieren.

In diesem Zusammenhang muss auch der Rückgang der Kinder- und Gesellschaftsspiele bedauert werden, denn mit ihnen können die Kinder Verhaltensformen üben und komplexe Zusammenhänge lernen, ohne dass es ihnen bewusst ist. Hüpfspiele wie »Himmel und Hölle«, Murmeln, Seilspringen und so weiter machen nicht nur Spaß, sondern trainieren Motorik und Sensorik. Darüber hinaus zeigen sie, dass man mal »besser« und mal »schlechter« ist als die anderen, dass man mit anderen gemeinsam etwas erreichen kann und es im Miteinander Hochs und Tiefs gibt – sie leisten, kurz gesagt, also auch einen Beitrag dazu, soziale Kompetenz zu entwickeln. Fast all das fehlt der digitalen Welt, in der sich viele Kids nun überwiegend aufhalten, und dies wird zunehmend Konsequenzen auch für die wirkliche Welt haben.

Auswirkungen der Ernährung

Wir leben hierzulande in dem schier unbegreiflichen Luxus, dass wir fast immer und überall sehr viele Lebensmittel bekommen können. Das ist natürlich ein toller Zustand, aber durch was wird er erkauft? Neben den ökologischen Problemen durch Transport, Verpackung und Lagerung, die hier nicht erörtert werden, muss vor allem auf die gesundheitlichen Auswirkungen geschaut werden.

Bei den Nahrungsmitteln kommt es einerseits durch Massenproduktion, durch Züchtung an den Markt angepasster Sorten, durch lange Transportwege und durch Veränderungen der Lebensmittel zwecks Haltbarmachung zu Veränderungen der Zusammensetzung bei Mineralstoffen, Vitaminen, Spurenelementen und den sogenannten sekundären Pflanzenstoffen. Indem wir sie weiter bearbeiten, nämlich kochen oder braten, werden sie teilweise noch mehr reduziert oder verändert. Durch Aromastoffe, Konservierungsmittel und andere Zusätzen wie Farbstoffe wird der Körper mit Substanzen belastet, deren Auswirkungen nicht abzuschätzen sind. Auch der Einfluss neuer Arten von Lebensmitteln muss vom Organismus verkraftet werden. Hinzu treten die hinlänglich bekannten Nachteile von Fastfood, Fertigmahlzeiten und der zu hohe Anteil an Kohlenhydraten.

So kommt es, dass es heute selbst bei scheinbar ausgewogener Ernährung kaum noch möglich oder sogar unmöglich ist, sich ausreichend mit allen Stoffen zu versorgen, die für ein gesundes Leben erforderlich sind. Dies sind essenzielle (notwendige) Nährstoffe, die der Körper nicht selbst herstellen kann: dreizehn Vitamine, sechs Mineralien, vierzehn Spurenelemente, zwei Fette (Omega 3 und 6) sowie acht Aminosäuren.

Führt man sich weiterhin vor Augen, dass die Ernährung des Menschen entwicklungsgeschichtlich auf ganz anderen Voraussetzungen als den heutigen beruht, ist es nicht verwunderlich, dass die Art, wie wir uns ernähren, Einfluss auf unsere Gesundheit hat. Als Jäger und Sammler waren wir über die Jahrtausende auf das angewiesen, was die Region zum jeweiligen Zeitpunkt zu geben hatte. Dies war ein Mix aus Obst, Gemüse, Nüssen, Kräutern, Wurzeln, Fisch, Fleisch und Eiern. Den Verdauungsorganen (von den Zähnen bis zum Enddarm) und den notwendigerweise über die Nahrung zuzuführenden Stoffen nach zu urteilen, ist der Mensch ein »Allesesser« (Omnivore), das heißt, er muss verschiedenste Nahrungsmittel zu sich nehmen, um zu überleben.

Die Sesshaftwerdung vor gut 10 000 bis 17 000 Jahren mit dem Anbau von Gütern und der Haltung von sogenanntem Nutzvieh hat schon zu einer deutlichen Veränderung der Nahrungsart und -zusammensetzung geführt. Die aktuell große Zahl der Laktoseintoleranten und Glutenunverträglichen zeugt davon, dass diese Anpassung bei vielen bis heute nicht vollzogen ist. Die Veränderungen über die letzten ein- bis zweihundert Jahre mit der Industrialisierung, weltweitem Handel, »optimierter« Landwirtschaft und Fastfood sowie Fertigmahlzeiten bewirkten eine noch stärkere, vor allem aber immer schneller werdende Veränderung unserer Nahrung. So rasch kann sich unser Organismus aber nicht verändern, so rapide geht die Anpassung auf keinen Fall.

Folglich haben Nahrungsmittelallergien, -unverträglichkeiten und -sensibilisierungen deutlich zugenommen. Zu den mannigfaltigen Symptomen gehören Bauch- und Kopfschmerzen, Gedeihstörungen und Infektanfälligkeit, Hautausschläge und Schlafstörungen. All dies erzeugt wiederum Stress mit den beschriebenen Folgen.

Gerade die Kinder, die verstärkt mit nicht-integrierten Reflexen zu tun haben, weisen durch die Veränderung der Sensorik auch ein sehr »schwieriges« Geschmacks- und Geruchsempfinden auf. Dies führt häufig zu einem sehr einseitigen Essverhalten (typischerweise Nudeln »ohne alles«, Toast mit Schokoladenaufstrich oder nur Gurken). Und dies führt auf kurze oder lange Sicht zu dem Mangel mit den bekannten Folgen. Nach dem Motto »regional, saisonal und bio« (später dazu mehr) ließe sich hier eine Versorgung erreichen, wenn es Ihnen denn gelingt, die Kinder so zu motivieren, dass sie freiwillig mitmachen …

Die unglaubliche Darmflora

Im Zusammenhang mit der Ernährung und auch dem Stress von allen Seiten, insbesondere aber den frühkindlichen Reflexen, möchten wir kurz noch die sogenannte Darmflora erwähnen (das Mikrobiom, die Gesamtheit der Bakterien in unserem Verdauungstrakt). Dieses faszinierende System, das immer mehr ins öffentliche und wissenschaftliche Interesse rückt, wirkt sich auf deutlich mehr Bereiche unseres Lebens aus, als bis vor Kurzem noch angenommen wurde. Neben der schützenden und unterstützenden Funktion wirkt es im Zusammenspiel mit dem Körper auch auf die Abwehrkraft und trägt durch die Produktion von wichtigen Nährstoffen zu unserer Versorgung bei. Über die Darm-Hirn-Achse wird darüber hinaus das Nervensystem von den Bakterien mitgesteuert. Verändert sich die Darmflora, wie es bei chronischem Stress, Fehlernährung und Antibiotikagaben passiert, können alle eben genannten Aufgaben in Mitleidenschaft gezogen werden. Auch hier beginnt wieder eine Abwärtsspirale, da diese Veränderung zum Beispiel zu mehr Infekten führt. Diese machen zum Teil erneut die Gabe von Antibiotika notwendig. Da durch Darmfloraveränderungen auch anhaltende Bauchschmerzen entstehen, bedeutet das wiederum Stress, und der greift die Darmflora weiter an …

Weitere Einflussfaktoren

Nur am Rande erwähnen wollen wir hier die Belastungen der Nahrungsmittel, des Wassers und der Luft, die sich in Einzelfällen schon in der Kindheit negativ auswirken können. Dadurch, dass wir ihnen permanent ausgesetzt sind, können sie aber mittel- bis langfristig sehr auf die Gesundheit und die Regenerationsfähigkeit des Körpers schlagen – und werden dies aller Wahrscheinlichkeit nach auch tun. Auch nur kurz erwähnt seien weitere Stoffe wie Schwermetalle, Mikroplastik, Hormone und Handystrahlen.

In unserem abschließenden Kapitel werden wir einige Hinweise zur Vermeidung von Belastungen geben, die schon früh umgesetzt werden sollten, um ebensolche Kontaminationen von Anfang an gering zu halten. Diese Einflussfaktoren auf den Reflexablauf konnten deutlich gezeigt werden, ebenso wie die Folgen der schon fast fatal zu nennenden Veränderungen im Umgang mit unseren Kindern. Diese scheinen selbst die wirklich bemerkenswerten naturgegebenen Schutz- und Unterstützungsmaßnahmen für eine adäquate Entwicklung unterlaufen zu können.

Das bestmögliche Gleichgewicht

Wir sind immer wieder überrascht und begeistert, was Kinder ausgleichen können. Auch starke Ausprägungen, das Vorhandensein von vielen Reflexen sowie das Aufwachsen in einer nicht entwicklungsfördernden Umgebung führen manchmal zu nur kleinen Zeichen, die man regelrecht »herauskitzeln« muss. Kinder kompensieren diese »Belastungen« sehr gut. Kompensation bedeutet aber immer eine Fehlspannung der Muskulatur und damit des gesamten statomotorischen Systems, und führt hier auf indirektem Weg in die Stressspirale.

Umgekehrt kommt es jedoch auch schon einmal vor, dass die Ausprägung der nicht-integrierten Reflexe nur sehr gering ist, die Kinder damit aber heftige Probleme haben. Das ist wichtig zu wissen, um sich nicht in der der falschen Sicherheit zu wähnen, dass in so einem Fall die frühkindlichen Reflexe NICHT für diverse Auffälligkeiten verantwortlich sein können.

Mit diesem Wissen erscheint es uns logisch, dass dieses Reflexthema bei allen Schul- und Verhaltensproblemen mit beachtet werden muss. Neben dem relativ einfachen Nachweis der Restreflexe und den gut zu beobachtenden Verhaltens- und Bewegungsmustern überzeugen auch die deutlichen, aus Alltagssituationen herleitbaren Auffälligkeiten. Und es fasziniert immer wieder die lang gesuchte Antwort auf die Frage »Warum?«.

Denn auch wenn…

- schulmedizinischen Benennungen von Auffälligkeits- und Krankheitsmustern (nichts anderes sind »AD[H]S«, »soziale Verhaltensstörung« und dergleichen),
- die Beschreibung von Auffälligkeiten bei Kindern mit auditiver Wahrnehmungsstörung oder zerebraler Bewegungsstörung,
- die therapeutischen Diagnosen wie zum Beispiel »Sprachentwicklungsverzögerung«, »propriozeptive Wahrnehmungsstörung«, »Hochsensitivität«, »Autismus-Spektrum-Störung« oder »Überkreuzungsdefizit«,

alle irgendwie richtig sein mögen, geben sie keine abschließende Erklärung dafür, warum sie auftreten und was man gegen sie unternehmen kann. Nach unserer Meinung beschreiben sie Teilbereiche der direkten und indirekten Auswirkungen eines fehlerhaft abgelaufenen Reflexprogramms. Auch die Auswirkungen in Bezug auf Vitaminmangel, Mineralstoffmangel, Mangel an Spurenelementen und Veränderungen der Darmflora (des Mikrobioms), Veränderungen von Zellmembranen oder Zellorganellen (zum Beispiel Mitochondriopathien) sind letztendlich häufig die Auswirkungen von Restmustern der frühkindlichen Reflexe, die zum Teil kompensiert werden.

Kinder entwickeln sich mit allem, was ihnen zur Verfügung steht, immer bestmöglich, erreichen den bestmöglichen Status und stellen das bestmögliche Gleichgewicht her – sie *balancieren sich aus.* Auch

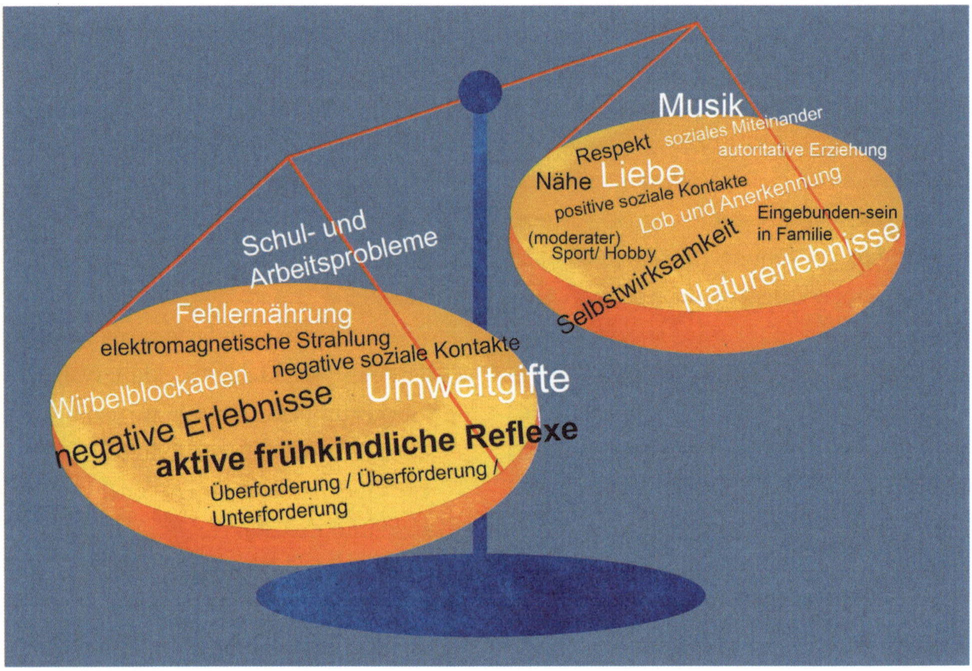

▶ Im Leben von Kindern gibt es heute oft ein gravierendes Ungleichgewicht?

wenn Sie als Eltern manchmal das Gefühl haben, das sei eben nicht so. Man muss sich aber vor Augen führen, dass die Kinder aufgrund der zunehmenden Belastungen unserer Zeit »aus dem Gleichgewicht« geraten sind. Einen gewichtigen Anteil daran haben die nicht integrierten frühkindlichen Reflexe.

Es ist wie bei einer Waage, die bei einer Mehrbeladung einer Waagschale auf diese Seite ausschlägt; die Schalen der Kinder sind sehr unterschiedlich gefüllt. Die mit belastenden Dingen ist sehr voll, die mit entlastenden leider nicht.

Während Dinge wie soziale Ausgrenzung und Mobbing, zu hoher Medienkonsum und Fehlernährung ebenso zunehmen wie Umweltgifte und elektromagnetische Strahlung, werden positive Momente wie das Erleben der Natur, das fürsorgliche Miteinander und die erfahrene Selbstwirksamkeit weniger werden.

Mit diesem Wissen werden Sie Ihre Kinder sehr wahrscheinlich mit anderen Augen sehen – und besser verstehen! Aus dem möglicherweise neuen Blickwinkel heraus werden Sie auf den nun folgenden Seiten herauslesen, welche Lösungsansätze und Unterstützungen für Ihre Kinder notwendig oder sinnvoll sind, um die gesundheitsfördernde Seite der Waage zu füllen. Mit der Integration der frühkindlichen Reflexe kann die Waagschale mit den belastenden Faktoren entscheidend geleert werden.

Grundsätze und Lösungen, die Mut machen

Wollen wir nicht in einer Welt münden, in der Gesundheit zur Mangelware wird und in der chronische Krankheiten auf körperlicher wie psychischer Ebene zur Normalität werden, müssen wir unabhängig von (finanziellen) Interessen der Leistungserbringer und der Pharmaindustrie neue Wege beschreiten. Ohne ein Umdenken, einen Paradigmenwechsel, kann dieser Wandel nicht geschehen. Das wird aber auch nicht ohne den Einsatz von Geld und Zeit, von Training und Veränderungen in der Lebensführung und -einstellung passieren – das war auch schon die »schlechte« Nachricht. Die gute, nein, die fantastische Nachricht, die tausendfach die »schlechte« wettmacht, lautet, dass es möglich ist, diese Vorgänge aufzuhalten und sogar ins Positive umzukehren! Und zwar für die Kinder, die schon betroffen sind, sowie für die zukünftigen Generationen, die dank vorbeugender Maßnahmen erst gar nicht mehr in diese Abwärtsspirale geraten.

Bestimmte Themen, die sich in unserer Arbeit mit Kindern, Eltern und in den Seminaren zum Thema »Reflexintegration« als wichtig herauskristallisiert haben, die nicht alle als bekannt vorausgesetzt werden können und die wir größtenteils schon besprochen haben, müssen im Zusammenhang mit Lern- und Verhaltensproblemen grundsätzlich deutlicher wahrgenommen werden:

- **Unreife Neugeborene:** In der Öffentlichkeit, in der Medizin, bei Therapeuten, in Kindergärten und Schulen sowie bei den Eltern scheint das so selbstverständliche Wissen verloren gegangen zu sein, dass Kinder *unreif* auf die Welt kommen. Ein Neugeborenes braucht viele Jahre, um sich motorisch und geistig »fertig« entwickeln zu können. Es benötigt dazu viele Reifungsschritte, die aufeinander aufbauen. Kinder kommen nicht als kleine Erwachsene auf die Welt!
- **Die Reifung des Kindes nach der Geburt:** Diese Reifungsprozesse von Muskulatur und Gehirn sind biologisch festgelegt und werden im Normalfall von der Natur aus initiiert. Die Grundlage bildet ein genetischer Bewegungscode, der aus Eigenbewegungen und stereotypen Reflexbewegungen besteht, die die Voraussetzung für Gesundheit, Lernen und Verhalten schaffen.
- **Skelett, Muskeln und Faszien:** Die Wirbelsäule muss, von der Muskulatur gehalten, das Körperzentrum ausbilden, das der Schwerkraft standhalten kann. In Abwechslung von Mobilität und Stabilität der Gelenke werden dem Kind grob- und feinmotorische willentliche Bewegungen und die generelle Körperhaltung ermöglicht. Eine freie Kopfhaltung muss gewährleistet sein.
- **Aufrecht stehen, gehen und denken:** Der motorische Aufrichtungsprozess ist mit der mentalen Entwicklung gekoppelt und unabdingbar verbunden. Ein ungestörter, lückenloser Aufrichtungsprozess des Kindes bedeutet eine qualitativ und quantitativ hochwertige Vernetzung aller Gehirnareale. Zu vergleichen ist dieser Vorgang mit der Einrichtung eines komplexen Computernetzwerks. Nur die Geräte, die über geeignete Kabel beziehungsweise funktionierende drahtlose Verbindungen richtig und sicher miteinander verbunden sind, können angesteuert und in ihrer ganzen Leistung genutzt werden.
- **Entwicklungsabschnitte:** Es sind Meilensteine, die das Kind erreichen muss, allerdings ist es nicht erforderlich, genaue Zeitabschnitte einzuhalten. Dadurch erleben wir Kinder, die sich schneller, langsamer oder im »Mittelfeld« entwickeln. Die Meilensteine werden erreicht, indem ein genetisch festgelegter Bewegungscode das Baby systematisch bewegt und damit die Entwicklung ermöglicht. Eine Störung dieses Ablaufs ist genauso tiefgreifend für das Kind, als wenn der gene-

tische Zellteilungscode während der frühen Schwangerschaft gestört würde. Leider wird nach der Geburt so gut wie kein Augenmerk darauf gelegt. Die daraus resultierenden Lern- und Verhaltensprobleme werden allzu oft mit einer psychiatrischen Diagnose belegt, was zu oft eine zu schnelle und zu hohe Medikation zur Folge hat. Die körperlichen Symptome, die aus der »unvollständigen« Entwicklung erfolgen, werden meist gar nicht auf diese Ursache zurückgeführt.

Manche werden sich an dieser Stelle wieder fragen: »Und wie weiß ich nun, ob mein Kind noch aktive frühkindliche Reflexe hat?« Fassen wir also noch einmal zusammen:
Zuweilen ist es schwierig, aus der Fülle des Geschriebenen das Richtige für sich herauszusuchen. Aber wenn Ihr Kind oder eins, das Sie vor Augen haben, mehrere von den bereits genannten Auffälligkeiten oder Krankheiten hat, liegt der Verdacht auf noch aktive frühkindliche Reflexe nahe.
Es gibt nicht »*das* Reflexkind«, auf das die ganzen Beschreibungen passen. In einer Mischung aus den verschiedenen Arten und Stärken von nichtgehemmten Reflexen und individuellen Voraussetzungen ergibt sich ein Gesamtbild, das die ganze Breite des menschlichen Daseins ausfüllt. Es kann alles vom nahezu unauffälligen Verhaltens- und Gesundheitszustand über verschiedenste Ausprägungen bis hin zu einem schwerst entwicklungsgestörten oder auch psychisch oder körperlich kranken Kind vorliegen. Und dies kann sich auch durch die Zeit und Lebensumstände ändern. Aber immer bedeutet das Vorhandensein die Notwendigkeit der Kompensation oder der schlechteren Ausbalancierung. Das Mobile hängt schief, und bei weiteren Belastungen oder beim Wegfall von positiven Einflussfaktoren kann es noch mehr aus dem Gleichstand gerissen werden. Es ist leider auch kein Zeichen dafür, dass die Reflexe perfekt integriert sind, wenn das Kind ein »Super«-Sportler, Ausnahmemusiker oder begnadeter Künstler ist. Manchmal ist die mangelnde Reflexintegration sogar die Ursache dafür. Wenn der tonische Labyrinthreflex rückwärts die Muskulatur sehr in Spannung bringt, haben die Kinder einen Vorteil beim Sprinten oder beim Hochsprung. Laufen die Sinne auf Hochtouren wie bei den Stressschutzreflexen, kann es sein, dass die Betroffenen besonders begabt in den künstlerischen Fächern sind.

Für den Fall, dass Sie jetzt noch verunsichert sind, ob Sie sich, Ihr Kind oder jemand anderen auf noch aktive Reflexe testen und integrieren lassen sollten, oder einfach noch ein bisschen mehr Sicherheit brauchen, weil so viel Neues und Unglaubliches auf Sie eingeprasselt ist, folgen nun noch ein paar einfache Testungen (die am ehesten für Kinder ab sechs Jahren geeignet sind):

- Schauen Sie sich am besten bei guten, auf jeden Fall bei gleichen Lichtverhältnissen Ihre Pupillen und die Ihres Kindes an. Sind die Pupillen des Kindes deutlich größer als Ihre, liegt der Verdacht auf einen aktiven Moro-Reflex nahe. Sind bei hellem Licht Ihre Pupillen schon sehr groß, deutet das auf den Moro-Reflex bei Ihnen hin.
- Sagen Sie Ihrem Kind, es solle sich, am besten nur mit Unterwäsche bekleidet, so bequem wie möglich hinstellen mit hüftbreit auseinander stehenden Füßen. Steht es mit offenem Mund und »wie ein Fragezeichen«, also in Knien und Hüften gebeugt, den Bauch vorgewölbt (mehr, als aufgrund seines Gewichts zu erwarten ist) und mit nach vorn gebeugten Schultern, liegt wahrscheinlich ein tonischer Labyrinthreflex vorwärts vor. Ist der ganze Körper aber gestreckt und sind die Kniegelenke durchgedrückt, kann man von einem tonischen Labyrinthreflex rückwärts ausgehen.
- Lassen Sie Ihr Kind auf den Fußaußenkanten gehen. Ist es ihm überhaupt möglich? Verfällt es in eine starke Beugung der Knie oder beugt es die Ellenbogen und dreht die Hände merkwürdig nach innen, dann ist ein aktiver symmetrisch-tonischer Nackenreflex die wahrscheinliche Ursache dafür.
- Aufschlussreich ist es auch, wenn Sie Ihr Kind an einen Tisch setzen, auf dem quer genau mittig vor ihm ein Zettel liegt. Legen Sie einem Rechtshänder einen Stift an den linken Zettelrand, einem Linkshänder an den rechten. Fordern Sie das Kind auf, den Stift mit der Schreibhand zu nehmen. Nimmt es die Schreibhand, oder muss es sich mit dem Oberkörper weit zur Stiftseite beugen, damit es den Stift greifen kann? Dann ist der asymmetrisch-tonische Nackenreflex die zu vermutende Ursache.

Eine Landkarte der beteiligten Instanzen

Auf der Suche nach einer guten Lösung für ihre Kinder gehen Eltern den mühsamen Weg durch ein vielschichtiges System. Sie werden angesprochen, etwas tun zu müssen, sie fragen sich im eigenen Umfeld durch, oder sie hören auf Empfehlungen. Sie machen sich selbst auf die Suche nach einem Ansprechpartner, der ihre Sorgen ernst nimmt, die oft so schwer zu beschreiben sind, oder sie werden konkret an bestimmte Stellen verwiesen.

Wir möchten Ihnen mit der folgenden »Landkarte« eine Übersicht darüber bieten, wie die Stationen auf der Lösungssuche oftmals ausschauen. In der Grafik sehen Sie aufgeführt, welche Instanzen sich mit der Problematik der Lern- und Verhaltensprobleme auseinandersetzen. Und diese Auseinandersetzung erfolgt mit den unterschiedlichsten Mitteln, die meist nicht zielführend sind. In der Karte wird aber auch gezeigt, welchen Weg wir für den besseren halten.

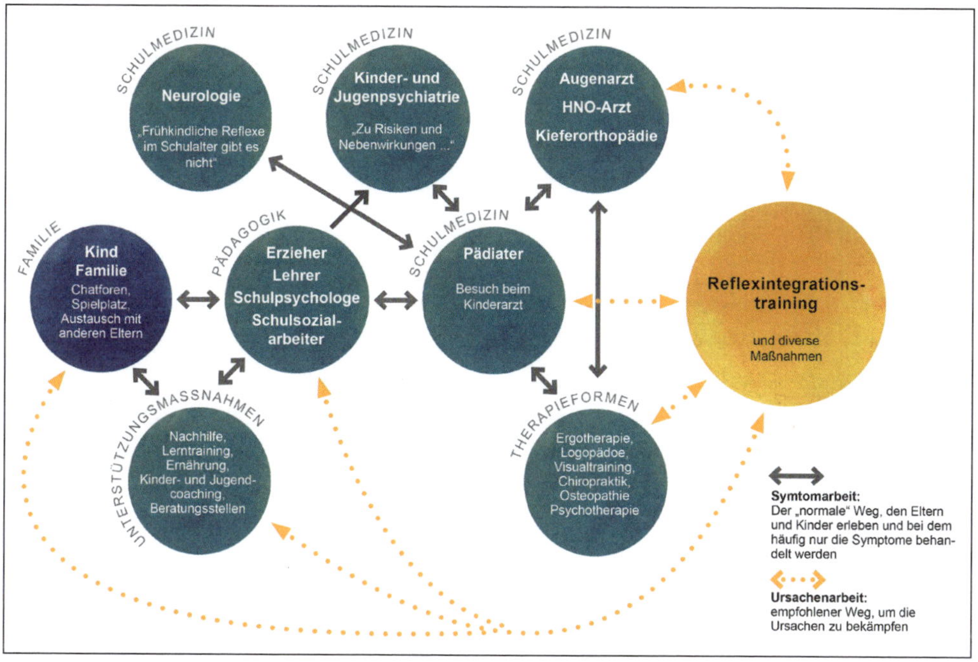

Die »Landkarte« der Instanzen

Wir lernen immer wieder desillusionierte Eltern kennen, die der vielen Wege und der oftmals mageren Erfolge, die diese gebracht haben, überdrüssig sind. Eltern, die auch deswegen verärgert reagieren, wenn wir beim Erstgespräch die Landkarte erklären und den Unterschied zwischen Symptom- und Ursachenarbeit verdeutlichen – diese Erstgespräche enden fast immer mit derselben Frage: »Warum hat uns das denn niemand früher gesagt?«

Wir lernen auch immer wieder Kinder kennen, die entmutigt sind und ebenfalls keine Lust mehr haben, sich schon wieder auf etwas Neues einzulassen, und sich selbst nichts mehr zutrauen. Sie verstehen nicht, was sie anders machen müssen, um aus ihrer Schul- und Verhaltensproblematik herauszukommen, denn sie lernen doch und wollen doch gut sein. Und es sind ja auch normale und gesunde Kinder!

Nun, aus unserer Sicht kann es erst einmal hilfreich sein zu sehen, dass die ganzen Anlaufstellen diverse voneinander getrennte Fachgebiete sind, die im Endeffekt alle einen eigenen Ansatz haben. Ein Austausch der einzelnen Disziplinen findet nur äußerst selten statt. Wenn wir uns jetzt an das Bild des Domino Days vom Anfang dieses Buches zurückerinnern, arbeiten diese Instanzen überwiegend an den Dominosteinen, die schon zu weit im Bild sind. Oder vielleicht wird zu oft an den Lücken zwischen den Steinen herumgedoktert? Die allerwenigsten Ansätze fokussieren sich auf den Anfang der Reihe, an dem die wichtigen »Steine« aufgestellt werden müssen, um die Entwicklung des Bildes, letztlich die Entwicklung des Kindes, richtig anstoßen zu können.

Die Lösung besteht wie so oft also auch hier darin, an den Ursachen der Probleme zu arbeiten, und diese bestehen – wie wir dargelegt haben – zu einem außergewöhnlich großen Anteil aus den Resten der frühkindlichen Reflexe. Es ist ein wirkungsvoller Ansatz, bewiesen durch die Erfolge der Reflexintegration, die die »Lücken« in der Entwicklung schließen wird, die Steine vom Beginn an richtig aufstellt und damit die Hindernisse aus dem Weg räumt, die ein erfolgreiches und leichtes Lernen verhindern, psychische Belastungen der Kinder zu beseitigen und chronische Krankheiten zu vermeiden hilft.

Reflexintegrationstraining – Ein entwicklungsförderndes Bewegungstraining

Mit Reflexintegration im Einzeltraining kann bei Kindern mit Lern- und Verhaltensproblemen und den Indizien, dass hierbei noch aktive frühkindliche Reflexe dahinterliegen, in einem individuellen, aber trotzdem klar strukturierten Bewegungstraining die teils noch fehlende Hemmung der Reflexe nachgeholt werden. Aus der Praxis wissen wir, dass jedes Kind einen einzigartigen Bedarf hat, den es zu ermitteln gilt und an den ein individueller Trainingsplan angepasst werden muss.

Wie wir mittlerweile wissen, erscheinen die Reflexe in einer bestimmten Reihenfolge, und ihre Tätigkeit muss bis zu einem bestimmten Zeitpunkt gehemmt sein, damit die Kinder sich *willentlich* gesteuert bewegen können. Sind Restreflexe vorhanden, lösen gewisse Reize oder Bewegungsmuster immer wieder eine *un*willentliche Bewegung aus. Da Reflexe im Körper stets den Vorrang haben, behindern sie das Kind in der Motorik, rauben ihm einen Teil der Energie, der Konzentration und der Aufmerksamkeit. Auch Handlungsabläufe werden gestört, und adäquate Bewegungen können nicht stattfinden. Da sich dies alles in verschiedenen Situationen gegenseitig bedingt, ist es gewissermaßen wie in einer Zwickmühle.

Mit dem Wissen um die Reflexentstehung und den Indizien aus dem Alltag können wir jedoch bereits erkennen, welche »Störfaktoren« aktiv sind. An dieser Stelle ist nochmals wichtig zu bemerken: Das genetisch verankerte Bewegungsprogramm der frühkindlichen Reflexe bedeutet, dass der gesamte Entwicklungsablauf, der die Reifung des Gehirns verbunden mit den Meilensteinen des Aufrichtungsprozesses festlegt, vorhanden ist. Dies ist ein wichtiger Punkt und soll allen Eltern zur Beruhigung dienen. Es ist alles im System evolutionär festgelegt, was ein Kind braucht, um den zweiten Teil seiner Reifung nach der Geburt vollständig ausführen zu können.

Klar, es kann immer mal wieder unbeabsichtigte Momente, Vorgehensweisen oder Lebenssituationen geben, die diesen festgelegten Bauplan stören. Wenn Kinder zum Reflexintegrationstraining kommen, ist es nicht unsere Hauptaufgabe, die Störfaktoren an sich zu suchen und zu hinterfragen oder gar einen »Schuldigen« dafür ausfindig zu machen. Nein, wie gesagt, die Arbeit läuft lösungsorientiert. Es hat niemand Schuld, denn kein Mensch verursacht in unserer normalen Welt absichtlich Störungen, um seinem Kind in der Entwicklung einen Stein in den Weg zu legen. Das ist ein wichtiger Moment in den Erstgesprächen mit den Eltern – wir suchen keinen Schuldigen, wir werden die entstandene Lücke aufzeigen und sie zusammen in dem Kind und den Eltern schließen.

Das Gehirn ist sowieso fantastisch, aber in diesem Fall besonders großartig! Denn der hinterlegte Bauplan wird nun im Training wieder aufgerufen, und das Gehirn ist durch die genetische Grundlage des Reflexprogramms tatsächlich in der Lage, die vorhandene Lücke selbst zu schließen. Die Ergebnisse und Veränderungen bei den Kindern sind immer erstaunlich und erscheinen den Beteiligten oftmals wie kleine Wunder. Lehrer werden auf die Veränderung aufmerksam, Kindern fällt das Schulleben leichter. Die Eltern können sich zunehmend entspannen und sich über die beobachtbare Entwicklung ihrer Kinder freuen – und das ganze Familienleben wird ausgeglichener.

Wir beseitigen also mit dem Training die Entwicklungslücken im Reifungsprozess des Kindes, rollen damit den Stein aus dem Weg, der die Blockade für das Lernen dargestellt hat. Nun ist Lernen möglich, da die gesamte Energie zur Verfügung steht und Aufmerksamkeit und Konzentration gesteigert sind. Bei Kindern mit großem Nachholbedarf sind die Entwicklungen teils sehr schnell und deutlich zu sehen. Besteht ein kleinerer Nachholbedarf, sind die Veränderungen oft ganz subtil und leise und fallen den Eltern und Kindern immer erst dann auf, wenn der Lehrer sie daraufhin anspricht oder wenn wir im Training nachfragen, ob und wie sich die anfänglichen Probleme verändert haben.

Ermutigende Beispiele als Ergebnisse des Reflexintegrationstrainings

Anna ist kein ängstliches Kind mehr

Anna war zu Anfang des Trainings sehr ängstlich, sie stand immer abseits und mied den Blickkontakt – und sie war auch eine kleine Einzelgängerin. Bereits nach der Integration des Furchtlähmungs- und des Moro-Reflexes veränderte sie sich. Einer der ersten guten Momente war, dass Anna angstfrei allein neben der Mama lief, ohne noch deren Hand zu brauchen. Sie freut sich jetzt auf die Schule, gibt der Mutter einen Abschiedskuss und läuft zu den anderen Kindern.

Der Lehrer ist bass erstaunt, da Anna ihn jetzt anschaut und Augenkontakt mit ihm aufnehmen kann. In Kürze hat Anna die erste Freundin in ihrer Gruppe gefunden und ist zum ersten Mal zu einem Kindergeburtstag eingeladen, wo sie auch gern hingeht. Anna wird neugierig, entwickelt vielseitige Interessen und wirkt sehr aufgeweckt. Aus einem »verschreckten Häschen« ist eine taffe junge Lady geworden.

Max ist nicht mehr wütend

Max hatte einen hochaktiven Moro-Reflex. Alles, was in seinem Umfeld geschah, alle Sinneswahrnehmungen aktivierten den Reflex und brachten ihn in einen »Überlebensmodus«. Der hohe Adrenalinspiegel löste bei ihm eine Kampfreaktion aus und ließ ihn schnell wütend werden. Mangelnde Impulskontrolle? In dem Fall ja, aber verursacht durch einen aktiven Moro-Reflex, über den Max keine Kontrolle haben konnte. Helles Licht oder sich ändernde Lichtverhältnisse, Geräusche im Umfeld, ein vom Tisch fallender Stift eines anderen Schülers oder auch nur das Knistern eines Papiers, Bewegungen in den Bäumen vor dem Schulzimmerfenster oder die Wahrnehmung eines nicht angenehmen Geruchs waren bei Max Trigger für eine evolutionär festgelegte Kampfreaktion. Das bedeutet, dass Max in all diesen Fällen hoch aufmerksam wurde, da in seinem Gehirn nun alles als bedrohlich vermerkt wurde. Damit konnte er sich aber nicht mehr auf das Wesentliche der Schulsituation konzentrieren. Statt lernen zu können, lief bei Max der Kampf ums Dasein.

Nach der Integration des Moro-Reflexes änderte sich die Situation grundlegend. Max ist mittlerweile insgesamt ausgeglichener und entspannter. Die vielen Impulse aus seiner Umwelt fallen ihm nicht mehr auf. Er rauft sich nur noch im »normalen« Rahmen mit seinen Altersgenossen, aber aggressiv verhält er sich überhaupt nicht mehr. Seine Mitschüler haben nicht länger Angst vor seinen unberechenbaren Reaktionen. Jetzt steht der Lehrer im Mittelpunkt, und die »guten« Tage in der Schule nehmen immer mehr zu. Auch die Hausaufgaben macht er wesentlich schneller und konzentrierter und vor allem mit viel weniger Streiterei und Unmutsäußerungen.

Er ist jetzt bereit, alles zu essen, wobei ihm natürlich immer noch auch das ein oder andere nicht schmeckt. Das ist normal. Aber er ist nicht mehr so »zickig« bei den Mahlzeiten, das beruhigt die Situation am Esstisch. Es ist, als ob bei Max innere Ruhe eingekehrt sei.

Max hat keine blauen Flecken mehr

Nach der Integration des tonischen Labyrinthreflexes kommt Max glücklich vom Fußballtraining nach Hause und erzählt ganz aufgeregt, dass er endlich aufgestellt wurde und dabei sein darf. Der Trainer hatte den Eltern höchst überrascht erklärt, dass sich Max plötzlich auf dem Platz und zwischen den Spielern orientieren und damit gute strategische Spielzüge aufbauen könne. Er saust normal die Treppen rauf und runter und ist vollkommen sicher in seinen Bewegungen geworden. Irgendwie scheint ihm nichts mehr im Wege zu stehen, denn er rempelt nicht mehr andauernd irgendwo an. Und er erzählt in einer der nächsten Stunden, dass ihm bei der Fahrt in den Urlaub nicht mehr schlecht geworden sei. Ab und zu konnte er während der Autofahrt auch schon für kurze Zeit ein Spiel spielen.

Bei einem wiederholten Tansley-Test zeigt sich, dass die gewonnene Raumorientierung sich auch auf die Fähigkeit ausgewirkt hat, dass Max sein Blatt gut einteilen kann, sogar wenn er etwas von der Tafel abschreiben muss. Das fällt natürlich auch in der Schule sehr positiv auf. Max findet das völlig normal, denn er kann es jetzt einfach.

Anna hat ihre Rechenprobleme überwunden

Bei Anna hat sich die fehlende Raumorientierung durch den aktiven tonischen Labyrinthreflex in anderer Weise bemerkbar gemacht: beim Rechnen. Der Reflex ist häufig der Grund für die mangelnde Orientierungsfähigkeit im Raum. Damit fehlte auch die vertikale Orientierung im mentalen Raum, die notwendig ist, um Zahlenräume und logische Reihenfolgen von Zahlen abspeichern zu können. Ebenso fehlte die Differenzierung zwischen »links und rechts« sowie »unten und oben« ganz oder teilweise. Damit wurde das Rechnen häufig zu einem unüberwindbaren Hindernis für Anna.

Nachdem der tonische Labyrinthreflex im Training integriert beziehungsweise gehemmt worden war, wurden hier deutliche Veränderungen erkennbar. Zahlendreher bei zweistelligen Ziffern sind verschwunden, Anna kann immer besser kopfrechnen, denn sie kann sich die Zahlen nun vorstellen, und zwar wie sie ganz ordentlich untereinander oder nebeneinander stehen. Sie empfindet Rechnen nun wesentlich einfacher, und auch beim Lesen und Schreiben sind die Wörter jetzt immer in der richtigen Reihenfolge. Die Noten werden besser, und die Familienstimmung beim Lernen ist wirklich entspannt. Darum hat Anna auch keine Angst mehr vorm Lernen, und der Papa ist sehr stolz auf sie.

Später einmal ist Anna beim Spielen vom Baum gefallen, und der Hals hat ihr ein bisschen wehgetan. Dann war aber schnell alles wieder gut, nur das mit dem Rechnen ist nach diesem Vorfall auffallend schlechter geworden. Der tonische Labyrinthreflex kann durch diverse Vorfälle, die das Kopfgelenk betreffen oder auch das Steißbein, wieder ausgelöst werden. Anna kam noch einmal zum Training, und nur dieser Reflex wurde noch einmal integriert. Vorsichtshalber wurde parallel das Kopfgelenk von einem Chiropraktor überprüft. Auch die Probleme waren nun wieder passé.

Max überwindet seine Ungeschicklichkeit

Bei einem weiteren Termin zum Reflexintegrationstraining berichten Max und seine Mutter lachend, dass Max die Stifte nicht mehr fallen lässt und sich die Mama dadurch nicht mehr darüber aufregen muss. Die Integration des asymmetrisch-tonischen Nackenreflexes hat Max die willkürliche Kontrolle über seine Finger, seine Hand und seinen Arm gegeben. Die Stifte braucht er auch nicht mehr verkrampft zu halten, und sein Sitznachbar ist zufrieden, weil er keine seitlichen Schubser mehr von Max einstecken muss. Max schaut jetzt auch weiterhin zu ihm rüber, aber der Arm bleibt nun zum Glück bei ihm. Zu Hause am Esstisch war bisher schon alles, was gefährlich schnell umkippen konnte, aus seinem Greifbereich entfernt worden. Erst mit der Zeit ist es allen aufgefallen, dass Max nichts mehr vom Tisch runterwischt und keine Gläser oder Tassen »versehentlich« umkippt. Die Drehung des Kopfes verursacht keine Streckung des Arms und Beins mehr, da der asymmetrisch-tonische Nackenreflex integriert wurde.

Annas Blatt liegt jetzt beim Schreiben gerade

Auch Anna kämpfte mit dem asymmetrisch-tonischen Nackenreflex. Bereits kurz nach den Übungseinheiten hat sich ihr Schriftbild dahingehend verändert, dass sie ganz selbstverständlich am linken Blattrand anfing und die Zeilen bis zum rechten Rand gerade geblieben sind. Sie musste auch nicht mehr ermahnt werden, das Blatt gerade vor sich hinzulegen, denn das machte sie nun ganz automatisch. Anna selbst ist es erst gar nicht aufgefallen, denn es fühlte sich alles wie selbstverständlich an. Als sie im Training noch einmal den Tansley-Test zeichnete, war auch die Benutzung des ganzen Blatts für sie nicht außergewöhnlich. Anna erzählt noch so nebenbei im Training, dass ihre Arbeitsblätter, die sie in der Schule immer bearbeiten muss, jetzt auch ganz ordentlich aussehen und sie darüber hinaus wesentlich mehr Blätter bearbeiten kann als früher.

Anna sitzt entspannt und »muss« nicht mehr so oft

Nach der Integration des spinalen Galant-Reflexes ist für Anna eine große Veränderung eingetreten, die sie sehr erleichtert hat. Der Drang, ständig auf die Toilette zu müssen, besteht nicht mehr. Sie kann sich jetzt auch ganz entspannt hinsetzen und sich an der Stuhllehne anlehnen. Das macht ihr nichts mehr aus. Außerdem mag sie in den Pausen jetzt wieder etwas trinken, denn sie hat keine Angst mehr, dass entweder etwas in die Hose geht oder sie andauernd fragen muss, ob sie zur Toilette darf. Sie wirkt richtig befreit.

Die Übungen haben bewirkt, dass die Aktivität des Reflexes beendet ist, eine Aktivität, die mit einem unwillkürlichen Drang zum Wasserlassen einhergeht und über eine Berührung am Rücken ausgelöst wird. Anna hatte also instinktiv versucht, den Auslöser im Rücken durch eine verkrampfte Sitzhaltung auszuschalten und möglichst wenig getrunken, denn sie dachte natürlich, ihre Not, wieder auf die Toilette gehen zu müssen, damit in den Griff zu bekommen. Sie ist jetzt auch selbstsicherer geworden. Und die geplante Klassenfahrt macht ihr dank der überwundenen Problematik keine Angst mehr.

Max ist kein »Zappelphilipp« mehr

Auch Max wurde vom spinalen Galant-Reflex »geplagt«. Er erzählt, dass er neulich bei seinem Freund übernachtet habe, und seine Mama berichtet, seit Beginn der Übungen nässe er in der Nacht nicht mehr ein. Beide sind wirklich glücklich über diese Entwicklung.

In der Schule macht sich das anders bemerkbar: Die Lehrerin berichtet, dass Max nicht mehr ständig auf dem Stuhl herumzappelt und dadurch weniger Unruhe in seinem Umfeld verursacht. Max muss sich nicht mehr ständig bewegen, denn der Punkt am Rücken, den zu berühren er immer zu vermeiden versucht hatte, ist verschwunden. Auch in diesem Fall hat die Reflexintegration durch die Übungen das Problem des noch vorhandenen nächtlichen Einnässens letztlich an der Wurzel gelöst. Ganz ohne Nebenwirkungen, aber durch die Bereitschaft, ein Übungsprogramm durchzuhalten.

Anna hält den Kopf jetzt ungestützt

Anna jammerte früher, ihr Kopf sei so schwer und sie müsse ihn beim Sitzen immer mit den Händen abstützen. Im Training erfolgte bei der Arbeit am Landau-Reflex die Stärkung der Nacken- und der gesamten Rückenmuskulatur. In der Schule und zu Hause am Tisch fällt nach der Integration auf, dass Anna den Kopf nicht mehr mit den Händen abstützt. Ihre Mutter berichtet auch, dass Anna angefangen habe, völlig entspannt und gar nicht mehr so steif zu laufen. Anna ist glücklich, dass sie nun auch mit ihren Freundinnen seilhüpfen kann, denn sie kann jetzt hochspringen und die Beine anziehen.

Die Integration des Landau-Reflexes entkoppelt die Reaktion von Ober- und Unterkörper. Das war vor Beginn des Trainings noch nicht möglich und behinderte Anna in ihren Bewegungen, weil die Spannung der Körperrückseite immer stark war, wenn sie sich aufgerichtet hatte.

Im Elterngespräch erklärt die Lehrerin, Anna sei viel aufmerksamer geworden. Anna selbst erzählt, sie könne nun wesentlich besser und länger zuhören und müsse deshalb zu Hause weniger nachlernen. Die verstärkte Muskulatur ermöglicht ihr eine aufrechte Haltung und das gute Balancieren des Kopfes. Damit fängt sie an, tiefer zu atmen und das Gehirn wird besser versorgt. Somit ist Anna aufmerksamer und kann sich deutlich besser konzentrieren.

Max lernt Brustschwimmen

Auch Max hatte mit einem aktiven Landau-Reflex zu kämpfen. Er konnte einfach nicht das Brustschwimmen lernen. Kaum war dieser Reflex integriert, war es kein Thema mehr, den Kopf über Wasser zu halten. Die Beine bleiben jetzt entspannt im Wasser, und er kann die Schwimmbewegungen an Armen und Beinen ganz gezielt ausführen.

Max sieht keine Doppelbilder mehr

Bei Max hat die Integration des symmetrisch-tonischen Nackenreflexes eine weitreichende Veränderung erzielt. Zum ersten Mal sieht er die Wörter, die er lesen muss, ganz klar. Er muss sie nicht mehr erraten und macht deshalb diesbezüglich keine Fehler mehr. Er fängt sogar begeistert an, Bücher zu lesen. Das überrascht die Eltern erst einmal sehr, da er sich vorher dem Lesen verweigert hatte. Die Integration des symmetrisch-tonischen Nackenreflexes hat unter anderem ein Training der ganz feinen Augenmuskulatur bewirkt und damit ein deutliches Sehen möglich gemacht.

Ein weiterer schneller Test der Augenfolgebewegung zeigte, dass sich Max' Lesegeschwindigkeit deutlich verändert und die Lesequalität zugenommen hat. Nach dieser Integration könnte Max seine Augenmuskulatur noch durch ein anschließendes Visualtraining optimieren.

Max kann jetzt auch ruhig sitzen und muss sich nicht mehr auf seine Beine setzen oder sich zur besseren Konzentration auf den Boden legen.

Max schlägt Purzelbäume

Die Hemmung des symmetrisch-tonischen Nackenreflexes bewirkt nun auch, dass Max gern am Sportunterricht teilnimmt. Plötzlich kann er sogar einen Purzelbaum schlagen, ohne wie zuvor seitlich wegzukippen. Er hat nun seinen Körper unter Kontrolle und kann sich bewegen, wie er will. Auffällig ist auch, dass er nicht mehr über seine eigenen Beine stolpert.

Das verbesserte Gangbild von Max und Anna

Als Anna und Max ins Training kamen, standen die Lern- und Verhaltensprobleme im Vordergrund. Bei der Beobachtung der Kinder wurde klar, dass das Gangbild bei beiden nicht korrekt sein konnte. Max drehte die Füße nach außen (»X-Beine«), Anna lief auf der Außenkante der Füße (»O-Beine«).

Im Reflexintegrationstraining werden alle bedeutenden frühkindlichen Reflexe durchgearbeitet, auch die, die Einfluss auf die Fuß- beziehungsweise Beinfehlstellung haben. Dadurch konnte bei Max und Anna im Laufe der Zeit nicht nur eine bessere Körperkoordination, sondern auch eine Korrektur respektive Verbesserung der Fußstellung erreicht werden.

Es gilt immer das gleiche Prinzip: Sobald die Muskelfehlspannung, die durch Restmuskelreaktionen verursacht werden, gelöst sind, können andere Disziplinen besser greifen. Für Max und Anna war diese Integration vor allem eine Investition in die Zukunft, denn dadurch wurde auch eine Fehlspannung und/oder Fehlbelastung von Knie und Hüfte reduziert. Max und Anna werden nun zum Physiotherapeuten geschickt, um hier eine weitere Unterstützung des muskulären Systems zu erhalten.

Max lässt sich die Zähne regulieren

Zahnfehlstellungen und eine notwendige Korrektur sind bei vielen Kindern eine erfolgreiche Aktion. Bei manchen sind diese Regulationen aber oft nicht nachhaltig, da Restmuskelreaktionen des Saugreflexes dies immer wieder verhindern oder die Zungenstellung aufgrund eines aktiven symmetrisch-tonischen Nackenreflexes noch nicht optimal ist.

Da Max ja bereits im Training war, war das Thema »Zahnfehlstellung« eine offensichtliche Problematik. Seine Eltern wur-

den vom Trainer darauf hingewiesen, parallel einen kurzen Check des Kopfgelenks beim Chiropraktor oder Kinder-Osteopathen machen zu lassen. Diese sollten schauen, ob in dem Bereich eine Fehlspannung vorliegt, die sich auf das Kiefergelenk und damit die Zahnfehlstellung auswirken könnte, und dies gegebenenfalls behandeln. Um ausschließen zu können, dass der Saugreflex in der Zahnfehlstellung eine Rolle spielt, legten wir im Lauf des Trainings das Augenmerk auf dessen Integration. Somit wurde eine begleitende Maßnahme zur kieferorthopädischen Korrektur gestartet, insbesondere um die Lage und den starken Druck der Zunge auf die vorderen Zähne zu beenden (Während des Saugens beim Baby dient sie dem »Melken« der Brustwarze mit weit vorn liegender Zunge bei fest zusammengepresstem Kiefer).

Anna knabbert nicht mehr an den Stiften

Bei Anna löste der Saugreflex eine andere Symptomatik aus. Sie begann, an Stiften zu knabbern, am Pulloverärmel zu lutschen und dabei relativ stark zu speicheln. Der starke Speichelfluss war Anna wirklich am peinlichsten. Die angeknabberten Stifte störten sie nicht so arg. Auch in diesem Fall hat die Reflexintegration der Aktivität der Zunge »Einhalt geboten«, und alle diese Auffälligkeiten sind der Reihe nach verschwunden.

Max und Anna beim Basteln

Hände, Füße und Zunge haben in der Zeit des Stillens einen engen Zusammenhang. Sobald das Baby mit dem Saugen beginnt, fangen Hände und Füße an, Greifbewegungen zu machen. Diese Bewegungen finden an der Brust und am Körper der Mutter statt und aktivieren den Milchfluss. Bei Max und Anna konnte man bei feinmotorischen Bewegungen noch die Aktivität der Zunge beobachten. Bei beiden Kindern »arbeitete« die Zunge bei Betätigungen mit den Händen stark mit. Und wenn die zwei mit dem Besteck aßen, hatte der Saugreflex zur Folge, dass sie immer ermahnt wurden, weil sie den Mund offen hatten.

Nach der Integration verschwanden diese Auffälligkeiten. Bei den gemeinsamen Mahlzeiten sind die Eltern erfreut, dass Max und Anna plötzlich die Tischmanieren verstanden haben und mit geschlossenem Mund essen. Und beim Basteln gibt es keine Ermahnungen oder kleine Sticheleien mehr, ob ein Schulkind die Zunge zum Basteln bräuchte.

Max hatte eine Fußfehlstellung

Der beim Gehen oder Laufen automatisch nach oben gebeugte große Zeh scheuerte nicht nur die Socken und Sportschuhe von Max vorn am großen Zeh durch, sondern zwang ihn auch, seinen Fuß nach außen verdreht aufzusetzen, damit der Fuß beim Gehen die Last des Körpers an der Innenseite aufnehmen konnte. Zusammen mit ein paar weiteren Reflexen wurde die Muskelfehlspannung im Körper so groß, dass ein koordiniertes und sicheres Laufen nie möglich war. Erst nach der Hemmung dieser Muskelbewegungen konnte Max den großen Zeh zur Lastenübernahme benutzen, den Fuß richtig aufsetzen, den Körper in seine Stabilität bringen und richtig laufen und rennen. Kein anderes Training hätte Max an diesen Punkt bringen können. Er kann nun richtig Fußball spielen und sein ganzes Talent einsetzen.

Annas Stifthaltung verbesserte sich

Der Wunsch der Lehrer nach einer korrekten Drei-Punkt-Stifthaltung kann von keinem Kind, übrigens auch von keinem Erwachsenen, mit diversen aktiven frühkindlichen Reflexen erfüllt werden. Eine Berührung der Handinnenfläche durch einen Stift, also ein taktiler Reiz, löst eine Beugung der Finger aus, die eine lockere Stifthaltung und damit eine entspannte, schwungvolle Schrift nicht möglich macht. Die Kinder haben keine Chance, dieser Muskelreaktion Herr zu werden.

Anna hat konsequent die kleinen Übungen zur Reflexintegration durchgeführt, und das Schriftbild verbesserte sich schnell und deutlich. Damit konnten ihre Texte benotet werden, weil sie lesbar waren. Und Anna berichtet von der Erfahrung, dass sie jetzt beim Schreiben keine Schmerzen mehr in den Händen habe und dadurch auch viel mehr schreiben könne als früher. Weil die Energie nicht mehr für die verkrampfte Stifthaltung notwendig war, wurde Anna nicht mehr so schnell müde, und die Fehlerquelle beim Schreiben hat sich reduziert.

In vielen anderen Ansätzen werden die Kinder hier in eine Kompensationshaltung gezwungen, die auch bei anhaltendem Training immer gegen die vorhandene Muskelspannung arbeitet und letztlich eine dauerhafte Verspannung in den Fingern, im Handgelenk, im Ellbogen- und im Schultergelenk bewirkt.

An der Wurzel der Probleme ansetzen

Die Reflexintegration arbeitet an den noch zu schwachen »Wurzeln«. Damit wird das Fundament für Reifung und Entwicklung geschaffen und damit die Grundlage für erfolgreiches Lernen und altersgerechtes Verhalten. Das Trainingsprogramm wiederholt mit verschiedenen Übungseinheiten die einzelnen Reflexbewegungen mit Bezug zum Aufrichtungsprozess des Babys.

Mit stilisierten Bewegungen wird dieser motorische Prozess nachgeholt, um die Lücken in der neuronalen Reife zu schließen. Es ist wie ein Nachholen der Entwicklung! Dies kann gelingen, da der Grundprozess genetisch hinterlegt ist. In der Praxis wird monatlich einmal ein Termin vereinbart. Entsprechend dem Stand des Trainings wird der anstehende Reflex getestet. Ist eine Restreaktion sichtbar, werden mit dem Kind hierzu passende Bewegungen durchgeführt. Im zweiten Teil des Termins wird der Schwerpunkt der Bewegungen auf die Hemmung des noch vorhandenen Bewegungsmusters gelegt. Um diese Um- und Neuorganisation im Gehirn und Körper zu unterstützen, hört das Kind über die Technik des Knochenleitungshörens eine bilateral (beidseitig) stimulierende Musik. Damit kommt das Gehirn in einen niedrigen Frequenzbereich (Alphabereich), der sich sehr gut als Grundlage für die neuronale Optimierung eignet, das meint das Nachreifen in Form vergrößerter Plastizität im Gehirn. Es ist gewissermaßen ein Lernen im Alphazustand auf einer anderen Ebene.

Nachdem die wirklichen Entwicklungsphasen ja schon einige Jahre zurückliegen, ist es wichtig, die entsprechenden Bewegungen weiterzutrainieren, um die neuen Verbindungen im Gehirn zu festigen. Daher bekommt das Kind für die vier Wochen bis zum nächsten Termin drei bis sechs kleine, zielgerichtete Bewegungsübungen mit auf den Weg, die täglich durchgeführt werden sollen. Denn unser Gehirn lernt am besten, wenn es Übungen täglich macht. Es ist ein Bewegungstraining, dessen Erfolg maßgeblich von der Mitarbeit des Kindes und der Unterstützung der Eltern abhängig ist.

Interessanterweise erleben wir überwiegend Kinder, die das tägliche Üben ohne Probleme durchführen, sehr oft sogar die Zeit dafür einfordern, denn sie spüren und erleben, welche positiven Veränderungen bei ihnen entstehen.

Da jedes Kind individuelle Zuwendung braucht, ist die Gesamtdauer des Reflexintegrationstrainings nicht festgelegt. Aus unserer Erfahrung heraus sind im Durchschnitt acht bis zehn Termine notwendig. Eine zusätzliche Unterstützung durch die Überprüfung des Kopfgelenks in Bezug auf eine Asymmetrie und die Kontrolle eines eventuell vorliegenden Mikronährstoffmangels beachten wir ebenfalls in der Arbeit der Reflexintegration. Wir sehen es als wichtige, sich ergänzende Bereiche für die erfolgreiche Entwicklung des Kindes.

Für Gruppen wie im Kindergarten und in der Schule gibt es ein präventives Programm, das in sehr kleinen Schritten vorgeht und damit eine Umsetzung mit mehreren Kindern gleichzeitig möglich macht. Es entlastet die Familien und zielt vorsorglich auf die Entwicklung der neuronalen Schulreife. Durch tägliche kleine Übungseinheiten wird übers ganze Jahr verteilt gearbeitet. Dieses Übungsprogramm können die Mitarbeiter der Kindergärten und Schulen durchführen, wobei eine Trainerin oder ein Trainer dies regelmäßig kontrolliert. Auf lange Sicht können die Erzieher(innen) dann in eigener Regie arbeiten.

Das Kinder- und Jugendcoaching

Bei der Reflexintegration wird auf der *körperlichen* Seite gearbeitet. Im Kinder- und Jugendcoaching arbeitet man auf der *mentalen* Seite. Die Kombination dieser beiden Maßnahmen ist sehr wertvoll, da viele Kinder, die mit den besagten Restmuskelbewegungen kämpfen, oft auch auf der mentalen Ebene Blockaden haben. Die Kinder werden oft als »unwillig« bezeichnet, und in vielen Fällen bringt man ihnen kein Verständnis entgegen. Obgleich sie

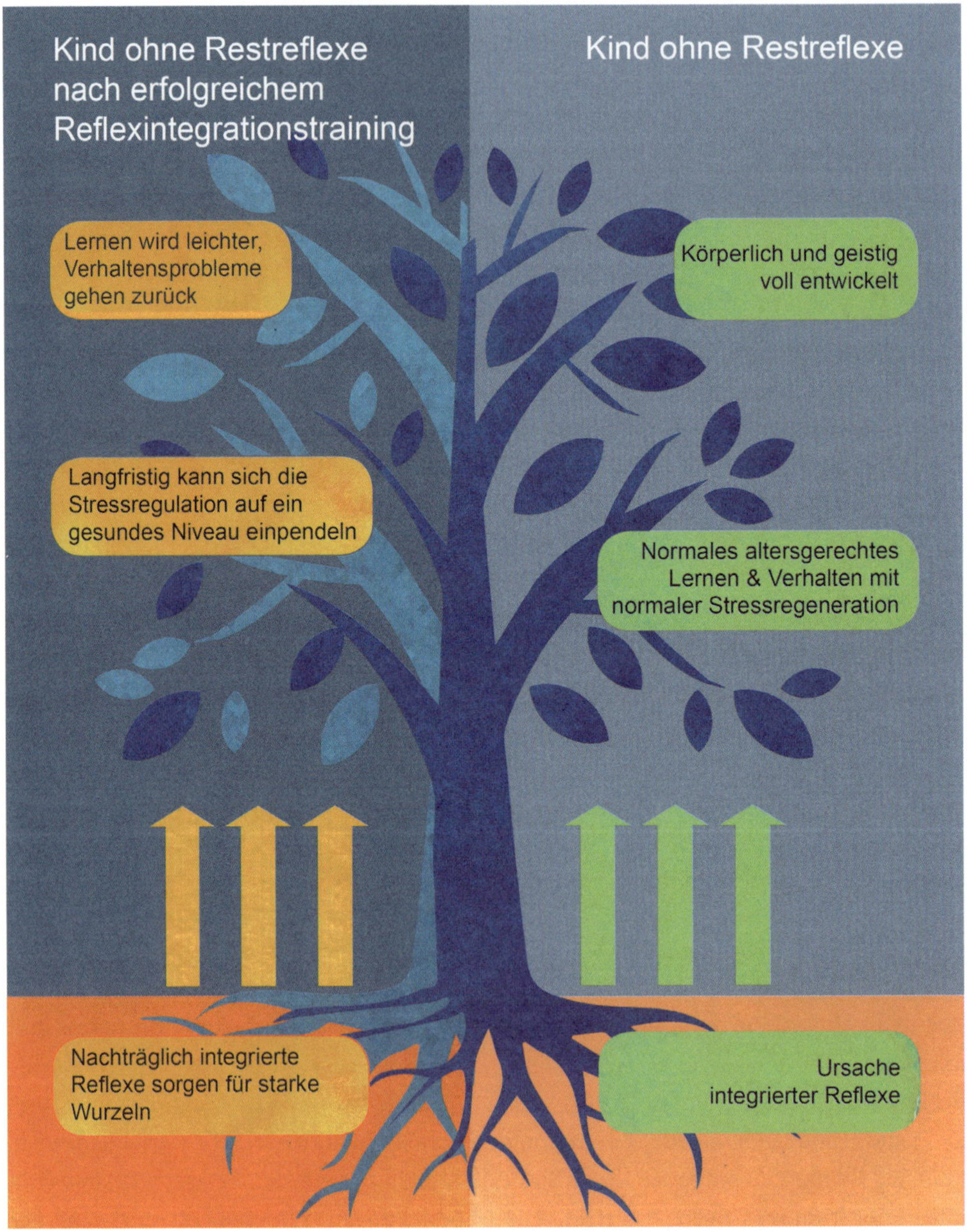
Kind ohne Restreflexe nach erfolgreichem Reflexintegrationstraining
Kind ohne Restreflexe
Lernen wird leichter, Verhaltensprobleme gehen zurück
Körperlich und geistig voll entwickelt
Langfristig kann sich die Stressregulation auf ein gesundes Niveau einpendeln
Normales altersgerechtes Lernen & Verhalten mit normaler Stressregeneration
Nachträglich integrierte Reflexe sorgen für starke Wurzeln
Ursache integrierter Reflexe

▶ Reflexintegrationstraining setzt an den schwachen Wurzeln an und sorgt für eine ganzheitliche Entwicklung

sich in den meisten Situationen die größte Mühe geben, ist es anderen nicht gut genug, was die Kinder selbst merken oder was sie zu hören bekommen. Manchmal ist es auch nur eine falsche Reaktion, die die gut verlaufenen Stunden davor wieder zunichtemachen. Weder Lehrer, Erzieher noch Eltern können sich eine andere Ursache vorstellen, somit muss es wohl am Kind liegen …

Diese Abfolge führt bei Kindern manchmal zu Scham und Zweifel an sich selbst. In der Folge entstehen oft seelische Blockaden, Angst und Demotivation. Es ist fast auszuschließen, dass Kinder mit aktiven Reflexen *nicht* mit einem deutlich höheren Anteil an negativen Rückmeldungen und Reaktionen auf all ihr Tun rechnen müssen. Durch die meist hochgestellten Sinne der Reflexkinder spüren sie auch meist deutlicher als andere, dass jemand enttäuscht, genervt oder verärgert ist. Diese Punkte wirken wie die aktiven frühkindlichen Reflexe auf die Waagschale ein, in der auch schon die belastenden Umstände sind. Durch ein zusätzliches Kinder- und Jugendcoaching oder ein gleichzeitiges Einbauen der Coaching-Elemente in die Zeit der Reflexintegration kann diese Waagschale weiter entleert werden, und ein Mehr an Gegenmaßnahmen wird die Kinder wieder ins Gleichgewicht bringen.

Das Kinder- und Jugendcoaching arbeitet mit verschiedenen wissenschaftlich fundierten Methoden, um ebendiese mentalen Blockaden zu lösen, damit sich Sichtweisen ändern, Blockaden abgebaut und eine Entfaltung des Potenzials erfolgen kann.

Wirbelblockaden, Triggerpunkte und Faszienverklebungen

Durch den nicht regelgerechten Ablauf der frühkindlichen Reflexe, durch Fehlbelastungen und Unfälle kann es zu Störungen und Veränderungen am Muskel- und Knochensystem kommen: unter anderem zu Wirbelblockaden, Triggerpunkten und Faszienverklebungen. Sie sollten auf jeden Fall überprüft und behoben werden. Denn sie können sich im Verlauf sehr stark auf den gesamten Körper auswirken – und sie behindern die Reflexintegration.

Es gibt viele Anlaufstellen, die sich mit diesem System beschäftigen. Obwohl verschiedene Therapieformen schon lange betrieben werden, gibt es keine einheitliche Erklärung, was in den zu behandelnden Bereichen passiert und wie es zu verbessern ist. Es ist nicht leicht, die richtige Therapieform zu finden, denn man versucht diese Probleme mit verschiedenen Methoden anzugehen. Welche davon die richtige ist, scheint von vielen Faktoren abhängig zu sein. Das Spektrum reicht von Physiotherapie mit Manualtherapie über Chirotherapie bis Osteopathie.

Im Zusammenhang mit den frühkindlichen Reflexen haben wir sehr gute Erfahrungen mit der amerikanischen Chiropraktik gemacht, die hier noch relativ unbekannt ist. Weltweit handelt es sich aber um eine der häufigsten Therapiefor-

men. Durch Lagerungen und schonende Impulse werden Veränderungen am Muskel-Knochen-System behandelt, die den Körper vorher belastet haben.
Auch der Einfluss der frühkindlichen Reflexe auf die Füße kann deutlich erkannt werden. Durch ihre Form mit einem Quer- und einem Längsgewölbe sowie durch das »spiralförmige« Abrollen gelingt es, die Belastungen des Körpers durch den aufrechten Gang sehr gering zu halten. Sind diese Faktoren aber verändert, wie es sehr häufig bei bleibenden frühkindlichen Reflexen passiert, kommt es zu einer je nach Befund ausgeprägten Druckbelastung des Körpers. Diese versucht der Körper wiederum durch Anpassungen zu minimieren. Dazu gehören dann unter anderem besagte Wirbelblockaden und Faszienverklebungen. Je nach Befund sind Übungen im Alltag oder auch Physiotherapie notwendig.
In der Kinderarztpraxis machten wir in diesem Zusammenhang sehr gute Erfahrungen mit der in Deutschland leider noch weitgehend unbekannten Podotherapie. Dabei versucht man mit speziell auf die individuelle Situation zugeschnittenen Einlagen unter Berücksichtigung des gesamten Körpers, die Füße wieder in eine gute Form und Funktion zu bringen. Und das unter regelmäßigen Kontrollen, eventuell notwendigen Anpassungen und auf möglichst kurze Zeit ausgelegt.

Lebens- und Umweltbedingungen

Kehren wir noch einmal zurück zu unserem Bild vom Domino Day, sind die ersten Steine durch das Reflexintegrationstraining, das Kinder- und Jugendcoaching sowie die Füße aufgestellt. Jede der im Folgenden genannten Maßnahmen stellt einen weiteren Einflussfaktor in dem komplexen System dar, das für die negativen Auswirkungen ursächlich ist. Aber das bedeutet nicht, dass alle Kinder sämtliche dieser Gegenmaßnahmen erhalten muss. Nicht jedes Kind ist gleichermaßen betroffen, nicht jeder Baustein muss »abgearbeitet« werden. Alles sollte individuell betrachtet und an die jeweiligen Auswirkungen und Bedingungen angepasst werden. Auch kann sich nicht jede Familie alles leisten, nicht jede Veränderung wird erfolgreich angegangen oder abgeschlossen werden können. Aber je mehr passiert, je mehr positive Veränderungen auftreten, umso erfolgreicher wird der Weg wegführen von Krankheit, Problemen und Sorgen hin zu Gesundheit, Potenzialentfaltung und einem belastungsarmen Leben.

Die Ernährung

Um die im Verlauf dieses Buches nur in Grundzügen angesprochenen Veränderungen in der Ernährung noch einmal aufzugreifen und auch die Auswirkungen von chronischem Stress auf den Nährstoffbedarf zu bedenken, lassen Sie uns für Sie und insbesondere Ihre Kinder einige grundsätzliche Empfehlungen geben, die zum Teil bereits genannt wurden:

1. Essen Sie, wann immer möglich, regional, saisonal und Bio-Produkte (zertifiziert).
2. Bereiten Sie Ihre Mahlzeiten stets frisch und schonend zu.
3. Essen Sie möglichst abwechslungsreich.
4. Ernähren Sie sich kohlenhydratarm, so gut es geht.
5. Reduzieren Sie gluten- und laktosehaltige Nahrungsmittel.
6. Verzichten Sie wann immer möglich auf (weißen) Zucker.
7. Nehmen Sie bei Bedarf Nahrungsergänzungsmittel ein, die aus natürlichen und möglichst biologisch angebauten Nahrungsmitteln hergestellt wurden.
8. Fördern Sie die Darmgesundheit gegebenenfalls mit hochwertigen Probiotika.
9. Versuchen Sie, ein vernünftiges Verhältnis von Omega-3- und Omega-6-Fettsäuren über die Ernährung oder mithilfe von Omega-3-Kapseln zu erreichen.
10. Nehmen Sie die Mahlzeiten in Ruhe und gemeinsam mit der Familie ein.

Jeder dieser Unterpunkte verdiente eine seitenlange Beschreibung beziehungsweise ein eigenes Kapitel. Dies würde hier aber zu weit führen. Deshalb folgen jetzt nur kurze Erläuterungen dazu:

- **Zu 1. bis 3.: Essen Sie möglichst regional, saisonal und Bio-Produkte (zertifiziert), abwechslungsreich sowie frisch und schonend zubereitet.** Über die Berücksichtigung der drei Merkmale regional, saisonal und bio nähern Sie sich, ohne besonderen Moderichtungen zu folgen wie zum Beispiel der Paleo-Diät (die sich an der vermeintlichen Ernährung der Steinzeit orientiert), einer Ernährungsform, wie sie für den Menschen als »natürlich« angesehen werden kann. Diese Kost ist am besten dazu angelegt, dass sich der Körper darauf einstellt, denn dies war in unseren Zeiten als Jäger und Sammler schon so. Die Einstellung auf die Nahrung geschieht insbesondere im Darm und durch die Darmflora (das Mikrobiom oder die Bakterien im Verdauungstrakt). Über Anpassungsvorgänge gelingt es auf solche Weise, sich bestmöglich an die natürlichen Nahrungsgegebenheiten anzugleichen. Diese Adaptionsprozesse, die durch Veränderungen der Bakterienzusammensetzung des Mikrobioms sowie durch Aktivierung oder Stilllegung bestimmter Stellen des Erbguts gekennzeichnet werden, sind aber nicht unbegrenzt möglich. Je unterschiedlicher die

Nahrung mit den diversen Bestandteilen wie Eiweißen, Fetten, Kohlenhydraten und anderen Stoffen ist, umso eher ist diese Anpassungsfähigkeit überlastet. Das kann zu Unverträglichkeiten, Allergien und Krankheiten führen. Demgegenüber sollten Sie aber im regionalen und saisonalen Rahmen abwechslungsreich essen, um die bestmögliche Versorgung mit Vitaminen, Mineralstoffen, Spurenelementen und so weiter zu gewährleisten.

Sie bekommen über Biokost in aller Regel die schadstoffärmere und nährstoffreichere Nahrung. Sie sollte auch zertifiziert sein, denn Label wie zum Beispiel Demeter oder Bioland bieten Nahrungsmittel an, deren Herstellung kontrolliert und mit strengen Auflagen versehen ist. Die positiven Auswirkungen der biologischen Landwirtschaft auf die Beschaffenheit des Erdbodens, auf die Tiere und die gesamte Umwelt spielen in diese Empfehlung noch mit hinein.

Über die Verwendung von frischen Zutaten und eine möglichst schonende Zubereitung können am meisten Vitamine und Eiweiße über die Nahrung aufgenommen werden, während lange Lagerung und hohe Temperaturen beim Kochen und Braten zum Abbau und zur Veränderung von verschiedensten Nahrungsbestandteilen führen werden.

- **Zu 4. bis 6.: Essen Sie möglichst kohlenhydratarm, reduzieren Sie gluten- und laktosehaltige Nahrungsmittel, und verzichten Sie auf Zucker.** Unsere Ernährung ist stark auf Kohlenhydrate und Zucker zugeschnitten. Ob in Brot, in Kartoffeln, in zuckerhaltigen Getränken oder in Früchten und Fruchtsaft (Fruchtzucker!), überall sind große Mengen an Kohlenhydraten vorhanden. Selbst in Produkten wie Leberwurst oder Ketchup stecken Zucker und damit Kohlenhydrate. Durch die Aufnahme von Kohlenhydraten kommt es zu einem schnellen und hohen Anstieg des Blutzuckers, denn sie werden im Körper zu Zucker umgewandelt. Ist der Blutzucker hoch, steuert der Körper dagegen: Die Bauchspeicheldrüse schüttet das Hormon Insulin aus, das dafür sorgt, dass der Zucker aus dem Blut in Fettzellen transportiert, zu Fett umgewandelt und gespeichert wird. Durch den schnellen Mechanismus sinkt der Blutzucker auch rasch wieder, was wiederum zu Hunger und der Aufnahme von weiterer Nahrung führt, die häufig kohlenhydratreich ist. Neben der Gefahr, durch diesen Ablauf übergewichtig zu werden, ist dies auch mit einem erhöhten Risiko von Herz- und Gefäßkrankheiten sowie Diabetes mellitus verbunden. Und diese Krankheiten treten immer häufiger und immer früher auf.

  Isst man große Mengen an Zucker, kann dies nervös und aggressiv machen sowie Symptome des Aufmerksamkeitsdefizit-(Hyperaktivitäts)syndroms (AD[H]S) auslösen wie Unkonzentriertheit und

Unruhe. (Vom AD[H]S sind übrigens nicht nur Kinder und Jugendliche betroffen.) Diese »großen« Mengen sind recht schnell erreicht, denn Kinder sollen laut Empfehlung der Weltgesundheitsorganisation WHO höchstens 6 Teelöffel (25 Gramm) Zucker pro Tag zu sich nehmen. In einer 0,33-Liter-Dose Limonade befindet sich mit durchschnittlich 40 Gramm aber schon deutlich mehr als dieser Grenzwert.

Weiterhin nährt Zucker im Darm die »falschen« Bakterien sowie Krankheitserreger wie Parasiten oder Pilze. Dadurch kann der Darm geschädigt werden, und die Schmarotzer lösen Krankheiten aus. Es wird mit gutem Grund vermutet, dass bei häufigem hohem Zuckerverzehr Stimmungsschwankungen, Ängste und Depressionen auftreten. Man nimmt an, dass lang dauernder hoher Zuckerkonsum zu Krankheiten wie Alzheimer-Demenz, zu einer Abwehrschwäche und sogar zur Beschleunigung oder gar zur Entstehung von Krebs beitragen kann. Dabei gehen viele Experten davon aus, dass es eine Zuckersucht ähnlich der Alkoholsucht gibt. In Getreideprodukten wie Brot oder Nudeln findet sich neben dem hohen Kohlenhydratanteil auch Gluten. Dies ist ein Eiweiß, das für den Menschen nicht verdaulich ist, aber den Darm durch Bindung an die Dünndarmzellen schädigen kann. Durch diese Schädigung können Nahrungsbestandteile und Krankheitserreger ins Blut gelangen, die diese Schutzbarriere sonst nicht durchdringen könnten. Sind sie im Blut, werden sie in die verschiedenen Organe transportiert und lösen viele Krankheiten und sogenannte Autoimmunerkrankungen aus.

- **Zu den unter 7. und 8. genannten Punkten:** Es ist unserer Meinung nach unverständlich, warum Nahrungsergänzungsmittel noch nicht in die allgemeinen Empfehlungen zur Ernährung aufgenommen wurden. Aufgrund der bereits genannten Veränderungen unserer Lebensmittel und der Tatsache, wie sehr der Körper und die Gesundheit von einer ausreichenden Versorgung mit Mineralstoffen, Spurenelementen und Vitaminen abhängig ist, halten wir es für nicht vertretbar, weiterhin zu behaupten, dass eine ausgewogene Ernährung vollkommen ausreichend sei. Jeder Mangel an einem dieser Stoffe bewirkt eine mehr oder weniger schwerwiegende Belastung. Diese kommt durch die Verbindung der vielen Stoffwechselvorgänge untereinander zustande, die zur Energiebereitstellung, zur Immunabwehr sowie zum Aufbau und zur Aufrechterhaltung von Körperbestandteilen notwendig sind. Ebenso breit gefächert sind die Auswirkungen durch die diversen Wirkorte der Vitamine, Spurenelemente und so weiter. Wenn sie nicht ausreichend vorkommen, hat das Belastungen auf verschiedensten Ebenen zur Folge, die nur schwer und unter erheblichen Anstrengungen des Körpers eine Zeitlang ausgeglichen werden können. Auch reicht das Wissen über die Wichtigkeit der Darmflora aus, eine generelle Stabilisierung dieses so wertvollen Systems für Wohlbefinden, Gesundheit und Leistungsfähigkeit mithilfe von Prä- und Probiotika sowie eine Umstellung der Ernährung zu empfehlen. Kommen Sie den offiziellen Stellen zuvor, und kümmern Sie sich um die Gesundheit Ihrer Kinder mithilfe dieser natürlichen, nahezu nebenwirkungsfreien und unter Berücksichtigung von eventuellen Höchstmengen und Kontraindikationen vollkommen ungefährlichen Maßnahmen.

- **Zu 9. und 10.: Ein ausgeglichenes Omega-3- und -6-Fettsäuren-Verhältnis** verhindert unter anderem den Anstieg entzündungsauslösender Stoffe im Körper. Ein Mangel an diesen hoch ungesättigten Fettsäuren lässt viele Lebensfunktionen erlahmen. Täglich sollten zwischen 1 und 1,5 Gramm Omega-3-Fettsäuren aufgenommen werden (was unter anderen die Deutsche Gesellschaft für Ernährung [DEG] empfiehlt). Das entspricht zum Beispiel etwa 15 Milliliter (einem großen Esslöffel) Leinöl. Das Verhältnis von Omega-6- zu Omega-3-Fettsäuren sollte natürlicherweise bei 2 zu 1 bis 5 zu 1 liegen.
- **Gemeinsame Mahlzeiten mit der Familie** dienen nicht nur der regelmäßigen und gesunden Nahrungsaufnahme, dabei laufen auch unterschwellig viele soziale Entwicklungen des Kindes ab. Ihm werden dabei unter anderem Werte vermittelt, die einen prägenden Einfluss haben, ebenso wird auch seine Position in der Familie dabei gefestigt.

Umweltgifte vermeiden

Gerade in Deutschland scheint alles über Gesetze und Grenzwerte geregelt zu sein. Diese werden auch durch verschiedene Institutionen überwacht, sodass schnell ein Gefühl der Sicherheit entsteht. Wie kann es da sein, dass mit Schwermetallen belastete Lebensmittel auf den Markt kommen? Welche Gefahren sollen denn von unserem Trinkwasser ausgehen, wo es doch das bestuntersuchte Wasser auf weiter Flur ist und die Kläranlagen alles Schädliche ausfiltern? Und wie sollen belastete Spielzeuge und Kuscheltiere in großem Maße verkauft werden können, wenn die Überwachung angeblich so gut ist?

Leider ist dies ein trügerisches Gefühl. Nicht nur bei den immer wieder in den Medien aufgegriffenen Spielsachen aus Fernost und nicht nur bei den von Ökotest und anderen angemahnten Vorkommen von krebserregenden Substanzen auch in vielen Lebensmitteln, im Trinkwasser und in Alltagsgegenständen wie Möbeln, Teppichen und anderem lauern Gefahren. Bei vielen Stoffen sind die Risiken noch nicht ausreichend bekannt, bei einigen anderen befinden sich die zu setzenden Grenzwerte noch in der Diskussion. Manche Substanzen werden gar nicht erst berücksichtigt.

Und Wechselwirkungen zwischen den einzelnen Substanzen finden in den seltensten Fällen angemessen Beachtung.

Ist der Körper bestimmten Giften ausgesetzt, hat er verschiedene Mechanismen, sie in der toxischen Wirkung abzumildern oder so zu verarbeiten und zu speichern, dass dies vorerst keine negativen Folgen hat. Je größer die Anzahl der aufgenommenen Substanzen ist, desto eher sind die körpereigenen »Detox-Mechanismen« jedoch überfordert. Die notwendige Menge ist dabei einerseits von der Substanz selbst abhängig, andererseits vom Zustand des betroffenen Menschen. Je mehr anderem Stress der Einzelne ausgesetzt ist, desto eher kommt es zu einem Versagen der Schutz- und Verarbeitungswege. Und da die meisten dieser Stoffe nicht oder kaum ausgeschieden werden, kann es über die Jahre zu einer Anhäufung kommen, die dann für den Körper sehr schädlich wird.

Ähnlich wie bei den genannten Faktoren zur gesunden Ernährung wollen wir uns auch zu den Umweltgiften nur in Grundzügen äußern. Um die Belastungen mit Umweltschadstoffen gering zu halten, möchten wir für Sie und insbesondere Ihren Kindern zuliebe einige grundsätzliche Empfehlungen geben:

- Wie gesagt: Essen Sie vorzugsweise regional, saisonal und zertifizierte Bio-Produkte, die weitgehend schadstofffrei sein sollten.
- Trinken Sie (mit zertifizierten Vorrichtungen) gefiltertes Wasser oder handelsübliche Wässer von höchstmöglicher Reinheit.
- Vermeiden Sie Plastik- und Metallbehältnisse für Nahrungsmittel und Getränke.
- Verwenden Sie unbehandelte oder mit biologischen Mitteln bearbeitete Möbel und andere Einrichtungsgegenstände.
- Kaufen Sie lediglich Spielzeug aus natürlichen Materialien, das nicht oder nur mit umweltschonenden Substanzen behandelt wurde.
- Verwenden Sie sanfte Wasch- und Reinigungsmittel, sooft es geht, vermeiden Sie »chemische Keulen«!
- Wenn Sie können und mögen, setzen Sie sich für eine auf Prävention, auf Gesundheitsförderung und Umweltschutz zielende Politik ein.

Sollten Sie den Verdacht haben, einer zu hohen Belastung durch eine schädliche Substanz ausgesetzt zu sein, gibt es Möglichkeiten, dies testen und behandeln zu lassen. Dazu können Sie einen Umweltmediziner, einen Arzt der funktionellen Medizin oder einen Heilpraktiker mit entsprechenden Kenntnissen aufsuchen.

Ein besonderes Augenmerk soll noch der Strahlenbelastung durch Smartphones und Funknetze gelten. Vor allem hier ist die in Studien und in Versuchen nachgewiesene Belastung so eindeutig, dass man kaum gutheißen kann, dass die Mobilfunkindustrie, die Smartphone-Hersteller und die Politik nicht darauf reagieren. Statt die gerade für die Nervenzellen und die Keimzellen (Spermien und weibliche Eizelle) sehr schädlichen Strahlen einzudämmen und über die bekannten Gefahren aufzuklären, werden stattdessen immer mehr Sendemasten mit erheblicher Strahlung gebaut – zur Verbesserung des Gesamtnetzes und zur Vorbereitung des autonomen Fahrens.

Über die durch die Strahlung ausgelösten Veränderungen im Erbgut kann es zu Unfruchtbarkeit und Krebs kommen, zu Missbildungen bei den Nachkommen und zu Krankheiten. Durch den möglichen Zelluntergang durch Strahlung sind Gedächtnisverlust und Organkrankheiten möglich. Auch gegen Schädigungen durch Strahlung gibt es im Körper Schutz- und Reparaturmechanismen, die aber ebenso wie alle anderen dieser Art nur in einem begrenzten Umfang funktionieren und von verschiedenen anderen Faktoren abhängen. Umso wichtiger ist es, folgende Punkte zu beachten:

- Nutzen Sie Ihr Mobiltelefon so selten wie möglich.
- Schalten Sie es auf Flugmodus, wann immer es geht.
- Halten Sie Ihr Handy während des Telefonats nicht ans Ohr, sondern benutzen Sie die Freisprechfunktion.
- Bewahren Sie es nicht in der Hosentasche auf.
- Nehmen Sie das Smartphone nicht mit ins Schlafzimmer, oder versetzen Sie es nachts in den Flugmodus. Schalten Sie, wann immer möglich, die WLAN-Verbindung aus.
- Nutzen Sie eine Abschirmvorrichtung für Ihr Handy.
- Verzichten Sie auf die Errichtung oder Nutzung des sogenannten Smart-Homes.
- Setzen Sie sich und Ihre Kinder so wenig wie möglich der Strahlung aus – im Auto, in der Nähe von Sendeanlagen und so weiter.
- Wirken Sie im Rahmen Ihrer Möglichkeiten auf Politik, Smartphone-Hersteller sowie die Mobilfunkindustrie ein, die Möglichkeiten zur Strahlungsverminderung zu nutzen.

Soziale Kontakte, Natur, Sport und Musik

Der Mensch ist evolutionsbedingt auf ein Dasein ausgelegt, das so viel anders ist als unsere aktuelle Lebenswirklichkeit. Nahezu alles hat sich im Vergleich mit den vergangenen Jahrtausenden verändert. Unser Erbgut ist aber noch auf ein Leben wie in der Steinzeit ausgerichtet, und das wirkt sich auf erheblich mehr Bereiche aus, als man gemeinhin annehmen mag. Aus Funden aus diesen Zeiten sowie aus Beobachtungen von verschiedenen sogenannten Naturvölkern, die ihren Alltag noch heute wie seit vielen Tausend Jahren leben, haben wir ein ziemlich gutes Bild davon. In den meisten Fällen sah es folgendermaßen aus: Das Leben war auf den Familien- und Gruppenverbund in der naturgegebenen Umgebung ausgelegt. Die Aufgabenverteilung war klar geregelt, und zwar sowohl für die Erwachsenen als auch für die Kinder der verschiedenen Altersgruppen. Die Aufgaben brachten ein hohes Maß an Bewegung mit sich. In eigentlich jeder Form des menschlichen Zusammenlebens gab und gibt es Musik und Tanz. Ebenso finden sich Rituale und der Glaube an Geister, Götter und jenseitige Wesen. Diese Form des Zusammenlebens kann und wird es für die überwiegende Anzahl der Menschen nicht mehr geben. »Das ist auch gut so!«, geht es Ihnen sicher durch den Kopf, und wahrscheinlich haben Sie auch recht. Fur unsere Kinder wäre es aber eine auf ihr Erbgut ausgelegte Lebensform. Es würde schon reichen, wenn wir nur etwas davon nähmen und mit den Lebensumständen der »Kinder aus Bullerbü« vermischten. Dazu vielleicht die folgenden pragmatischen Empfehlungen:

- Versuchen Sie, den angemessenen Kontakt der verschiedenen Generationen Ihrer Familie so eng und intensiv wie möglich zu halten.
- Seien Sie offen für Nachbarschaft und Besuch.
- Machen Sie Musik, sooft es möglich ist. Führen Sie Ihr Kind an ein Musikinstrument, Tanz oder einen Chor heran.
- Gehen Sie möglichst regelmäßig gemeinsam in die Natur, und versuchen Sie, dem Kind deren Zauber zu vermitteln (nachdem Sie ihn vielleicht selbst neu entdeckt haben?).
- Erzählen Sie Ihrem Kind etwas über seine Familie, Ihre Erfahrungen, und vermitteln Sie ihm Ihr Wissen.
- Seien Sie Vorbild für Ihr Kind – beim zwischenmenschlichen Miteinander, bei den gemeinsamen Mahlzeiten, beim Medienkonsum.
- Unterstützen Sie Ihr Kind dabei, wenn es ein Hobby findet oder eine Leidenschaft für eine gute Sache entwickelt.
- Verbringen Sie gemeinsame Abende mit Spielen und Unternehmungen.
- Vertrauen und wertschätzen Sie Ihr Kind – es ist fantastisch!

Gegen das durchgedrückte Gaspedal steuern

Bei so gut wie allen Kindern mit noch aktiven frühkindlichen Reflexen liegt, wie gesagt, ein zu aktiver Sympathikus vor. Das Gaspedal ist durchgedrückt, egal, wann und wo. Dies ist akut schon sehr belastend und verändert Erleben und Verhalten. Aber fast noch bedeutungsvoller sind die Langzeitfolgen dadurch. Denn einerseits sind die notwendigen Stoffe, die »Bleifüße« Cortisol und Adrenalin, irgendwann aufgebraucht. Dies führt nicht zur Entspannung, sondern zu Krankheitsbildern wie Burn-out. Leider springt der Gegenspieler, der Parasympathikus (Bremse des Stresssystems) in Form des Vagusnerves, auch nicht einfach wieder an, wenn der Sympathikus lange aktiv war. Durch die Reflexintegration und ein Coaching gelingt es häufig, den »Fuß vom Pedal« zu nehmen. Damit aber auch mal die Bremse dran ist, sollte der Vagusnerv trainiert werden. Das geht durch Folgendes:

- Singen,
- Tanzen,
- Summen,
- Bauch- oder Zwerchfellatmung,
- Gurgeln oder
- Lachen.

Für größere Kinder zusätzlich durch:

- moderaten Sport,
- kurze kalte Duschen oder
- vagusstimulierende Meditations- und Yoga-Übungen.

Bindung

Bindung ist die genetisch mitgegebene Verknüpfung zwischen Mutter und Kind. Ein unsichtbares Band, das uns und unser Leben über Ort und Zeit hinaus zusammenhält und überlebensnotwendig ist. Genau deshalb bekommen wir als Eltern im Normalfall die Fähigkeit zur Bindung an unser Kind mit. Übrigens kann auch eine andere Person als die Mutter diese wichtige Bindungsperson sein. In der Bindungstheorie spricht man vom »Attachment« und dem »Bonding«. »Attachment« ist der Versuch des Kindes, die Bindung mit der Bezugsperson herzustellen, »Bonding« ist die Antwort dieser Person darauf.

Jedes Kind beginnt sofort nach der Geburt, die Beziehung zur Bindungsperson aufzubauen, und reagiert auf die »Antwort«, die kommt. Es geschieht intuitiv – und das Kind kann, obwohl das Gehirn verstandesgemäß noch gar nicht dazu in der Lage ist, über das bereits funktionierende System der Spiegelneuronen die vielschichtige Antwort seines wichtigsten Menschen deuten. Es sind die einfachen Gesten wie ein Lächeln, ein zärtliches Streicheln, ein beschützender Körperkontakt, eine freundliche Stimme – all das, was wir von Natur aus können. (Schauen Sie sich dazu mal eins der Videos an, die Sie unter Eingabe des Suchbegriffs »Still Face Experiment« im Internet finden.)

Die fürsorgliche und liebevolle Antwort der Bezugsperson auf das Bedürfnis des Kindes ist Bindung, und diese ist die wichtigste Grundlage für die psychische Stabilität und Widerstandsfähigkeit eines Menschen. Das Weinen des Babys ist der Wunsch nach Bindung und Fürsorge. Kein Säugling der Welt schreit, um einen Erwachsenen zu ärgern, sondern weil er jetzt sofort Hilfe und Unterstützung braucht. Bei größeren Kindern äußerst sich das natürlich etwas anders, aber auch sie brauchen diese Bindungsfürsorge, besonders aber in den ersten beiden Lebensjahren. Erlauben Sie sich selbst den liebevollen Umgang mit Ihrem Kind, und hören Sie nicht mehr auf die antiquierten Erziehungsratgeber, die Gegenteiliges behaupten.

Im Reflexintegrationstraining gehören die General Movements, die Bewegungen des Kindes im Mutterleib, zu einem bestimmten Trainingspart. Wir erleben hier oft sehr berührende Momente, wenn sich Mutter und Kind jenseits des ganzen Tages- und Schulstresses unbewusst auf einer Bindungsebene begegnen und wieder ganz viel liebevolle und gesunde Fürsorge entsteht. Hören Sie auf Ihr Bauchgefühl, das Ihnen ja auch dazu rät – das sind die richtigen Informationen! Die Bindungsbeziehung ist nämlich in vielerlei Hinsicht eine enorm wichtige Ressource für Ihr Kind.

Methylphenidat ist keine Lösung!

Während sich eine große Gruppe von Therapeuten, Nachhilfeinstituten sowie viele Lehrer und oft der Verzweiflung nahe Eltern darum bemühen, Kindern mit den hier beschriebenen Auffälligkeiten zu helfen, steht auch ein gewisser Bereich der Medizin auf der Bühne – das medizinische Fachgebiet der Psychiatrie. In Zusammenhang mit den Symptomen und den Lösungsansätzen werden hier Methylphenidat-haltige Präparate als zuverlässige und schnell wirksame Mittel zur Lösung der vorliegenden Probleme angeboten. Dazu belegt man den unserer Meinung nach überwiegend größten Teil der gesunden Kinder (mit ganz wenigen Ausnahmen) mit der bereits genannten psychiatrischen Diagnose »Aufmerksamkeitsdefizitsyndrom« (ADS) oder »Aufmerksamkeitsdefizit-Hyperaktivitätssyndrom« (ADHS). Und als Instantlösung dafür gibt es Medikamente, meist mit ebenjenem Wirkstoff Methylphenidat. Die so etikettierten Kinder sind aber nicht psychisch krank! Viele von ihnen bleiben bei dieser Behandlung ein Leben lang abhängige Kunden der Pharmaproduzenten. Zu viele Kinder führen ein Schulleben unter dem Einfluss eines Wirkstoffes, der in der Molekularstruktur dem Kokain ganz nah ist.

Lassen Sie uns mal ganz großzügig die Gefahr der physischen Abhängigkeit beiseitestellen, so bleibt im Hinblick auf die Zukunft unserer Kinder immer noch das Risiko der psychischen Abhängigkeit. Durch den fragwürdigen Lösungsansatz, die Kinder mit einem Medikament gesellschaftlich »funktionsfähig« zu machen, lehren wir sie, bereits in ganz frühem Alter anzunehmen, dass sie »nur« eine Pille einzunehmen bräuchten, um so zu sein, dass wir mit ihnen zufrieden sind. Wollen wir das wirklich? In unser Reflexintegrationstraining kommen diese Kinder mit Eltern, die unter unheimlichem Druck stehen, denn bereits im Kindergarten wird auf die medikamentöse Lösung hingewiesen. Sie suchen dringend nach einem Ausweg, allerdings ohne Nebenwirkungen. Daher wollen wir mit diesem Buch die Aufgabe der Information übernehmen und die Öffentlichkeit, die Eltern, Lehrer und Mediziner über die Hintergründe der Situation informieren. Wir möchten Ursachen erklären und effiziente Lösungen ohne Neben-

Kein Methylphenidat!
Methylphenidat ist keine Lösung. Wir plädieren für ein Lernen ohne Medikamente.

wirkungen aufzeigen, die sinnvollere Alternativen zur gängigen Praxis anbieten.
Bei allen unseren Überlegungen zu dem Thema hatten wir uns drei Regeln gesetzt, nach denen wir alles immer wieder auf die Probe stellen wollten. Diese drei Regeln lauten:

1. **Alles hat einen Grund.** Und es gilt, diesen Grund herauszufinden, ohne sich zu früh mit vordergründigen Erklärungen abzufinden.
2. **Der Mensch ist wie alle Lebewesen darauf ausgerichtet, ein bestmögliches Gleichgewicht mit dem geringsten Energieaufwand und der geringsten Belastung herzustellen.** Also muss der Idealzustand bekannt sein, seine Abweichungen müssen benannt und erhöhte Belastungen und gesteigerter Energieverbrauch an dieser Regel 2 gemessen werden.
3. **Was man nicht kennt, sieht man nicht.** Nur mit möglichst breit gefächertem Wissen und Offenheit für neue Erfahrungen, die an Regel 1 und Regel 2 geprüft werden, können Auffälligkeiten und ihre Gründe erkannt werden.

Wir haben uns bei allen Überlegungen in diesem Buch an die drei Regeln gehalten.

Zu guter Letzt

Kinder sind etwas Wunderbares

Herzlichen Glückwunsch! Sie sind nun fast am Ende dieses Buches angelangt. Ich hoffe, dass wir Sie ins Nachdenken bringen konnten. Ich denke, dass Sie beim Lesen viel über Menschen nachgedacht haben, die Ihnen am Herzen liegen. Und vielleicht auch über sich selbst? Wir haben höchste Sorgfalt walten lassen, um Ihnen zu vermitteln, dass die Ursachen für die Auffälligkeiten, Störungen und Krankheiten unserer Kinder (und auch der Erwachsenen) in einem heutzutage nicht mehr regelrecht ablaufenden (Reflex-)Programm der Entwicklung liegt, die schon früh in der Schwangerschaft beginnt. Und dieses Programm läuft so ab, wie es schon bei der Entstehung des Menschen, genauer gesagt des Homo sapiens, ablief. Nur ist es so, dass es heute nicht mehr die Lebenswirklichkeit unterstützt, weil die scheinbare Gefahrenlage nicht so hoch ist, wie die mütterlichen Signale es an das Ungeborene vermitteln. Und die Umstände sowie die Versorgung bei und nach der Geburt tun ebenso wenig dazu, die Ausgleichsmechanismen auszunutzen. Ganz im Gegenteil.

Ich bin mir bewusst, dass nicht alles, was wir hier erwähnt haben, *einzig und allein* nur auf aktiven frühkindlichen Reflexen beruht. Immer müssen andere Ursachen und Störungen mitbedacht werden. Es geht mir aber darum, dass bei allem Genannten die frühkindlichen Reflexe mitberücksichtigt werden müssen, denn sie machen sehr, sehr oft einen beträchtlichen Teil aus.

Jetzt liegt es an Ihnen, etwas daraus zu machen. Sie werden im medizinischen und therapeutischen Bereich kaum Ansprechpartner finden. Es ist aber so, dass es bereits erste Institutionen gibt, die sich damit beschäftigen. Lassen Sie sich nicht verunsichern, wenn jemand das als Blödsinn oder gar schädlich abtut.

Fordern Sie Ihren »Kritiker« auf zu erklären, warum er dieser Meinung ist. Lassen Sie sich darlegen, was er über die Abläufe der frühkindlichen Reflexe weiß und was er für eine *ursächliche* Erklärung hat für die Auffälligkeiten, deretwegen Sie ihn aufsuchen.

Und haben Sie Mut, sich auf das eigene

Über wissenschaftliche »Revolutionen«

Max Planck hat gesagt: »Wissenschaftliche Wahrheit setzt sich nicht in der Weise durch, dass ihre Gegner überzeugt werden, sondern vielmehr dadurch, dass die Gegner allmählich aussterben und die nächste Generation von Anfang an mit den neuen Gedanken aufwächst.«

Wissen und auf das eigene Gefühl zu verlassen, wie es schon in einem altrömischen Sprichwort heißt: »Sapere aude!«, also: »Trauen Sie sich, Ihren Verstand unvoreingenommen zu gebrauchen!« Oder wörtlich: »Wage es, weise zu sein!« Wenn es Ihnen erklärend, logisch und stimmig erscheint, was Sie hier über die frühkindlichen Reflexe erfahren haben, verfolgen Sie diesen Weg für Ihre Kinder. Es gibt, wie gesagt, schon einige Reflexintegrationstrainer, und es existiert die Möglichkeit, Schulen und Kindergärten auf die Programme aufmerksam zu machen. Auch diese Programme helfen einem Teil der Kinder bereits. Und mit jedem Kind, mit jedem Elternteil und mit jedem, der sich dem Gedankengang anschließt, kann eine Bewegung entstehen, die sich entfernt von überkommenen Diagnosen, Therapien, Medikamenten und Krankheitsbildern. »Nichts ist so stark wie eine Idee, deren Zeit gekommen ist«, sagte bereits Victor Hugo.

Man muss nicht allen Empfehlungen folgen, die bei den Lösungen angeboten werden. Aber man sollte mit dem jetzt erworbenen Wissen schauen, was davon notwendig und was davon umsetzbar ist. Auch in unseren Familien schaffen wir es nicht, alles so umzusetzen, wie man es gern machen würde. Aber jede kleine Veränderung auf der Seite der Belastungen bewirkt eine leichte Veränderung unserer Waage. Und dies hat zur Konsequenz, dass weniger ausgeglichen werden muss und das *Gleichgewicht* besser gefunden werden kann. Ich habe es sogar oft erlebt, dass allein das Wissen, dass diese Ursache bei den Auffälligkeiten des eigenen Kindes dahintersteckt, bereits viel bewirkt. Wenn die Selbstzweifel (vor allem) der Mütter, was man denn nun falsch gemacht hat, wegfallen, geschieht schon so einiges. Und wenn man das eigene Kind plötzlich wieder mit bewundernden Augen ansehen und mit Vertrauen ausstrahlender Gestik und Mimik unterstützen kann, fallen ganz viele der Blockaden und Hindernisse, die sich über die Jahre aufgebaut haben.

Kinder sind nämlich etwas Wunderbares. Aber Kinder sind um ihrer selbst willen da. Keineswegs, um Erwartungen zu erfüllen oder um nichtgelebte Träume der Eltern zu verwirklichen, nicht, um zu funktionieren, und nicht, um den Eltern zu gefallen. Wir können nur versuchen, den Kindern Wurzeln zu geben, wenn sie klein, und Flügel, wenn sie groß sind. Da es in der heutigen Zeit immer mehr Probleme mit den nichtintegrierten Reflexen und allen ihren Auswirkungen gibt, muss manchmal das Vermitteln der Wurzeln auch bei größeren Kindern mithilfe eines Reflexintegrationstrainings nachgeholt werden.

Die Kinder geben ihr Bestes. Und Ihr Kind liebt Sie. Hundertprozentig!

Dr. Carsten Queißer

Mutige Eltern sind gefragt

Als Mitgründerin eines Reflexintegrationstrainings hoffe ich, mit diesem Buch viele Eltern erreichen zu können, um sie aufzuklären und ihnen durch Wissen Sicherheit zu vermitteln. Und um zu helfen, für die Unterstützung ihrer Kinder anders und effizienter eintreten zu können. Mein Wunsch ist, dass es zu einem größeren interdisziplinären Austausch und zu verstärkten Kooperationen zwischen Reflexintegrationstrainern und Kinderärzten, Osteopathen, Lerntrainern, Ergo- sowie Logotherapeuten kommt. Wenn wir mit Reflexintegration die Lücken an der Wurzel der Probleme schließen, kann die Arbeit der verschiedenen Disziplinen umso besser fruchten.

Ein großes Ziel muss das individuell-präventive Arbeiten mit den Kindern sein, um als Summe all dessen eine andere Haltung ihnen gegenüber zu bekommen. Fragen Sie jeweils nach der Ursache für das Verhalten Ihres Kindes, und geben Sie sich nicht mit der im Akutfall vielleicht hilfreichen, aber nicht nachhaltigen Symptombehebung zufrieden. Insbesondere wünsche ich allen Kindern eine Schulzeit, die sie altersgerecht in ihrem Potenzial durchleben dürfen – und mit Neugierde und der Motivation, lernen zu wollen. Aus Hilflosigkeit der Erwachsenen dürfen nicht Drogen dazu benutzt werden, um Kinder zum vermeintlichen Funktionieren und zur angeblichen Leistungsfähigkeit zu bringen. Liebe Eltern, bitte seien Sie mutig, hören Sie auf Ihr Bauchgefühl, hinterfragen Sie auch, was vorgeblich als Standard gilt, und glauben Sie an die vorhandene, genetisch festgelegte Entwicklungsfähigkeit und das individuelle wunderbare Potenzial Ihres Kindes!

Christine Sieber

Eltern über das ReflexIntegrationsTraining

Als wir das Training begannen, wollte unser Sohn relativ schnell Schaukeln lernen, was er zuvor fünf Jahre verweigert hatte. Auch die Ausgleichsbewegungen der Zunge bei starker Konzentration wurden immer weniger. Beim Schwimmenlernen tat er sich vorher sehr schwer, den Kopf über Wasser zu halten, aber mit den dafür geeigneten Übungen beherrschte er es sehr schnell und machte schon vor Schulbeginn das Seepferdchen. Ich selbst war als Lerntherapeutin sehr begeistert von den Erklärungen über die Reflexe. Vielen Dank dafür.

Familie D.

Die dritte Klasse brachte tägliche Frustmomente, sodass das Thema Schule für die ganze Familie ein Reizwort war. Bis zur Reflexintegration! Bereits nach zwei Trainingsstunden zeigten sich spürbare Erfolge – unser Sohn machte die Hausaufgaben freiwillig und mit Freude. Seine Konzentration, sein Raumverständnis und die Rechtschreibung verbesserten sich. Zusätzlich entwickelte sich seine Akkommodation, sodass er einer der schnellsten im Abschreiben wurde. Das stärkte sein Selbstbewusstsein. Vielen Dank!

Carmen C. A.

Erst mit fünf Jahren fiel auf, dass Leonhard im Schwimmkurs den Kopf nicht heben und im Kindergarten keinen Stift halten konnte. Außerdem sprach er nicht richtig, es wurde eine Artikulationsstörung diagnostiziert und Logopädie verordnet. Er versuchte dies durch völlige Verkrampfung im Oberkörper auszugleichen und dadurch kam es nachts zu stundenlangen Schreiattacken, wenn sich dann alles löste. Über unsere Kinderärztin kamen wir zu Frau Sieber. Nach einem halben Jahr steht jetzt der Einschulung nichts mehr im Weg, was für uns undenkbar war. Zusammen mit einem Chiropraktor, der Leonhard nochmals behandelte, und Reflexintegrationstraining kann Leonhard jetzt völlig normal den Stift halten und malen, ohne dies geübt zu haben. Er spricht auf einmal sehr gut, was die erfahrene Logopädin gar nicht fassen konnte, und er hat keine Schmerzen mehr. Wir sind sehr dankbar, bereits vor der Einschulung zu Frau Sieber gekommen zu sein.

Familie B.

Unsere Tochter, fast 6 Jahre alt, bettelte mich schon seit über einem Jahr an, ihr zu helfen, ihre Ängste zu besiegen. Sie traute sich nicht alleine auf die Toilette zu gehen, in ihrem eigenen Bett zu schlafen und ohne Begleitung im Wasser unserer Badewanne zu plantschen. Irgendwann bin ich dann auf Reflexintegration gestoßen. Bereits am zehnten Tag beschloss unsere Tochter, dass sie ab heute wieder in ihrem eigenen Zimmer schlafen will. Und ab da ging es täglich weiter bergauf: Sie hält sich wieder von selbst alleine in allen Räumen auf – sogar im Keller! – und freut sich, wenn sie die Wanne für sich hat, um sich so richtig auszustrecken und zu tauchen! Danke liebes Trainingsteam, dass ihr diese einfache und doch derart effektive Methode mit uns teilt.

Nina N.

Unser Sohn war bis zum Alter von drei Jahren ein unglaublich fröhliches, aufgeschlossenes und interessiertes Kind. Er entwickelte sich rasant, fragte uns stets und ständig Löcher in den Bauch und konnte nicht genug von der Welt sehen und lernen. Plötzlich kippte die Situation. Unser Sohn wurde immer unruhiger, wollte nicht mehr in den Kindergarten gehen, konnte nicht mehr schlafen, wurde unausgeglichen. Irgendetwas passte nicht, aber ich wusste nicht, was es war. Seitdem wir Reflexintegration entdeckt haben wurde alles viel, viel besser. Die Trainerin kannte sich auch mit Hochbegabung aus. Der ganzheitliche Ansatz führte dazu, dass sich Blockaden lösten. Sowohl die Körper- als auch die Handhaltung wurden entspannter. So konnte er die Hausaufgaben viel leichter erledigen und fing an, Bilder zu malen. Unglaublich. Und er hat Freunde gefunden. Unser Sohn kann jetzt Bedürfnisse anderer erkennen. Und auch wir als Familie können ihn jetzt viel besser verstehen und gezielter auf ihn eingehen.

Familie F.

Unserem Sohn fiel es schwer, vorgegebene Form abzumalen, auch der Zehnspitzen- und der Hackengang waren problematisch. Unser Kinderarzt erklärte uns alles über Reflexintegration und was damit zusammenhängt. Vorab waren wir bei einer Chiropraktikerin, um mögliche Blockaden lösen zu lassen. Nach knapp zehn Wochen Training bemerkten wir die ersten sichtbaren Fortschritte: Er hält den Stift richtig und auch der Zehnspitzen- und Hackengang funktionieren jetzt super. Nun sind wir seit neun Monaten mit unserem Sohn dabei und sind einfach begeistert. Wir sind froh, eine so tolle Trainerin und einen tollen Kinderarzt zu haben.

Familie E.

Bereits nach kurzer Zeit des Trainings und des Übens zeigte sich Erstaunliches: Unser Sohn erklärte plötzlich, wieder zum Fußball-Training gehen zu wollen. Es war, als hätte sich ein unsichtbares Band gelöst. So spielte Liam nach einem halben Jahr (!) des Vermeidens plötzlich wieder locker und ohne Bedenken Fußball im Verein und ist seitdem glücklich mit seinem Sport. Auch danach gab es noch viele Erfolgserlebnisse. So schaffte Liam es trotz großer Schwierigkeiten beim Schreibschriftschreiben, eine Handschrift zu entwickeln und den Füller dabei lockerer zu halten. Er kann sich im Unterricht konzentrieren und auch seinen Arbeitsplatz deutlich besser in Ordnung halten. Wir wissen: Reflexintegration ist kein Allheilmittel, jedoch eine echte Bereicherung, eine unsichtbare Ebnung des (manchmal steinigen) Weges. Danke dafür!

Familie V.

Nun machen wir seit 1,5 Jahren Reflexintegration und wir sind begeistert von den erzielten Ergebnissen. Nils begreift viel schneller, die Aussprache ist deutlich besser geworden und in Konzentrationsphasen kann er grammatisch vollkommen korrekte Sätze bilden. Der Start in der Schule, vor dem wir wirklich alle Angst hatten, klappte super. Er ist aufgeschlossen und ohne Tränen in seine Klasse gegangen und geht auch nach fast einem Jahr immer noch sehr gerne zur Schule. Lesen klappt auch wunderbar und in Mathe ist er mittlerweile ein kleines Genie geworden. Wenn man bedenkt, dass unser Sohn bis er fast 5 Jahre war nur wenige Worte sagen konnte und sehr verschlossen war, ist es ein kleines Wunder, was er jetzt in der Schule alles leistet und wie aufgeschlossen und fröhlich er ist. Wir können Reflexintegration nur jedem wärmstens empfehlen.

Familie v. d. D.

Unser Sohn war 14 Jahre alt und in der achten Klasse auf dem Gymnasium. Es zeigte sich, dass er erhebliche Konzentrationsprobleme aufwies. Er fiel durch sein negatives Verhalten und fehlende Mitarbeit auf. Die Noten und auch das Schriftbild verschlechterten sich zunehmend. Es fiel ihm schwer, Texte zu lesen und damit die Aufgabenstellungen zu erfassen. Beim ersten Beratungsgespräch zeigte sich, dass er in seiner frühkindlichen Entwicklung zu schnell gewesen war. Er wurde zu früh geboren, ließ das Krabbeln weg und begann mit ca. neun Monaten zu laufen.

Mit dem Training wurden die Angst und die Konzentrationsschwierigkeiten zusehends weniger. Sein Verhalten in der Schule verbessert sich, die Noten werden besser. Es ist toll zu beobachten, wie »normal« viele Dinge für ihn geworden sind, vor denen er vorher wirklich Angst hatte. Wir sind sehr stolz und der Trainerin und dem Kinderarzt sehr dankbar für die Unterstützung.

Familie H.

Literatur und Quellen

Andresen, H.: *Vom Sprechen zum Schreiben. Sprachentwicklung zwischen dem vierten und siebten Lebensjahr*; Klett-Cotta, 2. Aufl. 2017

Apgar, V.: *Is my baby alright?;* Trident Press 1972

Ayres , A. J.: *Bausteine der kindlichen Entwicklung. Die Bedeutung der Integration der Sinne für die Entwicklung des Kindes;* Springer, 4. Aufl. 2002

Ayres, A. J.: »Learning disabilities and the vestibular system«; *Journal Learning Disabilities* 11/1978

Bartel, D.: *Rotation. Nahrung für das Gehirn. Eine neurophysiologische Therapie für die gesunde Tonusregulation*; BoD 2016

Bartlett, D.: Primitive reflexes and early motor development; *Journal Dev Behav Pediatr* 6/1997; 18(3), S. 151–157

Baumann, T.: *Atlas der Entwicklungsdiagnostik. Vorsorgeuntersuchungen von U1 bis U10/J1*; Thieme, 5. Aufl. 2017

Beach, P.: *Muscles and Meridian. The Manipulation of Shapes*; Churchill Livingston Elsevier Ltd. 2010

Beck, H., Anastasiadou, S., Meyer zu Reckendorf, C.: *Faszinierendes Gehirn. Eine bebilderte Reise in die Welt der Nervenzellen*; Springer Spektrum 2016

Beigel, D.: *Flügel und Wurzeln. Persistierende Restreaktionen frühkindlicher Reflexe und ihre Auswirkungen auf Lernen und Verhalten*; Modernes Lernen, 7. Aufl. 2018

Bein-Wierzbinksi, W.: *Räumlich-konstruktive Störungen bei Grundschulkindern. Eine Untersuchung über die Bedeutung des neuromotorischen Aufrichtungsprozesses für die Blickmotorik und räumlich-konstruktives Darstellen sowie Möglichkeiten der Entwicklungsförderung durch motorisches Training*; Peter Lang 2004

Bleichschmidt, E.: *Gesicht, Kopf, Nervensystem – Schriftensammlung. Konzept, Auswahl und Bearbeitung von Konrad Obermeier*; Kiener 2015

Blomberg, H.: *Autismus ist heilbar. Rhythmisches Bewegungstraining und optimale Ernährung bei Autismus und ADHS*; VAK 2015

Blomberg, H.: *Bewegungen, die heilen. Einfache Übungen für jedes Alter. RMT hilft bei ADHS, Lern- und Verhaltensproblemen;* VAK, 2. Aufl. 2015

Carter, R.: *Das Gehirn. Anatomie, Sinneswahrnehmung, Gedächtnis, Bewusstsein, Störungen. Aktualisierte Neuausgabe*; Dorling Kindersley 2019

Chrutchfield, C., Barnes, M. L.: *Motor Control and Motor Learning in Rehabilitation*; Stokesville Publishing Company 1993

Codoni, S.: »Von Lutschzwergen, Lisplern und dem aufrechtem Gang«; *Pädiatrische Praxis 65*, S. 15–24

DeGrandpre, R.: *Die Ritalin-Gesellschaft. ADS. Eine Generation wird krankgeschrieben*; Beltz 2003

Dilling, H., Mombour, W., Schmidt, M. H.: *ICD-10 – Internationale Klassifikation psychischer Störungen. ICD-10 Kapitel V (F) – Klinisch-diagnostische Leitlinien*; Hogrefe 2015

Döpfner, M., Frölich, J., Lehmkuhl, G.: *Hyperkinetische Störungen. Leitfaden Kinder- und Jugendpsychotherapie. Band 1*, Hogrefe 2000

Döpfner, M., Lehmkuhl, G., Steinhausen, H.-C.: *KIDS 1. Aufmerksamkeitsdefizit- und Hyperaktivitätsstörung (ADHS)*; Hogrefe 2006

Doman, G., Doman, D.: *How to Teach Your Baby to be Physically Superb*; Square One Publisher 2006

Frances, A.: *Normal. Gegen die Inflation psychiatrischer Diagnosen*; Dumont 2013

Franklin, E.: *Bewegung beginnt im Kopf. Locker, leicht und dynamisch mit der Franklin-Methode®*; VAK 2011

Frenkel, B., Randerrath, A.: *Die Kinderkrankmacher. Zwischen Leistungsdruck und Perfektion. Das Geschäft mit unseren Kindern*; Herder 2015

Goddard Blythe, S.: *Greifen und BeGreifen. Wie Lernen und Verhalten mit frühkindlichen Reflexen zusammenhängen*; VAK, 11. Aufl. 2016

Goddard Blythe, S.: *Neuromotorische Schulreife. Testen und fördern mit der INPP-Methode*; Hogrefe, 2. Aufl. 2018

Goddard Blythe, S.: *Neuromotorische Unreife bei Kindern und Erwachsenen. Der INPP Screening-Test für Ärzte*; Hogrefe 2016

Goddard Blythe, S.: *Warum Ihr Kind Bewegung braucht. Optimale Entwicklung fördern - von Anfang an (Lernen durch Bewegung)*; VAK 2005

Goddard Blythe, S.: *Zeichen neuromotorischer Unreife bei Kindern und Erwachsenen. Screening-Test für Ärzte*; Thake Hansen-Lauff 2012

Görisch, O.: *KurzCHECK Sprachliche Entwicklung von Kindern*; Handwerk & Technik 2017

Gortner, L., Meyer, S., Sitzmann, F. C.: *Pädiatrie*; Thieme, 4. Aufl. 2012

Gröber, U.: *Mikronährstoffe. Metabolic Tuning-Prävention-Therapie*; Wissenschaftliche Verlagsgesellschaft, 3. Aufl. 2011

Hirtz, P., Hotz, A., Ludwig, G.: *Gleichgewicht*; Hofmann, 2. Aufl. 2004

Hölscher, B.: *Kraftvoll!? Reflexe prägen das Leben*; BoD, 4. Aufl. 2013

Hoffmann, G. F., Lentze, M. J., Spranger, J., Zepp, F.: *Pädiatrie. Grundlagen und Praxis. Band 1*; Springer, 4. Aufl. 2014

Hoffmann, K., Kauffmann, S.: *KPU, Kryptopyrrolurie - eine häufige, aber vergessene Stoffwechselstörung*; Dustri, 3. Aufl. 2018

Hüther, G.: *Biologie der Angst. Wie aus Streß Gefühle werden*; Vandenhoeck & Ruprecht, 13. Aufl. 2016

Hüther, G., Weser, I.: *Das Geheimnis der ersten neun Monate. Reise ins Leben*; Beltz, 3. Aufl. 2018

Institut für Neuro-Physiologische Psychologie (INPP); Chester/England

Institut Funktionelle Medizin und Stressmedizin (IFMS): Lehrinhalte der Ausbildung

Jensen, F., Nutt, A.: *The Teenage Brain. A Neuroscientist's Survival Guide to Raising Adolescents and Young Adults*, Harper Paperbacks 2016

Kandel, E., Schwartz, J., Jessell, T.: *Neurowissenschaften. Eine Einführung*; Spektrum 1996

Kerbl, R., Kurz, R., Roos, R., Wessel, L., Reiter, K.: *Checkliste Pädiatrie*; Thieme, 5. Aufl. 2015

Kharrazian, D.: *Was ist bloß mit meinem Gehirn los? Wie Funktionsstörungen entstehen und was wir effektiv dagegen tun können*; VAK 2018

Kiphard, E. J.: *Wie weit ist ein Kind entwickelt? Eine Anleitung zur Entwicklungsüberprüfung*; Modernes Lernen, 13. Aufl. 2014

Kisch, A., Pauli, S.: *Schreibstörungen bei Kindern erkennen und behandeln. Das Praxisbuch für Therapie und Pädagogik*; Modernes Lernen 2014

Kotter, C.: *Entdeckungsgeschichte frühkindlicher Reflexe. Unter Betrachtung der historischen Entwicklung der Reflexlehre*; Springer 2012

Kuklinski, B.: *Mitochondrien. Symptome, Diagnose und Therapie*; Aurum, 3. Aufl. 2015

Kuklinski, B., Schemionek, A.: *Schwachstelle Genick. Ursache, Auswirkungen und erfolgreiche Therapie*; Aurum, 15. Aufl. 2016

Langmann, J., Sadler, T.: *Medizinische Embryologie. Die normale menschliche Entwicklung und ihre Fehlbildungen*; Thieme, 11. Aufl. 2008

Lupberger, N.: *Auditive Verarbeitungs- und Wahrnehmungsstörung im Kindesalter. Ein Ratgeber für Betroffene, Eltern, Angehörige und Pädagogen*; Schulz-Kirchner, 4. Aufl. 2015

Masuhr, K. F., Neumann, M.: *Neurologie*; Thieme, 7. Aufl. 2013

Milz, I.: *Neuropsychologie für Pädagogen. Neuropsychologische Voraussetzungen für Lernen und Verhalten*; Borgmann Publishing 2002

Mock-Eibeck, A.: *KurzCHECK Motorische Entwicklung von Kindern. Kindesentwicklung von 1 bis 6 Jahren*; Handwerk & Technik, 11. Aufl. 2017

Moore, K., Persaud, N.: *Embryologie. Entwicklungsstadien – Frühentwicklung – Organogenese – Klinik*; Urban & Fischer/Elsevier, 5. Aufl. 2007

Myers, T.: *Anatomy Trains. Myofasziale Leitbahnen für Manual- und Bewegungstherapeuten*; Urban & Fischer/Elsevier, 3. Aufl. 2015

Neuy-Bartmann, A.: *ADHS – erfolgreiche Strategien für Erwachsene und Kinder*; Klett-Cotta, 8. Aufl. 2019

Paulsen, F., Waschke, J.: *Sobotta, Atlas der Anatomie. 3 Bände und Tabellenheft im Schuber. Allgemeine Anatomie, Bewegungsapparat, Innere Organe, Kopf, Hals und Neuroanatomie, Tabellenheft*; Urban & Fischer/Elsevier, 24. Aufl. 2017

Peters, A.: *Bewegungsanalysen und Bewegungstherapie im Säuglings- und Kleinkindalter*; Gustav Fischer 1979

Peters, M.: *Medizinische Aspekte zu Lernschwierigkeiten*; Bordesholm, 2. Aufl. 2015

Pikler, E.: *Lasst mir Zeit. Die selbständige Bewegungsentwicklung des Kindes bis zum freien Gehen*; Richard Pflaum 2018

Pilgrim, R.: *Verbesserung des aufrechten Sitzens durch Förderung des Tonusaufbaus mit Hilfe von Symbolspielhandlungen*; Grin 2015

Ratey, J., Hagermann, E.: *Superfaktor Bewegung. Das Beste für Ihr Gehirn!*; VAK, 2. Aufl. 2013

Renz-Polster, H.: *Kinder verstehen. Born to be wild. Wie die Evolution unsere Kinder prägt*; Kösel, 10. Aufl. 2018

Riemann, F.: *Grundformen der Angst*; Ernst Reinhardt, 45. Aufl. 2019

Ritter, K.: *Neuromotorisch fit. Kindernöte: Verblüffend einfache Hilfen aus der osteopathischen Praxis*; Trias 2018

Ritter, T.: *Stoffwechselstörung HPU. Wenn Stress krank macht. Das Selbsthilfe-Programm*; Trias 2018

Rohen, J., Yokochi, C.: *Anatomie. Der fotografische Atlas der systematischen und topografischen Anatomie des Menschen*; Schattauer, 8. Aufl. 2015

Sacher, R.: *Angeborene Fremdreflexe. Haltung und Verhalten früh regulieren*; Urban & Fischer/Elsevier, 2. Aufl. 2018

Schäfer, U.: *Tim Zippelzappel und Philipp Wippelwappel*; Hogrefe, 2 . Aufl. 2017

Scherer, H.: *Gleichgewichtssinn. Neues aus Forschung und Klinik. 6. Hennig Symposium;* Springer 2007

Schlack, H. G (Hrsg.): *Entwicklungspädiatrie. Wichtiges kinderärztliches Wissen über die ersten 6 Lebensjahre*; Marseille 2004

Schlack, H. G., Largo, R. L., Michaelis, R., Neuhäuser, G., Orth, B. (Hrsg.): *Praktische Entwicklungsneurologie*; Hans Marseille 1994

Schmidt, R. F., Lang, F., Heckmann, M. (Hrsg.): *Physiologie des Menschen. Mit Pathophysiologie*; Springer, 31. Aufl. 2017

Schmidt, R. F., Schaible, H.: *Neuro- und Sinnesphysiologie*; Springer, 5. Aufl. 2006

Schneider, M.: *Mein Augen-Buch. Meir Schneiders Übungsprogramm für besseres Sehen*; VAK 2016

Schuhmacher, H.: *Fehler muss man sehen. LRS und visuelle Wahrnehmungsstörungen erkennen und behandeln*; Tredition 2015

Schulte-Markwort, M.; Warnke, A.: *Methylphenidat*; Thieme 2004

Schulz, P.: *Videokompendium kinderneurologischer Untersuchungen. Analyse motorischer Funktionen bei Klein- und Schulkindern nach Vojta;* Thieme 2013

Seyle, H.: *Einführung in die Lehre vom Adaptationssyndrom*; Thieme 1953

Seyle, H.: *The Physiology and Pathology of Exposure to Stress*; Acta inc. Medical Publishers 1950

Shubin, N.: *Der Fisch in uns. Eine Reise durch die 3,5 Milliarden Jahre alte Geschichte unseres Körpers*; Fischer-TB, 7. Aufl. 2009

Spitzer, M.: *Gehirnforschung und die Schule des Lebens*; Spektrum 2002

Spitzer, M.: *Vorsicht Bildschirm. Elektronische Medien, Gehirnentwicklung, Gesundheit und Gesellschaft*; dtv 2006

Stemme, G., von Eickstedt, D.: *Die frühkindliche Bewegungsentwicklung. Vielfalt und Besonderheiten;* Bundesverband für körper- und mehrfachbehinderte Menschen 2012

Stoll, W.: *Klinik der menschlichen Sinne*; Springer 2008

Straßburg, H. M., Dacheneder, W., Kreß, W.: *Entwicklungsstörungen bei Kindern. Praxisleitfaden für die interdisziplinäre Betreuung;* Urban & Fischer/Elsevier, 6. Aufl. 2018

Tempelhof, S.: *Krankheitsursache Atlaswirbel. Beschwerden heilen, die Ärzte ratlos machen. Mit großem Übungsteil*; Arkana 2017

Tomatis, A.: *Klangwelt Mutterleib. Die Anfänge der Kommunikation zwischen Mutter und Kind;* Kösel 1996

Trepel, M.: *Neuroanatomie. Struktur und Funktion*; Urban & Fischer/Elsevier, 7. Aufl. 2017

Vetter, P.: »Prä- und postpartale Einflüsse auf die Eltern-Kind-Beziehung«; *Pädiatrische Praxis* 71, S. 1–12

Visser, G. H., Mulder, E. J., Prechtl, H. F.: »Studies on developmental neurology in the human fetus«; *Dev Pharmacol Ther* 1992; 18 (3–4), S. 175–183

Voijta, V., Schweizer, E.: *Die Entdeckung der idealen Motorik. Die Entwicklung der angeborenen Bewegungsmuster im ersten Lebensjahr. Kinesiologische und muskuläre Analyse*; Pflaum 2009

von Suchodoletz, W. (Hrsg): *Früherkennung von Entwicklungsstörungen. Frühdiagnostik bei motorischen, kognitiven, sensorischen, emotionalen und sozialen Entwicklungsauffälligkeiten;* Hogrefe 2005

Walker, S.: *Retained Neonatal Reflexes;* YourBodyWorks 2015

Wimmer, F. H.: *AD(H)S – Methylphenidat – Kriminalität? Ein Zusammenhang?;* Wimmer, 2. Aufl. 2010

Raus aus dem Hamsterrad!

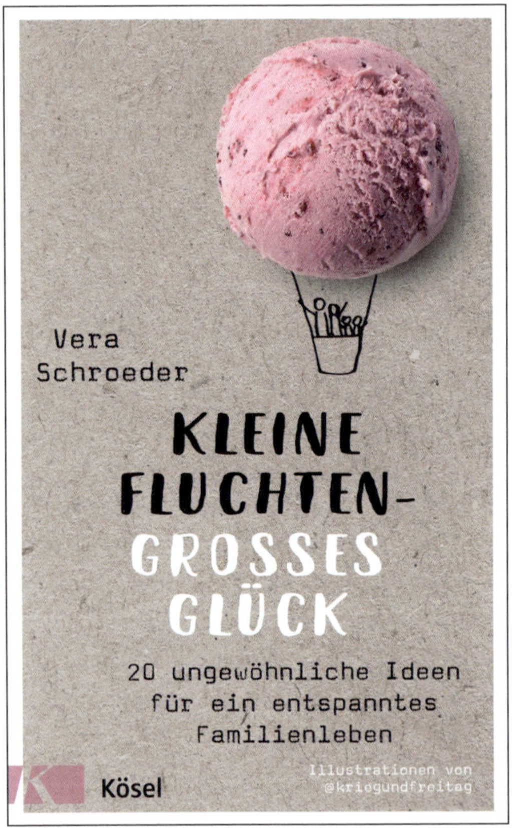

20 großartige Ideen, um den stressigen Familienalltag mit ganz neuem Blick zu sehen – und ihm mehr Leichtigkeit zu schenken!

KÖSEL
www.koesel.de